中国科协国家级科技思想库建设丛书

中国医务人员从业状况调查报告

张新庆　著

中国科学技术出版社
·北　京·

图书在版编目（CIP）数据

中国医务人员从业状况调查报告/张新庆著.
—北京：中国科学技术出版社，2016.5
（中国科协国家级科技思想库建设丛书）
ISBN 978-7-5046-7004-5

I.①中… II.①张… III.①医药卫生人员-
从业人员-调查报告-中国 IV.①R192

中国版本图书馆 CIP 数据核字（2015）第 247164 号

责任编辑	周晓慧　韩　颖
装帧设计	中文天地
责任校对	刘洪岩
责任印制	张建农

出　　版	中国科学技术出版社
发　　行	科学普及出版社发行部
地　　址	北京市海淀区中关村南大街 16 号
邮　　编	100081
发行电话	010-62103130
传　　真	010-62179148
网　　址	http：//www.cspbooks.com.cn

开　　本	787mm×1092mm　1/16
字　　数	360 千字
印　　张	14.5
版　　次	2016 年 5 月第 1 版
印　　次	2016 年 5 月第 1 次印刷
印　　刷	北京长宁印刷有限公司

| 书　　号 | ISBN 978-7-5046-7004-5／R·1860 |
| 定　　价 | 35.00 元 |

（凡购买本社图书，如有缺页、倒页、脱页者，本社发行部负责调换）

中国科协国家级科技思想库建设丛书

编 委 会

主　　任：王春法

成　　员：罗　晖　　王康友　　朱文辉　　郭　昊

　　　　　许向阳　　周大亚

编委会办公室

　　　　　郭　昊　　许向阳　　周大亚　　张晋香

　　　　　甘超华　　薛　静　　马晓琨　　尚少鹏

　　　　　沈林艺　　杨富国　　付美华

引　言

医疗卫生服务是人民群众最关心的利益诉求之一。由于医疗卫生资源的稀缺性与日益增长的医疗卫生需求之间矛盾的长期存在，医疗卫生的公平合理又可持续的提供就成为各国政府必须直面的一项难题。以 2009 年国务院发布的《关于深化医药卫生体制改革的意见》和《关于医药卫生体制改革近期重点实施方案（2009—2011 年）》为标志，我国开启了新一轮的医药卫生改革。2011 年 11 月，时任国务院副总理的李克强同志在《求是》杂志上撰写的《不断深化医改推动建立符合国情惠及全民的医药卫生体制》一文指出："医改实施两年多来，探索了路子，积累了经验，取得了明显进展和初步成效，为下一步改革打下基础。"

如今，新医改方案已经实施了 6 个年头，取得了举世瞩目的成就，得到国际社会的广泛赞誉，党和政府对医改这项世界性难题给出了中国式的医改路线图和解决方案。① 当然，国家在全面推进医改尤其是要深化公立医院改革进程中，需要阶段性总结新医改积累的经验教训，评价新医改政策举措实施效果，巩固医改探索的成果，推进新医改顺利涉过深水区。

对新医改的评价是一个系统工程，涉及方方面面的考量因素，用数据说话会更有说服力。诚然，评价新医改方案及相关政策法规的实施效果不能单靠卫生部的统计数据，也不能完全依赖各省市卫生厅（局）年度工作报告，更需要认真倾听广大医务人员对新医改的真实感受。当论及迄今为止新医改所取得的成就时，一种较为乐观的观点是：医改取得了重大的阶段性成效，人民群众得到了明显的实惠，医务人员的工作积极性得到调动。那么，新医改是否真的调动了医务人员的积极性和创造性呢？截至目前，官方并没有科学严肃的从业状况调查数据，因而不宜匆忙得出如此乐观的结论。

既然医改问题解决的好坏与医务人员的从业条件、从业态度和从业环境密切相关，因而就需要系统考察广大医务工作者的态度、意见和建议。他们既是医改措施的主要执行者，又是实施效果的评判者，是考察新医改实施效果好坏的一个重要方面。在操作层面，评价新医改实施效果的不仅要靠"基本医保覆盖面"、"病床周转率"、"药品价格"之类的技术指标，也要兼顾诸如"工作满意度"、"医患关系紧张状况"、"患者就医满意度"等社会指标。任何美好的医改政策设计蓝图都离不开医务人员和人民群众的理解和支持，否则就无法顺利实施。

鉴于此，我们需要系统回答下列问题：新医改方案实施以来，我国医务人员的从业状况发生了哪些深刻的变化？其从业态度、价值取向、对改革的认知以及医疗行为又有何新的特点和趋向？对深化医药卫生体制改革有何要求和愿望？如果医改的措施

---

① 应亚珍. 公立医院改革现里程碑意义 [J]. 中国卫生，2015 (6)：46～49.

得不到医疗机构及员工的认同和支持，又会带来哪些消极后果？又如何及时防范？我国医疗执业环境、条件、态度和行为与欧美国家有何不同？对这些问题的回答有助于我们为我国医疗卫生事业发展、医疗人才队伍建设及公立医院改革提供决策参考和政策建议。

在这样的时代背景下，受中国科协调宣部委托，中国医学科学院/北京协和医学院课题组于 2013 年在 9 个省份开展了"全国医务人员从业状况调查"，调查内容涵盖了医务人员队伍的结构性特征、工作压力、身心健康、工作满意度、职业发展、才能发挥、人才流动、医患关系、从业环境、对新医改的期望，等等。同样是在中国科协调宣部的支持下，课题组在 2008 年也开展了一项"全国医务人员从业状况调查"。[①] 多数调查内容与本次调查相同，接近 1/2 的问卷题目保持不变，以便开展 5 年对比分析。

从时间跨度上看，2008 年和 2013 年开展的这两次大样本问卷调查恰好跨越了新医改的试验期（2009—2011）。这期间，我国医疗人员的从业条件、政策法规环境、医患人际环境和舆论环境均发生了显著变化，医务人员面临的困惑、疑虑、担忧和抱怨也不尽相同。课题组系统收集、对比分析了两次全国调查的数据，从纵横两个维度考察了我国医务人员从业状况及其变化特点。

课题组采取问卷调查、访谈、小型座谈会、实地考察等调研方式。2013 年 6～8 月，课题组选择北京、辽宁、陕西、湖南、河南、广东、江苏、新疆和云南等在地域和经济发展水平上有代表性的 8 省 1 市进行问卷调查；在目标医院的选择上，课题组以二、三级公立综合医院为主，以公立中医医院和民营医院为辅。被调查对象为目标医院的医生、护士、医技人员、管理人员和患者。医患问卷合计发放 9795 份。发放医务人员问卷 7435 份，实际回收有效问卷 5852 份，有效回收率为 78.7%。发放患者问卷 2360 份，回收有效患者问卷 1820 份，有效回收率为 77.1%。

本调研报告从宏观、中观和微观上对调查数据的诱因加以分析。宏观层面上包括国际组织，外国医疗体制，卫生政策或医改、医疗体制；中观层面上包括不同类型医疗机构，影响医院运行的社会文化因素；微观层面上包括不同临床科室医务人员从业现状描述、诱因分析等。借助于宏观，中观和微观上的数据分析，本报告旨在客观、全面揭示医务人员在生活、工作和思想方面的现状、问题和困难以及对新医改的理解、支持和期盼，为国家在新医改顶层设计、深化公立医院改革和调动医务人员工作热情、主动性和创造性等方面提供决策参考依据。

① 张新庆，王洪奇，陈晓阳. 中国医务工作者从业状况调查 [J]. 科技导报，2009 (18)：118～119.

目　录

第一章 调研目标、思路和执行

1.1 调研背景与目标

1.1.1 现有调研成果的缺憾

众所周知，医务人员肩负着"救死扶伤、治病救人"的神圣使命，也肩负着践行医疗体制改革理念的重任。医疗服务数量和质量，直接关乎着千百万患者的生命安全及家庭的幸福安康，也直接影响到社会和谐。如果医务人员工作满意度不高、合法权益得不到有效保障、身心健康状况不佳、职业认同感不强、不能全心全意为患者服务，则难以真正解决看病就医问题，也难以实现深化医药卫生体制改革的目标，甚至会诱发新的社会不和谐。

为了对当前医务人员从业状况有个总体把握，课题组全面考察了2008年以来的相关调研报告、学术论文、国家卫计委的统计数据、领导讲话、卫生政策法规以及主流媒体的新闻报道。详尽的文献引证散落在各个专题调研报告中。鉴于相关文献较为庞杂，根据本调研要解答的问题，课题组从3个层面搜集、归纳、分析中外文献，具体包括：①医务人员自身的工作、生活和思想状况；②医患关系状况；③医疗机构执业环境状况。概括起来，围绕上述3个层面的文献可谓汗牛充栋，充分反映出医疗界对此类问题的高度关注。在文献的归类分析中，课题组大致形成如下基本结论：

第一，在医务人员工作、生活和思想状况方面，多数调研报告以一家或几家医院为调研对象，考察其员工的工作满意度、薪酬状况、工作压力、身心健康状况，等等。对北京市5家三甲医院医务人员调查显示：2/3以上的人称工作压力大；55.2%的人对工作不满。[1] 对6家综合性医院医务人员（$n=1100$）调查显示：躯体化的占36.8%，强迫症状的占23.5%，抑郁的占28.5%，焦虑的占30.6%。[2] 在目标医院方面，现有文献对公立综合医院、中医医院、社区卫生服务中心、乡镇卫生院和民营医院均有调查分析，但针对不同类型医疗机构间进行的横向比较较少。这些调研内容的共性是：员工的工作满意度不高，薪酬公平感较差，离职意向较高，等等。当然，这些调研结果在不同性质医院的医务人员中的认知和态度有较大差异。

第二，在医患关系状况调研方面，理论分析类的文献主要讨论导致医患关系紧张的诱因、表现和对策；调研类文献侧重于考察某个或几家医院员工对医患关系紧张状

① 孙冬悦，王晓燕，王辰. 医务人员的工作状况描述及问题分析［J］. 中国医院，2011（8）.
② 林美琴，曾长佑，陈洁. 医务人员心理健康与工作满意度研究［J］. 中国健康教育，2014（2）.

况的估计，医患双方的互信程度，医患纠纷的诱因排序，等等。①②③ 在媒体宣传报道上，有关恶性医疗纠纷事件一直是各类媒体关注的焦点，深度或夸大报道的现象较为常见。④ 不合理处理纠纷会侵犯医务人员的合法权益，并影响正常的医疗秩序。⑤ 在我国当前医患关系紧张状况的总体判断方面，现有文献揭示了紧张程度不同的判断。学界从个体、医疗机构和医疗体制等不同层面探讨了医患关系恶化的诱因，散乱而不集中。

第三，在医改和医疗机构执业环境状况调研方面，理论分析类的文献从体制环境、工作环境、心理环境和社会文化环境等方面剖析导致执业环境不佳的诱因和表现。有研究表明，当前医务人员薪酬水平不高、分配要素不合理、薪酬结构失衡。⑥ 总体上，针对执业环境的调研文献主要考察公立医院员工对医改态度、对媒体报道的态度，对相关法规的认知和态度，等等。⑦ 同样，我国新医改方案实施 5 年来的相关论著也颇丰。廖新波的《医改驶入深水区》（广东人民出版社，2013 年）讨论了医改方向、医药分开、医患矛盾等。王虎峰的《中国新医改理念和政策》（中国财政经济出版社，2009 年）和刘军民的《中国医改相关政策研究》（经济科学出版社，2012 年）梳理了新医改政策的内涵和来龙去脉。王绍光和樊鹏在系统梳理了新医改历程后指出：我国新医改体现了共识型决策模式，在参与结构上"开门"；在沟通机制上"磨合"。⑧

课题组系统地考察了我国不同性质、不同级别医院的医务人员从业现实状况，并提出改进从业状况的对策，显然对现有文献的简单分析处理不能满足课题目标的要求。现有调研认识成果的最大缺憾是：针对不同省份的不同类型医院医务人员从业状况的综合性的大样本调研成果较少。⑨ 现有的一些大样本调研均局限在某个具体的方面：要么是针对某一类医疗机构（如民营医院或公立综合医院），要么是针对某一类具体问题（如医疗纠纷）。⑩ 由于综合性的大样本调研的缺失，现有调研成果均难以令人信服地回答下列问题：在不同级别公立综合医院之间，在公立医院和民营医院之间，在大型医院和基层医院之间，在经济发展水平不同的省份之间，不同类型医务人员的工作条件、医患人际环境、思想道德水平、职业发展、执业环境等方面的从业态度有何异同？

---

① 邱仁宗. 医患关系严重恶化的症结在哪 [J]. 中国医学文摘：内科学，2005，26（5）：678~678，598.

② 姜洁，郑尚维，李幼平，等. 我国医患关系实证研究的现状分析与对策建议 [J]. 医学与哲学，2012（19）.

③ 朱迪迪，林梦，洁连欢，等. 医生职业形象与医患关系认知现状调查与分析 [J]. 医学与哲学，2013（17）.

④ 刘伶俐，文亚名. 网络舆论对医患关系的负面影响及应对 [J]. 医学与哲学，2013（17）.

⑤ 黄圣洁，冯涛，罗崇敏. 从医生"下跪门"看医务人员权利的维护 [J]. 中国卫生事业管理，2012（11）.

⑥ 王忱，尹爱田. 我国医务人员薪酬制度的现状、问题与策略建议 [J]. 中国卫生经济，2013（11）.

⑦ 杜治政. 卫生改革中的利益冲突与调节 [J]. 中国医学伦理学，2007（1）.

⑧ 王绍光，樊鹏. 中国式共识型决策："开门"与"磨合" [M]. 北京：中国人民大学出版社，2013，270~309.

⑨ 孔祥金，杜治政，赵明杰，等. 红包与医患诚信——全国 10 城市 4000 名住院患者问卷调查研究之七 [J]. 医学与哲学，2011（9）：31~33.

⑩ 李寿森，王小万. 198 起三甲综合医院发生医疗纠纷投诉的调查分析 [J]. 实用预防医学，2006，13（5）：1372~1373.

1.1.2 调研目标

第一，全面考察当前我国医务人员在学历、职称、年龄方面的结构性特征，剖析新医改实施以来的显著变化、未来走势及其影响因素以及医务人员构成对其从业行为和态度的影响。

第二，全面了解当前我国医务人员的工作压力、身心健康、薪酬公平感、晋升公平性、离职意向、权益保障、人员流动、才能发挥、进修培训、职业发展空间、学科带头人、住院医师制度和全科医生培养。

第三，考察在新医改背景下，我国医务人员在价值观、思想道德观念、职业精神的实际状况及影响因素，医学科研伦理问题和科技创新氛围，提出改进医风医德和科研诚信的路径。

第四，系统考察我国医患关系的紧张状况，并对 5 年来的变化做出总体判断，识别不同类型医院医患关系紧张的诱因；通过对典型医患纠纷事件和"医闹"的整理和研讨，提出缓解医患关系恶化的对策；探寻加强医患沟通、互信的可行机制。

第五，总体判断当前我国医疗执业环境的优劣及 5 年来的变化，识别不同类型医院执业环境的差异；考察医院文化建设现状及问题；了解医务人员对公立医院改革的态度和建议。

本次大样本调查将为缓和医患矛盾，提高医务人员工作积极性，促进新时期医疗人才队伍建设、公立医院改革和医疗卫生事业发展提供来自一线医务人员的经验性数据、资料和观点。

1.1.3 研究方法

课题组将采用文献分析、访谈、问卷调查、小型座谈会和个案分析等方法，尤其是问卷调查法。

（1）文献分析法

结合本次调研的主题和主要内容，系统搜集了 10 年来中英文期刊论文、专著、调研报告、政策法规文件，开展了文献对比分析。课题组结合中外文献，对问卷调查数据结果进行了综合分析。例如，进入 21 世纪，美国、英国、土耳其和墨西哥均启动了医改计划，这些国家的理论界从经济学、管理学、伦理学、社会学等跨学科视角破解"医改"这项世界性难题。[1][2][3] 再如，中文文献讨论的与医风医德和科研诚信相关的问题有：公益性、医患矛盾、红包与回扣、公正分配，等等。西方学者采用新的方法（如叙事医学方法或文献定量分析）描述医生面对道德困境时的具体应对情形。[4]

（2）半结构访谈法

在问卷设计、问卷结果分析等环节均采用了访谈方法，以便获得第一手资料并对

---

[1] Kilic B. Health-care reform in Turkey：far from perfect.，Lancet. 2014 Jan 4；383（9911）：28~29.

[2] Laurell AC. Health system reform in Mexico：a critical review. Int J Health Serv. 2007，37（3）：515~535.

[3] Iain Crinson，Health Policy：A Critical Perspective，SAGE Publications Ltd. 2009，109~123.

[4] Grönlund et al. Feeling trapped and being torn：Physicians'narratives about ethical dilemmas in hemodialysis care that evoke a troubled conscience，BMC Medical Ethics 2011，12：8，http：//www. biomedcentral. com/1472-6939/12/8.

医务人员从业过程中实际碰到的困难和问题有一个直观的认识。在设计问卷初期，开展焦点访谈，识别医务人员从业中面临的问题。被访谈对象包括：医院管理者、医护人员、患者代表。在问卷调查结果分析时，开展专家研讨会和访谈，分析问卷结果，提炼政策性建议。

（3）典型案例分析

通过对 10 多起"医闹"或严重伤害医护人员的典型案例分析，探寻医患矛盾的诱因和对策。① 通过对北京协和医院、苏州大学一附院等名院的实地考察，总结优秀医院文化是如何形成的，分析医院文化对医务人员从业态度和患者文明就医的实际影响。

（4）问卷调查法（见 1.2）

1.2 问卷调查思路

1.2.1 调研指标体系的确立

围绕课题任务书的内容、调查主题、研究对象及调研问题特点，分解为一级指标，梳理逻辑关系；再将一级指标进一步分解为二级指标；再细化为三级指标，与问卷的问项对应，关键性的调查意图要有足够的数据支撑。课题组将一级指标分解为 2～4 项二级指标。每一项二级指标又可以分解为 5～10 个可以测量的三级指标。课题组基于三级指标设计了医务人员问卷调查表。每个问卷问题均会与三级指标中的 1～3 个指标相对应。在医务人员问卷调查表基础上设计了患者问卷调查表。最终的医务人员和患者问卷调查表见附录。

表 1-1　问卷调查指标体系分解示意图

	一级指标	二级指标	三级指标	测量方法
医务工作者状况调查指标	人口学指标	医院指标	40 家医院类型、历史沿革、产权性质、医院规模、人员总数、特色专科、科研状况、文化建设、规章制度、内部改革	官方网站、访谈、实地考察
		医务人员指标	性别、年龄、学历、职称结构、所在科室、月均收入、用工性质、科研状况	问卷调查
		患者指标	性别、年龄、学历、工作类型、健康状况、就诊科室、医保	问卷调查
	压力和健康指标	工作压力指标	工作压力感、工作压力源及不同分布、工作时间、夜班数、人员配备、兼职	问卷调查、访谈
		身心健康指标	身体疲劳和不适状况、抑郁、焦虑和强迫等心理症状的表现，5 年来医务人员身心健康变化、业余时间安排	问卷调查、访谈、文献对比分析

---

① 林玲，张新庆，陈虹. 温岭杀医案的伦理反思 [J]. 现代医院管理，2014，12 (4)：2～5.

续表

一级指标	二级指标	三级指标	测量方法
医务工作者状况调查指标	工作满意度指标		
	薪酬满意度指标	工作总体满意度、薪酬状况、薪酬公平感、回扣、病人利益至上	问卷调查、文献分析、访谈
	职称晋升指标	职称晋升状况、晋升公平感	问卷调查、访谈
	职业忠诚度指标	择业动机、再次择业意向、子女择业意向、离职意向、人员流失状况	问卷调查、访谈
	职业发展指标		
	在岗教育培训	继续教育提供便利、在岗教育培训、住院医师培训、医技人员培养、全科医生培训	文献分析、问卷调查
	才能发挥指标	职业发展目标、科室后备人才、医院"传、帮、带"氛围、才能发挥、人才梯队建设	问卷调查、访谈
	人才流动指标	医生"多点执业"、协会（学会）作用	问卷和访谈
	医患关系指标		
	总体指标	医患关系紧张状况、不同类型医院科室的差异表现、医患紧张变化及诱因	问卷调查、访谈、文献分析
	医患紧张表现指标	医患信任程度、遭受患方"语言侮辱"的次数、"肢体冲突"的次数	问卷调查、访谈、文献分析
	对策指标	保障医务人员权益的措施、解决医患纠纷的方法	问卷调查、访谈
	医德与文化指标		
	职业精神指标	医学职业精神的内涵、职业精神缺失的表现、放弃治疗、临床医生不合理用药、"以药养医"存在的原因	问卷调查、文献分析、访谈
	科研伦理指标	科研伦理规范、知晓基本的科研伦理原则、医院的学术不端行为	问卷调查、座谈会、访谈
	医院文化指标	医院文化建设中突出的问题、党组织在医院文化建设中的作用、医学职业精神核心价值的内涵	问卷调查、实地考察、访谈
	医改与环境指标		
	从业状况指标	从业环境评价、职业风险评价、"传、帮、带"的氛围、媒体舆论与医务人员形象、媒体态度	问卷调查、文献分析、访谈
	公立医院改革指标	内部管理改革的重点、大医院的扩张性、分工协作机制、公立医院改革态度	问卷调查、文献分析、访谈
	资源配置指标	双向转诊制度、分级治疗	问卷调查、文献分析、访谈

　　本次调研任务涵盖了职业发展、权益保障、执业环境、医患关系、医风医德、思想等方面的内容，是广大医务人员较为关心的议题。这些议题多重交织，需要进行目

标分解、细化，以便准确识别那些最需要解决的医疗从业问题并在分析其根源基础上，提出对策建议。

1.2.2 问卷调查设计与组织

（1）目标省份和目标医院的选取

考虑到东、中、西部省份的社会经济方面的差异和问卷调研的组织实施，课题组采用分层抽样方法，确定了北京、辽宁、新疆、河南、陕西、湖南、江苏、广东、云南八省一市。每个被调查省份的医院类型有：①中央或省级的公立三甲综合医院一家；②市属或区属公立二甲综合医院一家；③市属或区属中医医院一家；④县属公立二级综合医院一家；⑤规模较大的民营医院一家。按照上述入选和排除标准，课题组确定了如下45家目标医院。

表1-2 全国九省市45家被调查医院一览表

省份/医院名称	中央、省属综合医院	市属或区属综合医院	县属综合医院	市属或区属中医医院	大型民营医院
	三甲	二甲	二甲	三甲或二甲	二级及以上
北京	北京朝阳医院	北京朝阳区第二医院	北京平谷区医院	北京中西医结合医院	北京三环肿瘤医院
辽宁	辽宁医学院一附院	锦州市第二医院	兴城市人民医院	锦州中医院	锦州爱婴医院
新疆	新疆医科大一附院	新疆建工医院	乌鲁木齐县医院	新疆维吾尔自治区中医院	哈密医院
陕西	西安交大一附院	西安华山中心医院	武功县人民医院	西安市中医医院	长安医院
云南	云南第一人民医院	延安医院	昆明市呈贡县人民医院	云南省中医院	云南省肾脏病医院
江苏	苏州大学一附院	苏州市儿童医院	苏州枫桥人民医院/相城人民医院	苏州市中医医院	苏州市九龙医院
广东	中山大学一附院	番禺区人民医院	番禺沙湾人民医院	番禺区中医院	东莞市东华医院
河南	郑州大学一附院	上街区人民医院	荥阳县人民医院	河南中医学院第一附属医院	河南宏力医院
湖南	中南大学湘雅医院	长沙市一医院	慈利县人民医院	常德市中医院	湖南旺旺医院

选择上述5类医院的理由是：①三甲综合医院诊疗科目全面、任务繁重，为区域临床、科研、教学中心；②中医医院的科目设置、服务理念和方式、医患关系特殊；

③市属、区属公立二级综合医院面临改制问题；④新医改中县级医院为农村医疗卫生服务网络的龙头；⑤在新医改背景下，民营医院的"补充"作用凸显。上述 9 省市选择同样类型的医院，有利于省际间对比分析。本次问卷调查排除了下列类型的医疗机构：乡镇卫生院、村医疗诊所、军队医院、中西医结合医院、妇幼保健院、小型的民营医院。

（2）临床科室随机整群抽样

按照国家卫生计生委的统计口径，卫生人员包括卫生技术人员、管理人员和工勤人员。其中，本次调查对象是指：执业医师、注册护士、药剂人员和检验人员、卫生管理人员以及这些目标医院的门诊病人和住院病人。在被调查者的选取方面，课题组在目标医院内按科室随机抽样，这主要考虑到下列情况：①根据全国医疗机构级别和数量的不同而确定样本在不同目标医疗机构的分布；②在各级公立医院、中医医院和大型民营医院中，均按一定比例在病房、门诊、急诊、手术室和其他科室随机选择被调查对象。针对每个省市被调查医院护士实际人数、科室分布，编制问卷发放表及发放标准说明。

（3）不同省份的目标医院样本量分布

在被调查的九省市抽样比例依据 2011 年原卫生部统计年鉴中给出的各省份医院卫生技术人员总量确定。如表 1-3 所示：被调查的九省份医院卫生技术人员总量存在较大差异。为此，课题组将卫生技术人员总量低于 10 万人的新疆和云南分为第一组，陕西、北京、湖南和辽宁等总量在 10 万和 16 万的分为第二组，将江苏、河南和广东等总量在 17 万到 27 万的分为第三组。三组之间的抽样数量略有不同。

表 1-3 被调查九省份样本量分布

省 市	2010 年医院卫技人员总数（万）*	医务人员样本量	患者样本量	合计
新疆	7.8	635	190	825
云南	8.4	635	190	825
陕西	11.2	735	210	945
北京	12.1	735	210	945
湖南	14.2	735	210	945
辽宁	15.7	735	210	945
江苏	17.6	835	230	1065
河南	20.3	835	230	1065
广东	26.2	835	230	1065
预计回收问卷合计		6715	1910	8625
实际发放		7435	2360	9795

* 资料来源：《2011 中国卫生统计年鉴》。

实际发放的医务人员问卷为 7435 份，即每省份多发 80 份；实际发放的患者问卷为 2360 份，每省多发 50 份。

课题组依据 2010 年全国以及被调查省份医院卫生技术人员的分布确定了在不同类型医务人员之间的抽样比例如下：被调查的医、护、技、患比例为 5：2：1：2。

表 1-4 2010 年被调查省份医院卫生技术人员总量及分布

	执业（助理）医师	注册护士	药师（士）	技师（士）	卫生管理人员
辽 宁	57151	67576	9675	9333	11399
北 京	43248	54133	6919	6584	10307
江 苏	68685	87417	11654	10701	14113
河 南	80948	86429	12961	13945	15466
陕 西	36867	46424	6702	7662	11705
湖 南	48351	64997	10062	8707	11473
广 东	90136	112382	17489	15276	19073
云 南	32303	34089	4859	5129	4858
新 疆	28590	31814	4631	5040	5055

资料来源：《2011 中国卫生统计年鉴》. http：//www. moh. gov. cn/htmlfiles/zwgkzt/ptjnj/year2011/index2011. html.

九省份不同类型医院的问卷发放数量见表 1-5。

表 1-5 不同类型医院医务人员抽样数量

省市	三甲综合	城市二甲综合	县城二甲综合	中医医院	民营医院
新疆	248	165	165	165	83
云南	248	165	165	165	83
陕西	284	189	189	189	95
北京	284	189	189	189	95
湖南	284	189	189	189	95
辽宁	284	189	189	189	95
江苏	320	213	213	213	107
河南	320	213	213	213	107
广东	320	213	213	213	107

1.2.3 计划进度及执行情况

本次调研思路的形成和完善是一个不断调整的过程，具体分为四个阶段。

第一阶段：从课题申报到开题报告形成。2012 年 1～5 月，课题组开展了前期访谈和文献分析收集并整理了大量的问题，初步形成了课题研究的基本框架。在开题报告与会专家修改意见基础上，课题组基本明确了本次研究的目标、重点和实施方案。由九个省市医学院校及附属医院的教授承担子课题研究，课题组邀请了统计学专家。目标省市课题成员构成和分工如下：

表1-6　九省市课题人员构成和分工一览

省份	子课题负责人	所在单位和职务	课题组成员
北京	高文慧	北京市朝阳区医院管理中心主任	李传俊、郑超强、许群、陈正新、林玲
新疆	侯月梅	新疆医科大学一附院副院长	鲁瑞萍、韩中华、王雪梅、申洁、王明霞
河南	刘延锦	郑州大学第一附属医院护理部主任	娄小平、苟建军、王彦艳、韩娜、王金鑫
云南	韩跃红	昆明理工大学社会科学学院院长	张红霞
湖南	涂玲	中信湘雅生殖与遗传专科医院院长助理	李惠玲
广东	陈虹	中山大学附属第一附属医院教育处处长	张武军、刘大钺、黎占兴、钟庆文、钟旋
江苏	侯建全	苏州大学第一附属医院副院长	李红英
陕西	李恩昌	西安交大医学院、《中国医学伦理学》杂志社副主编	吉鹏程、李萌、王臻、刘萍、张茜、王耀、金平
辽宁	王志杰	辽宁医学院党委组织部部长	王亮、周湘涛

第二阶段：调查问卷表的酝酿、修改和预调查。2012 年 3～6 月，课题组着手设计、修改问卷和访谈大纲。2009 年 6 月底到 7 月中旬，课题组设计了一份半开放性的访谈问卷，这些半结构访谈结果为设计问卷和构思专题调研报告提供基本素材。为了全面、准确地识别从业问题，子课题负责人收集目标省份反馈意见，课题组对"医务人员问卷"进行了 5 轮大的修改完善（附录一　九省份医务人员问卷调查表）。在此基础上，设计了患者问卷，力求从不同侧面考察医务人员从业状况及碰到的问题或困难（附录二　九省份患友问卷调查表）。2012 年 3 月底至 2013 年 8 月，课题组开展了专家访谈。整理有效的专家访谈纪要 20 份。

2013 年 4 月，课题组完成了对问卷的最终修改完善，并在北京、锦州和苏州三地的五类医院开展预调查，回收有效问卷 180 份，并对预调查的结果进行信度效度分析。如果得不到被调查医院和被调查者的配合，出现不负责任的答题，整个调研将前功尽弃！基于这种担忧，课题组提出提高问卷回收质量的建议。第一，子课题组负责人亲自到场，开展问卷发放和回收，问卷回收后要签字保证问卷的填写质量。第二，根据以往经验，赠送小礼物以增加答题者的重视程度，提高问卷质量。

第三阶段：问卷的发放回收及统计分析。2013 年 5 ~ 9 月，课题组开始问卷发放、回收及数据处理。具体工作包括：①开展问卷发放员的培训，赢得被调查医院积极配合本次调研工作；②在问卷发放回收过程中及时解决各种问题；③统一打印各类问卷，按照医院层面随机整群抽样的思路，为每类被调查医院撰写"问卷发放回收要求"，并要求各子课题负责人委派专人进行监督检查。通过访谈、实地考察和文献分析等方法，进一步搜集整理相关调研资料。2013 年 7 ~ 8 月集中录入问卷数据。

第四阶段：撰写调研总报告，提炼调研专报。在录入问卷数据的同时，课题组还组织专家撰写调研报告。2013 年 9 月底结合问卷调查数据和分析结果，形成调研总报告和主报告初稿。国庆节期间将各类专题报告的初稿发送到各子课题负责人、一线医生、管理者手中征求修改意见。10 月下旬完成最终调研报告的撰写，11 月接受中国科协评审专家的评定并顺利通过验收。2013 年 12 月到 2014 年 2 月，课题组进一步修改总报告，补充文献，提炼专报。2014 年 5 月，将 6 份调研专报呈交中国科协调宣部，7 月得到反馈意见。8 月，课题组又结合中国科协领导及专家的修改意见，进行进一步的修改完善，于 9 月提交了定稿。

1.2.4　技术路线

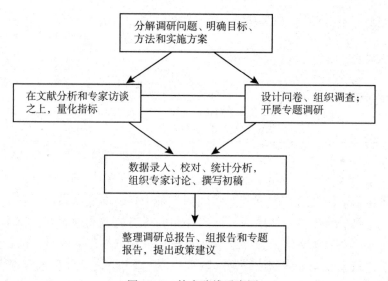

图 1 - 1　技术路线示意图

1.3　问卷调查总体评价

1.3.1　有效回收的问卷及分布

本次调查发放医务人员问卷 7435 份，实际回收有效问卷 5852 份，有效回收率为 78.7%。发放患者问卷 2360 份，回收有效患者问卷 1820 份，有效回收率为 77.1%。

医患问卷合计发放 9795 份，回收有效医患问卷 7672 份，医患问卷有效回收率为 78.3%。在随后的数据分析过程中，课题组将北京、江苏和广东合并为东部，辽宁、河南和湖南合并为中部，云南、陕西和新疆合并为西部。

本次调查主要对象为医生，合计为 2777 人，占 47.5%；护士为 2063 人，占 35.3%；药剂人员、医技人员为 615 人，占 10.5%；管理人员为 339 人，占 5.8%。本次调查的抽样与预期的比例基本吻合，即医生∶护士∶其他（医技人员、药剂人员和管理人员）= 5∶3∶2。

表 1-7　被调查医务人员分布状况

人员类型	频　数	百分比（%）
医　师	2777	47.5
护　士	2063	35.3
医技/药剂人员	615	10.5
管理人员	339	5.8
缺失值	58	1.0
合　计	5852	100.0

公立三甲综合医院有效调查人数为 2735 人，占 46.7%；公立二甲综合医院为 1518 人，占 25.9%；公立中医医院为 1015 人，占 17.3%；民营医院为 584 人，占 10.0%。在问卷调查设计时医务人员科室分布如下：大外科 25%，大内科 25%，其他临床科室 30%，医技人员和管理人员 20%。实际调查的抽样与预期基本吻合。不同类型科室分布状况见表 1-8。

表 1-8　被调查医务人员的科室分布

科室分布	频　率	百分比（%）
大外科	1447	24.7
大内科	1465	25.0
妇产科	454	7.8
儿科	330	5.6
门急诊	334	5.7
其他临床科室	675	11.5
医技科室	718	12.3
管理科室	364	6.2
缺失值	65	1.1
合　计	5852	100.0

1.3.2 质量控制与误差防范

(1) 问卷表的发放和回收

为防止问卷数据结果的偏差，所有问卷都由子课题负责人派人到医院现场发放。被调查者在填写问卷前，研究者采用统一性指导语说明填写要求。专门培训各省的问卷发放员，建立调查工作手册，统一发放和回收问卷，并宣传调研目的、意义，赢得信任和合作。通过回访建立一种监督机制，确保调研质量控制。

(2) 资料录入与逻辑排查

课题组对收集的资料逐一检查，缺失项在 15% 以上的问卷视为无效问卷。将资料录入 Excel 数据库时，设置合理数值界值和逻辑检查项，数据录入完成后进行逻辑检查并加以更正。

(3) 问卷调查的信效度和信效度分析

效度主要评价问卷表的准确性、有效性，即测量定值和目标真实值的偏差大小。信度主要评价的是问卷测验结果的可靠性与稳定性。第一，内容效度。经过课题组专家评议，被调查医务人员对问卷涉及问题的理解和回答与条目设计者希望咨询的条目是一致的。第二，由于目前国内外不存在公认的医务人员从业状况调查量表，因而无法开展现有量表与标准量表测量结果的相关性分析。第三，信度评价。内部一致性信度评价的是多个调查项目的和谐水平，即各变量之间的平均相关性。最常见的指标是克朗巴赫 α 系数，相关系数要大于 0.6。例如，"出现身体疲劳、不适"与"出现易紧张、神经过敏、心神不定或烦躁"，"出现力不从心、难决定或需反复检查"，"出现苦闷、兴趣减退、悲观或易哭泣"的 Alpha = 0.869；"你的离职意向"与"子女从医意向"的 Alpha = 0.613。第四，本次问卷表均设计了一项开放性问题，近三成的医务人员填写了自己的建议，被调查者的参与度较高。

1.4 调研报告的内容安排

本次总报告分九个方面：总体思路、医务人员的结构性特征及变化、工作压力和身心健康、工作满意度和离职意向、权益保障与职业发展、医患关系紧张的诱因与对策、医风医德与医院文化、公立医院改革、医疗执业环境。

第二章　医务人员的结构性特征及变化

医疗人力资源是医疗卫生事业发展的第一要素。[①] 假如医疗队伍结构合理、从业条件良好、从业环境宽松、从业态度积极乐观，则人民群众健康水平和深化医院改革就有了基本的人才保障。[②] 本章将考察当前我国医务人员在性别、年龄、学历、职称结构等方面的结构性状况以及新医改前后的变动情况。本章使用的数据主要有 3 类：其一，本次针对九省份 45 家医院的医务人员问卷调查中所获得的个人信息；其二，国家卫生计生委和世界卫生组织（WHO）公布的数据；最后在卫生技术人才结构性失衡现状分析中还借助了文献、访谈资料信息。例如，2004 年 WHO 曾经发布报告呼吁各国需要从专业、地区分布、机构、服务性别和性别等方面对医务人员的结构性不平衡加以系统分析研究。[③] 本章也是对此呼吁的一种中国式的回应。

2.1　结构性特征

内容提要

- 女性医务人员占 65.8%；年龄在 35 岁及以下的占 56.3%，"80 后"已成为我国医疗队伍的中坚力量。
- 32.3% 的医务人员有中级职称，13.9% 的人有高级职称，大学本科及研究生学历者占 70.9%。

本次调查在九省份的 45 家医院同时展开，回收的有效医务人员问卷合计 5852 人。被调查者在性别、年龄、学历、技术职称、所在医院及科室等方面的分布及特征有显著不同。具体的结构性特征表述如下。

2.1.1　性别结构

被调查男性医务人员占 33.6%，女性占 65.8%。六成是女性，这表明女性在我国医务人员总量中的比重大。男性医务人员中，医生占 76.8%，护士占 5.1%，医技/药剂人员占 11.8%，管理人员占 6.2%。在被调查女性医务人员中，医生占 33.2%，护

---

① Vermeeren B, Steijn B, Tummers L, et. al., HRM and its effect on employee, organizational and financial outcomes in health care organizations. Hum Resour Health. 2014 Jun 17; 12: 35. doi: 10. 1186/1478 - 4491 - 12 - 35.

② Patterson M1, Rick J, Wood S, Carroll C, Balain S, Booth A., Systematic review of the links between human resource management practices and performance. Health Technol Assess. 2010 Oct; 14 (51): 1 ~ 334.

③ Pascal Zurn, Mario R Dal Poz, Barbara Stilwell and Orvill Adams, Imbalance in the health workforce, Human Resources for Health 2004, 2: 13.

士占51.0%，医技/药剂人员占10.0%，管理人员占5.7%。

在男性医务人员中，年龄在25岁以下的占7.5%，25~35岁的占45.4%，35~44岁的占27.7%，45岁以上的占19.4%。在被调查的女性医务人员中，年龄在25岁以下的占16.0%，25~35岁的占48.6%，35~44岁的占24.3%，45岁以上的占11.1%。女性结构更趋于年轻化。

在男性医务人员中，学历在大专以下的占13.0%，大本占48.3%，研究生占38.7%。在被调查女性医务人员中，学历在大专以下的占36.5%，大本占44.8%，研究生占18.7%。显然，男性学历总体水平高于女性，男性学历在大专及以下的占一成，而女性研究生学历的不足两成。

在男性医务人员中，初级职称者占32.8%，中级职称者占33.0%，高级职称者占27.8%，未定级者占6.4%。女性医务人员中，初级职称者占47.5%，中级职称者占32.4%，高级职称者占14.0%，未定级者占6.1%。男性高级职称者比例是女性的2倍，而女性初级职称者比男性多15个百分点。

在医疗机构，女医生集中在内科、儿科、妇科，而外科、急诊的女医生较少。妇产科通常是女医生的天下，但男医生的身影也不少见。湖南三甲综合医院的一位中年男医生说，肿瘤科女多男少，男医生发言权小。一位河南三甲综合医院眼科男医生说，科里只有3名男医生，科主任是女医生，并没有感到遭受性别歧视。云南二甲医院呼吸内科的一位男医生说，虽说本科室男医生很少，但更受护士和患者的欢迎。总体上讲，男医生比女医生体力充沛，较为果断；而女医生心思细腻，家里家外都是一把手。对不同性别医务人员的工作负荷、身心健康、工作满意度、医患关系、对医改态度等方面内容的考察将分散在以后的专题报告之中。

2.1.2 年龄结构

调查发现，年龄在25岁以下的医务人员占13.0%，25~34岁的占72.9%，85.9%的医生年龄在35岁以下。三甲医院年轻人比例增加，反映了近年来我国大医院在快速扩充医疗队伍。二甲医院和中医医院相对稳定。我国医务人员队伍年轻化程度高，充满活力，年龄优势明显。相对于欧美国家，这样的年龄结构呈较为合理的金字塔形。

表2-1 被调查医务人员的年龄分布情况

年龄分布	人　数	百分比（%）
<25	759	13.0
25~34	4240	72.9
35~44	640	10.9
>45	171	2.9

医生群体中，年龄在25~34岁的占半数（49.0%），35岁以上的占43.8%，低于管理人员的水平，但明显高于护士和医技人员的水平。护士群体中，年龄在25岁及以

下的比例最高，占 20.75%。2009 年原卫生部的调查数据显示：35 岁以下的医生占总数一半（48.2%），年龄在 35~44 岁的占 32.7%。

表 2-2 不同种类医务人员的年龄分布情况

专业类型	<25 岁（%）	25~34 岁（%）	35~44 岁（%）	>45 岁（%）
医生	200（7.3）	1352（49.0）	767（27.8）	438（15.9）
护士	426（20.7）	1004（48.9）	451（21.9）	174（8.5）
医技人员	104（17.1）	250（41.1）	152（25.0）	103（16.9）
管理人员	25（7.4）	132（39.3）	96（28.6）	83（24.7）

对其进行 Kruskal-Wallis 秩和检验可知，$\chi^2 = 219.87$，$p < 0.05$，不同医务人员的年龄分布不全相同。使用 Bonferroni 法两两比较后，可知医生和护士的平均年龄小于管理人员，医技人员的平均年龄大于护士；管理人员的平均年龄大于医技人员；但医生与医技人员的年龄分布尚不能认为有所不同。

2.1.3 学历结构

在学历构成上，中专及以下的医务人员占 4.3%，大专学历占 24.4%，大本学历占 45.9%，研究生学历占 25.5%。

表 2-3 被调查医务人员的学历分布情况

学历类型	人　数	百分比（%）
中专及以下	248	4.3
大专	1415	24.4
大本	2669	45.9
研究生	1479	25.5

医院类型不同，学历构成也有显著差异（$p < 0.01$）。在学历方面，二甲综合医院研究生学历占 5.2%，民营医院占 11.6%，三甲综合医院研究生占 37.7%。二级综合医院学历为大专及以下的比例最高，占 45.0%，高于其他类型公立医院 20 多个百分点。民营医院中大专及以下人员的比例占 34.5%。

表 2-4 不同类型医院医务人员学历分布情况

医院类型	大专及以下（%）	大学本科（%）	研究生（%）
三甲综合	548（20.2）	1146（42.1）	1025（37.7）
二甲综合	677（45.0）	750（49.8）	79（5.2）
中医医院	238（23.6）	461（45.8）	308（30.6）
民营医院	200（34.5）	312（53.9）	67（11.6）

医生群体中有研究生学历的占 45.5%，远高于管理人员（23.1%）、医技人员（16.6%）和护士（1.5%）的水平。护士群体中大专及以下的比例占 55.7%，而医生群体中仅占 7.1%。

表 2-5　不同种类医务人员的学历分布情况

	大专及以下（%）	大本（%）	研究生（%）
医　生	197（7.1）	1307（47.4）	1255（45.5）
护　士	1142（55.7）	877（42.8）	31（1.5）
医技/药剂人员	220（35.8）	292（47.6）	102（16.6）
管理人员	86（25.8）	170（51.1）	77（23.1）

1999 年以来我国高校医学院校扩招后，临床、护理、药剂、检验等专业的本科毕业生和研究生数量剧增，较大程度上改善了医务人员的学历结构。国家卫生统计数据表明，2005 年我国医疗人员中，中专及以下学历者占 46.6%，67.2% 的医生和 97.5% 的护士只是拥有大专及以下文凭，[①] 2012 年降低到 35.7%；2005 年本科及以上者占 22.2%，2012 年上升到 26.7%。整个医疗队伍的学历结构已从"以中专和大专为主体"逐步过渡为"以大专和本科为主体"。本次调查的 9 个省份的 9 家三甲综合医院中，大学本科和研究生学历者占七成（71.4%）。访谈中发现，这些省城的三甲医院临床科室招募新医生的学历起点至少是硕士研究生，因而医生群体中高学历的比例高于护士和医技人员的水平。医院不断提高"学历门槛"，城市三级医院临床医学基本上不再接收本科生，省会城市的二甲公立医院已基本上不再录用临床专业的本科毕业生。

2.1.4　职称结构

被调查医务人员中，42.0% 的人有初级职称，32.3% 是中级职称，18.6% 的人是高级职称，6.1% 的人未定级。在高级职称中，13.9% 为副高级，4.7% 为正高级。

表 2-6　被调查医务人员职称情况

职称类型	人　数	百分比（%）
初　级	2460	42.0
中　级	1893	32.3
副高级	815	13.9
正高级	273	4.7
未定级	358	6.1
缺失值	53	0.9

---

① Anand, Sudhir, Victoria Y. Fan, Junhua Zhang, et al. "China's human resources for health: quantity, quality, and distribution." The Lancet 2008, 372: 1774 ~ 1781.

三甲综合医院的医务人员中，5.9% 的人有正高级职称，而二甲综合医院中仅占2.0%。三甲综合医院高级职称者占 20.6%，高于公立二甲医院（14.1%）和中医医院（18.5%）的水平。对其进行 Kruskal-Wallis 秩和检验可知，$\chi^2 = 21.4$，$p < 0.05$，不同类型医院的医务人员职称分布不全相同。使用 Bonferroni 法两两比较后，可知三甲综合医院中医务人员的平均职称高于二甲综合医院和中医医院。值得注意的是，民营医院医务人员的职称结构呈现"两头多、中间少"的局面，初级职称者占 45.5%，高级职称者占22.6%，而中级职称者仅占 26.1%。被调查的民营医院均为当地颇有名气的二级以上的综合或专科医院，医院通过高薪从公立医院挖来有高级职称的医生，同时又不断招聘新人，因人员流动性大以及民营医院职称晋升通道不畅，在本院晋升为高级职称较困难。

表 2-7　不同类型医院的医务人员职称分布情况

医院类型	初级（%）	中级（%）	副高级（%）	正高级（%）	未定级（%）
三甲综合	1113（41.1）	842（31.1）	399（14.7）	160（5.9）	197（7.3）
二甲综合	665（44.3）	553（36.8）	182（12.1）	30（2.0）	72（4.8）
中医医院	419（41.6）	347（34.4）	135（13.4）	51（5.1）	56（5.6）
民营医院	263（45.5）	151（26.1）	99（17.1）	32（5.5）	33（5.7）

医生中高级职称者占 27.0%，护士中占 6.9%，医技人员中占 18.2%，管理人员中占 21.6%。在高级职称中，来自三甲综合医院医务人员的占 51.4%，来自二甲综合医院的占 19.5%，中医医院的占 17.1%，民营医院的占 12.0%。对其进行 Kruskal-Wallis 秩和检验可知，$\chi^2 = 545.2$，$p < 0.05$，不同医务人员的职称分布不全相同。使用 Bonferroni 法两两比较后，可知医生的平均职称高于护士；其他种类的医务人员尚不能认为职称分布有差异。

表 2-8　不同种类医务人员的职称分布情况

人员类型	初级（%）	中级（%）	副高级（%）	正高级（%）	未定级（%）
医　生	904（32.7）	921（33.3）	535（19.4）	212（7.7）	191（6.9）
护　士	1199（58.8）	660（32.4）	131（6.3）	10（0.5）	40（2.0）
医技人员	263（43.1）	180（29.5）	83（13.6）	28（4.6）	56（9.2）
管理人员	79（23.7）	118（35.3）	55（16.5）	17（5.1）	65（19.5）

2.2　结构性失衡的表现

内容提要

- 2011 年，全国卫生技术人员为 620.3 万人；卫生技术人员比 2005 年净增 164 万人。2011 年我国医生总量为 246.6 万人，比 2005 年增加 42 万人。
- 在东中西部、在城乡之间、在不同省份的不同医院之间医疗人力资源的分布不均衡，"医护比"失调，每千人口护士数量偏低。
- 全科医师、儿科医生和精神科医生总量不足，县级医院和城市二级医院缺乏高素质医生。医技人员、药剂师仍处于医院的尴尬境地。

2.2.1 医务人员总量增长快速

改革开放以来，我国医务人员总量得到长足发展。1978 年，全国医师人数仅为 10 万人，2008 年达到了 220 万人，30 年增长了 22 倍。1990 年每千人口执业（助理）医师为 1.56 人，2009 年上升到 1.75 人，2011 年增加到 1.82 人。2011 年，全国卫生人员总数为 861.6 万人，其中卫生技术人员为 620.3 万人；在卫生技术人员中，医生 246.6 万人，护士 224.4 万人。卫生技术人员尤其是医生总量的快速增加，有力促进了我国医疗卫生事业的快速发展，也为医改提供了坚实的人才保障。卫生部发布《医药卫生中长期人才发展规划（2011—2020 年）》规定：到 2020 年每千人口医生人数将达到 2.10 人，总量将达到 270 万人，实现卫生人才队伍状况与经济社会发展和人民群众健康需求相适应的状况。从表 2-9 也可以看出，从 1990 年到 2011 年，我国卫生管理人员总量并没有增加，在 2005 年甚至跌到最低点 31.3 万人；专职的管理人员没有增加，但兼职的管理人员并没有减少，院长、书记和业务副院长、临床科室主任通常由临床医生兼任，在各级公立医院几乎没有非临床医学背景的一把手。从 1990 年到 2011 年，药剂师和检验师的总量从 1990 年的 57.6 万增加到 2011 年的 71.8 万，12 年的增量不太明显。

表 2-9　1990~2011 年全国医务人员数量情况　　　　单位：万人

年　份	卫生技术人员				管理人员
	执业（助理）医师	注册护士	药师和检验师	合　计	
1990	176.3	97.4	57.6	389.8	39.7
2000	207.6	126.7	61.4	449.1	42.7
2005	204.2	134.9	56.0	456.4	31.3
2009	232.9	185.5	66.5	553.5	36.3
2011	246.6	224.4	71.8	620.3	37.5

资料来源：2012 年中国卫生统计提要. http://www.moh.gov.cn/mohwsbwstjxxzx/tjty/list.shtm.

20 年间我国城乡千人口医生数在下降。横向看，2009 年市区千人口医生数为 2.47 人，而县千人口医生数为 1.10 人，城市千人口医生是县乡医生的 2 倍多。纵向看，1990 年我国城市千人口医生数量为 2.95，县千人口医生数为 0.98，20 年间城市千人口医生数量下降，而县千人口医生几乎没有发生变化。1990 年我国医生总量为 176.3 万人，2011 年增加到 246.6 万人，20 年增加了 70 万，但城乡医生数量却没有增加。原因主要有两个：其一，20 年间我国人口快速增加；其二，20 年间我国城市常住人口比例增加。

2.2.2　医务人员分布的结构性特征

影响卫生技术人员数量增减、结构变化的因素很多。例如，西欧和非洲国家均存在卫生人力短缺问题，但性质不同，非洲医护人员大量外流引发了人才短缺。医疗资源的不均衡导致大医院负荷过重。进入 21 世纪，我国医务人员总量增加迅速，呈现出新的特征。尤其是表现在医务人员存在城乡、地区分布不平衡，儿科医生、精神科医生、全科医生短缺现象严重且迟迟得不到有效解决。具体表现在如下几个方面：

（1）东中西部地区分布不均衡

2009 年，我国东部省份各类医院卫生技术人员合计为 158.8 万人，而中部为 102.4万，西部为 82.6 万，中西部与东部的差距明显，其中东部是西部医院卫生技术人员总量的一倍。东部执业（助理）医师总量为 58 万人，几乎相当于中西部的总和。

表 2 – 10　2009 年东中西部地区医院医务人员数量分布　　　单位：万人

地区	卫生技术人员					管理人员
	小计	执业（助理）医师	注册护士	药师（士）	技师（士）	
东部	158.8	58.0	68.6	9.6	9.2	10.5
中部	102.4	38.3	43.4	6.5	6.4	7.6
西部	82.6	29.7	34.9	5.0	5.1	6.2
小计	343.8	126.1	146.9	21.1	20.6	24.3

资料来源：《2009 年国家卫生统计年鉴》［四舍五入故此，小项与总量有出入。执业（助理）医师没有包括乡村医生。我国乡村医生约 100 万人。］

（2）城乡人均卫生技术人员数量差别较大

1990～2009 年的 20 年间，我国每千人口卫生技术人员数从 3.45 人增加到 4.15人。不过，20 年间城市和县乡的千人口卫生技术人员数差距并没有缩小，这说明 20 年间增加的卫生技术人员都集中于城市。2009 年，市区千人口医生数为 2.47 人，而县千人口医生数为 1.10，城市执业的医生是在县乡医生的两倍多。

表 2 – 11　1990～2011 年每千人口卫生技术人员数

	卫生技术人员（%）			执业（助理）医师（%）		
	合　计	市	县	合　计	市	县
1990	3.45	6.59	2.15	1.56	2.95	0.98
2000	3.63	5.17	2.41	1.68	2.31	1.17
2005	3.57	5.05	2.25	1.60	2.20	1.06
2009	4.15	6.03	2.46	1.75	2.47	1.10
2010	4.37	7.62	3.04	1.79	2.97	1.32
2011	4.58	7.97	3.18	1.82	3.03	1.32

资料来源：《2012 年国家卫生统计年鉴》。

2010 年，我国城市每千人口拥有卫生技术人员 7.6 人，农村为 3.1 人；东部地区为 5.2 人，西部地区为 3.8 人。2010 年各地区每千人口卫生技术人员中，城市占 7.6 人，农村占 3.04 人。其中，东部城乡千人口卫生技术人员均明显高于中西部地区，城市达到 8.5 人，农村为 3.4 人。在城市中每千人口医生数为 3.0 人，农村为 1.3 人。东部城市千人口医生为 3.3 人，而中西部地区分别为 2.8 人和 2.6 人。城乡医生资源分布不平衡局面长期存在。医疗保健需求在快速增长，医生分布不合理，导致城乡、东西部配置不平衡。

（3）不同省份医务人员的分布有差异

在被调查的九省份，每千人口卫生技术人员比例也分布不均。2010 年国家卫生统计结果显示：北京每千人口卫生技术人员为 13.6 人、远高于新疆（5.7）、辽宁（5.5）、广东（5.3）、陕西（4.7）、江苏（4.4）、湖南（3.8）、河南（3.5）、云南（3.2）。北京千人口医生数量为 5.2 人，高于新疆（2.3）、辽宁（2.3）、广东（2.1）、陕西（1.7）、江苏（1.7）、湖南（1.6）、河南（1.4）、云南（1.4）。有研究表明：各省份卫生机构、床位、卫生技术人员等卫生资源在地理分布上的洛伦兹曲线距离公平线均有较大的偏差，基尼系数分别是 0.76、0.85、0.86。[①]

（4）优质医疗人力资源集中在中心城市的大医院

高学历者集中在中心城市公立大医院，而基层医院和民营医院学历层次较少。二甲综合医院研究生学历者占 5.2%，其次为民营医院占 11.6%，三甲综合医院研究生占 37.7%。二级综合医院学历为大专及以下的比例最高，占 45.0%，高于其他类型公立医院 20 多个百分点。民营医院中大专及以下人员的比例占 34.5%。20 世纪 90 年代人才市场开放以后，具有大学学历和中高级职称的医护人员纷纷流向上级医疗机构，基层医院的中高级人才更加缺乏。医疗机构用人门槛增高，直辖市和省会城市二甲及以上医院基本上已不再录用本科生。近年来本科毕业生考取研究生的比例逐年递增。2013 年山西中医学院校毕业的 900 名毕业生中，1/3 考取了研究生。这些医学本科生又不愿意到条件较为艰苦的中小城市社区、乡镇和农村，"相对过剩"的医学毕业生只能转行。山西医科大学 2010 届药学系 130 多名毕业生仅 2 人找到有正式医院编制的工作，大部分去做医药代表。在多数医学生选择深造、转行的同时，基层缺医生的现状未有大的改观。

（5）我国人均医疗人力资源远低于欧美发达国家的水平

同世界主要国家比，我国千人口医护人员、药剂人员和医技人员均明显低于西方发达国家的水平。在金砖国家，中国在千人口护士数上远低于俄罗斯、巴西和南非，但在千人口医生方面中国接近于巴西水平又高于南非和印度的水平。2010 年，中国千人口药剂人员为 0.2，千人口医技人员为 0.17，欧美发达国家是我国的 2～8 倍。2011 年我国执业（助理）医师为 246.6 万人，每千人口医生为 1.82 人，与欧美等发达国家千人口执业医师的差距在缩小。

---

① 王林，贺加. 我国卫生资源配置状况及公平性研究 [J]. 中国卫生事业管理，2013（3）.

表 2 – 12 世界主要国家的卫生技术人员分布比较

国家类型	医生千人口（年份）	护士千人口（年份）	药剂人员千人口（年份）	医技人员千人口（年份）
阿根廷	3.16（2004）	0.48（2004）	0.50（2004）	0.51（2004）
巴西	1.76（2008）	6.42（2008）	0.54（2008）	0.52（2000）
加拿大	2.01（2010）	10.49（2010）	1.03（2012）	0.55（2010）
中国	1.46（2010）	1.51（2010）	0.20（2010）	0.17（2010）
法国	3.38（2011）	9.3（2011）	1.10（2011）	0.2（2011）
德国	3.69（2010）	11.38（2010）	1.59（2010）	—
印度	0.65（2009）	1.00（2008）	0.54（2012）	—
日本	2.14（2008）	9.47（2004）	2.15（2010）	—
尼日利亚	0.40（2008）	1.61（2008）	0.13（2008）	0.17（2008）
俄罗斯	4.31（2006）	8.52（2006）	0.08（2006）	—
南非	0.76（2011）	8.52（2011）	0.37（2011）	0.13（2011）
英国	2.77（2011）	9.47（2011）	0.67（2011）	2.28（2010）
美国	2.42（2009）	9.82（2005）	0.88（2010）	—

注：表中括号内为 WHO 对每个国家所列的最近年份，括号外边的数据是当年千人口卫生技术人员数量。千人口数量进行了四舍五入。本表格仅仅列举了世界上主要国家的数据，其中包括了传统的经济强国，也包括了新型的经济体。http：//apps. who. int/gho/data/node. main. A1444？ lang = en.

2.2.3 医疗人才紧缺状况概述

卫生人力资源结构性失衡问题是个全球性问题。WHO 发布的《2011 年世界卫生统计》报告指出：高收入国家的人均拥有医生的数量是低收入国家的 10 倍。各国医疗人才短缺问题的成因和后果也不尽相同。例如，我国某大型综合医院共开放床位 3006 张，目前医师数为 744 人，缺口为 347 人；从病床医师比来看，另外一家大型综合医院的病床医师比手术科室为 1∶0.23、非手术科室为 1∶0.27，均未达到 1978 年原卫生部颁布的标准 1∶0.3。[1]

2011 年中国卫生人力发展报告显示：全科医生不足 6 万，占执业医师的 2.5%，低于国际社会的水平。依据每万人居民配备 2～3 名全科医生的标准，我国全科医生的缺口为 12 万～18 万人。康复编制床位仅占全国床位总数的 1%，康复医疗资源总体不足；康复技术人才约 4 万人，仅占全国卫生技术人才总数的 0.72%，专业人才匮乏；56%的市级以下综合医院康复医疗学科不具备早期康复介入能力，服务能力不高。据中国康复医学会常务副会长励建安估计，当前我国康复治疗师缺口在 10 万人以上。各类影像学检查数量增长较快，数字化成像已占主导地位，高档设备逐渐成为主流，人员设

---

① 王娜，罗正学，张小平. 某大型综合医院临床科室医师配置研究［J］. 中国医院管理杂志，2012（11）.

备配比较充裕，基层医院高层次人才缺乏。①

卫生管理人员专业化程度不高，公立医院院长绝大多数为临床医生出身，缺乏专门的医院管理教育培训。临床药剂师队伍建设不受重视。《医药卫生中长期人才发展规划（2011—2020年）》提出要大力开发医药卫生急需紧缺专门人才，到2015年药师达到55万人，到2020年药师达到85万人。基层妇幼保健人员短缺。国家卫计委规定基层卫生保健人员配备比例1∶5000。一个负责5万人的街道人员的社区卫生服务中心应配备10人，但多数不足一半。受到"治大于防"的医疗模式作祟，报考公共卫生专业的人少，妇幼保健繁琐、杂乱、繁重，缺乏技术含量，社会地位不高，收入低，发展空间受限。

为此，我国的《卫生事业发展"十二五"规划》要求加快实施人才强卫战略，推进医药卫生人才制度完善和机制创新，加快建立住院医师规范化培养制度，大力培养护理、药师、卫生应急、卫生监督、精神卫生、儿科医师等急需紧缺专门人才，加强高层次医药卫生人才队伍建设，创新医药卫生人才培养、使用评价、流动配置和激励保障机制，改善医药卫生人才发展政策环境。

国家要从战略全局层面统筹兼顾，着重解决我国医务人员结构失衡问题。建议中央全面深化改革领导小组统筹协调，从全局性、长远性、跨部门的视角，重视并解决好包括结构失衡在内的医疗队伍可持续发展问题。强化政府办医责任，为儿科医生、精神科医生、专科护士培养提供专项财力支持。教育部门和卫生部门要评估全科医生制度的实施状况，督查各地全科医师培养质量、定向分配状况。立法机构在酝酿制定基本卫生法时，应将促进医疗人才队伍建设中的成熟经验巩固下来，促进政策法规之间有机衔接、工作协调和政策落实。

2.3 专题讨论

2.3.1 精神科医师短缺现状、诱因与对策

（1）精神科医生短缺的现状

2010年全国医疗机构共有注册精神专科医师2万人，全国各类精神疾病患者超过1亿人，重症精神病患者1600万人。我国每万精神病患者只有不到15名精神科医生和26名精神科护士。我国人均精神医师的数量远低于世界平均水平。

我国有限的精神科医师资源分配也不均衡，专业人员主要分布在东部地区的专科医院。在所有精神科医师中，85%以上服务于精神专科医院。例如，青海省第三人民医院为全省唯一的精神病专科医院，全院精神科医生36名承担着全省500多万人口的精神卫生工作。2011年吉林省共有16家精神卫生机构，精神科医护人员共计1931人，县以下更是空白。当前，全国已有约1200个区县建立了精神疾病防治网络，302万名重性精神疾病患者被纳入社区规范化管理。相比较而言，我国三级综合性医院普通门

---

① 张翼，宋少娟，武乐斌．山东省378所二级以上医院影像科发展情况的调查研究［J］．中华医院管理杂志，2010（8）：625~628.

诊医生缺乏对有躯体疾病合并精神心理疾病的识别能力，许多有精神和心理疾病的患者"隐藏"在普通门诊之中，而普通门诊医生不具备相应知识和能力，存在误诊、漏诊隐患。

随着社会公众对精神卫生服务需求的增加，精神卫生法对精神卫生人员的专业素养、人员配置提出了更高要求。《中国精神卫生工作规划（2012—2015年）》（征求意见稿）提出，到2015年二级及以上综合医院应当设立精神科门诊，95%以上的县（市、区）建立重性精神疾病管理治疗网络。2013年5月1日，我国开始实施的《中华人民共和国精神卫生法》为规范精神卫生服务、维护精神障碍患者合法权益也提供了重要法律。不过，精神卫生规划和精神卫生法的确立只是精神卫生医生队伍建设和事业发展的必要条件。问题是，专科医院只治不防，社区卫生服务机构只防不治，基层人员又缺乏重性精神疾病管理知识培训。

（2）导致精神科医生短缺的根源

一是精神卫生防治体系经费缺乏。我国精神卫生防治体系经费运转由各级政府支持，但在沉重的精神卫生防治压力下，经费仍显得捉襟见肘。各级大型精神卫生机构普遍依靠医疗业务来维系生存和发展。精神卫生机构隶属于不同的部门，造成了投入渠道的分散化，但卫生部门管辖的精神卫生机构经费不足。在中西部省份，精神卫生机构还缺乏地方财政的应有支持，基层精神卫生康复服务不完善。对于精神卫生经费使用的监管不力，致使用于公共精神卫生服务的资金可能被挪用。

二是精神科医生从业中的突出问题得不到有效解决。这些从业问题突出表现在收入待遇和权益保障上：一方面，精神科医生的待遇不高。通常，精神专科机构医务人员的收入仅为同级综合医院的1/2～1/3，从而拉低了其医务人员的收入水平。例如，2012年青海省精神病专科医院一疗区主任的月均收入3000元，仍是全科最高的。精神卫生人员被视为医学专业领域的"弱势群体"。另一方面，对精神科医生的职业保护力度不够。相当多的精神专科机构未设立专门的意外伤害保险，基层工作人员缺乏重性精神疾病管理知识培训，拓宽人才的来源狭窄。

（3）对策建议

一是加大对精神卫生机构的经费投入。各级政府要认真贯彻落实精神卫生法精神，加大专项财政经费投入，大力发展精神卫生事业，明确精神卫生服务人员和机构的运转费用、治疗药品由政府买单，为精神疾病患者治疗提供保障。

二是采取医院社区一体化的防治模式。创造条件打破专科医院只治不防、社区卫生服务机构只防不治的被动局面。专科医院精神科医生要定期进社区，协助社区完成门诊、康复、随访，提高基层卫生机构处理精神疾病患者的能力。以医院为中心的精神卫生医疗服务模式，要向"医院社区一体，服务网底在社区"的综合服务模式转变，重性精神疾病患者的治疗管理从市级专科医院延伸到区和街道，改变资源分配不均的局面。

三是大力拓展精神卫生人才培养和使用渠道。根据我国精神卫生事业发展的需要，加强精神卫生人才培养和使用，实行分类指导、整体推进。加强在岗人员的规范化培训，培养一批实用型精神卫生人才。加大对综合性医院内非精神科医生的培训，让有精神心理学诊疗技能培训的非精神科医护人员为精神病患者提供服务。

2.3.2 儿科医生短缺现状、诱因和对策

（1）儿科医生短缺的现状

一是儿童医院和儿科医师总量少。2005 年中国儿科医师人数为 6.4 万人，仅占医师总人数 4.0%，仅有 58 所儿童医院；儿科医生 24 小时保持门诊，人均可分配的儿科医师少。例如，北京儿科门诊总量已达 1100 万人次，但全市儿科医生 10 年仅增 400 人。而在美国，儿童人口约 7300 万，却拥有超过 130 所儿童医院。在我国，多数综合医院为了生存和减少运营成本，减少儿科病床、儿科医生的配置。中国医师协会儿科医师分会会长朱宗涵称：未来 10 年每年需要增加 1 万名左右的儿科医师，但 15 年来全国的儿科医生仅增加了 5000 名。虽然当前我国儿科 ICU 的诊疗设备更新较快，但专业医护人员匮乏，床位使用率及收治非危重患儿比例过高。[①]

二是儿科医院和综合医院儿科之间存在冷热不均现象。儿童医院或有名气的综合医院儿科人满为患，而那些没有特色的综合医院的儿科却冷冷清清。有些综合医院的儿科有传统优势专业，具备收治疑难重症患儿的能力，但因属医院单一科室制设置，又缺乏适合儿童的影像设施、生化检验设备及服务项目，或因缺少儿科重症监护病房，在治疗过程中有时还需要再转往儿童医院，从而给患儿带来极大的不方便，引发病源流失。由于综合医院儿科综合服务能力相对较差，往往不论大病小病，患儿家长往往会选择直奔儿童专科医院就医，由此导致了儿童医院的"超负荷"与多数综合医院"吃不饱"并存。综合医院儿科的设立不仅没从根本上缓解儿童专科医院的压力，反而成了医院发展的"包袱"。

（2）儿科医生短缺的诱因

一是收入待遇差。在"以药养医"制度下，儿科医生收入偏低。患儿用一支先锋六号可以打 3 天，但如果是成人，一次就可以打 6 支。儿童用药量少、辅助检查少、收费项目少，儿科收入明显低于其他科室，医学生不愿意到儿科工作，医院发展儿科积极性不高。研究生学历住院儿科医生一个月平均收入不到 3000 元。在综合医院的儿科收入少，儿科医生的工资在整个医院人员的收入中处于下等。

二是儿科风险高，工作压力大，离职比例高。儿科病人病情变化快，代偿性差，风险高，超负荷接诊意味着医疗隐患，容易诱发医疗纠纷甚至是医疗事故。尤其现在都是独生子女家庭，稍有差错或出现医疗意外，家长容易将怨气撒在儿科医生身上，儿科是医患关系的"重灾区"。一个孩子生病，最夸张时会有父母、爷爷奶奶、姥爷姥姥 6 人同时在医院里陪伴，很容易产生医患矛盾。家长对孩子生病的焦虑有时会转借到医生身上。一位三甲儿童医院医生说："2009 年工作至今，我院已有 5 位经验丰富的医生离职了。"一些儿科医生转向了放射科、内科，人才出现了流失，人才队伍断层严重。

三是综合医院的儿科经济效益差，存在政策性亏损。药品收入是公立医院最主要的收入来源之一，几乎与医疗服务收入相等。儿科是大门诊、小病房。主要的病人都

---

① 中国儿科重症监护室发展调查课题协作组. 中国儿科重症监护室近 10 年发展情况调查分析 [J]. 中华儿科杂志，2011 (9).

集中在门诊上，检查手段很少。成人的检测项目有 CT、核磁，动辄上千元，但是儿科的检测往往是收费不太高的雾化吸入、微量元素检测等。医院只能保本经营。以药养医的政策环境及儿科用药剂量少、检测项目少等特点使儿科成为最不赚钱的科室和政策性亏损的科室。财政在对医院补贴时，没有明确分配给政策性亏损较大的科室的份额。

（3）对策

一是儿科是政策性亏损科室，应以政策性补贴来填补。加大财政专项资金投入，让儿童医疗服务机构有稳定的投入和补偿机制。优化卫生投入的方向和支出结构，将儿童医疗保健服务体系建设作为重点加大投入；提高儿童基本医疗卫生服务公平性和可及性，医院要把财政投入和医院业务收入中更多的份额分配给儿科科室，从政策性亏损变成政策性赢利。

二是培养更多的儿科医生，延伸服务半径。教育部与卫生计生委沟通、协商，制定儿科医生发展整体规划，引导并鼓励医学院校适当扩大儿科医生招收规模，开展院际合作病房，优化儿科资源利用率。儿童专科医院将延伸到基层，通过派出医生出诊或者帮带医生，提升合作医院的儿科水平。三甲综合医院要扩大儿科病房，二级以上公立综合医院要恢复儿科。公立综合医院加强儿科建设，吸引并留住儿科人才，让儿科医学生看到就业前景。

三是加强对儿科医师正当权益的保护。提高儿科医疗服务质量，逐步扭转临床儿童用药缺乏的现状，加强专业儿童药品生产和研发。加快儿童医疗保健专业人员培养力度，提高儿童医疗保健岗位医务人员待遇；为儿科医师购买医师责任险，逐步缓和紧张的医患关系，保障儿科医护人员的人身安全和人格尊严。

2.3.3　药剂人才短缺的现状、诱因与对策

临床药剂师运用所掌握的临床药学专业知识与技能参与临床药物治疗，与医师共同承担药物治疗责任。药剂师作为医疗团队中不可或缺的成员，是安全合理用药的最后屏障。但我国药剂师队伍建设不足，药剂师的作用尚未充分发挥。

（1）药剂人才总量不足

2000 年我国药剂师数量为 41.4 万人，占卫生技术人员总量的 9.2%；2009 年减少到 34.2 万人，占卫生技术人员总量的 6.2%。2009 年的《中国药学年鉴》显示，2008 年 48 所高等院校的药学或中药学毕业生中，50% 的人去了医药企业，18% 的人去了高校或科研院所，到医疗机构从事药学工作的仅有 7%。2010 年卫生统计年鉴数据显示，我国 34.2 万名医疗机构药剂师中，本科以上药剂师仅占 4.5 万人，中级职称以上药剂师仅占 9 万人。

10 年来，我国药剂师队伍数量不升反降，不能满足药学人员的发展，医、药、护、技多学科无法实现协调发展。临床药剂师的缺口大，药剂科主任兼职临床药剂师的情况普遍存在。2011 年卫生部发布的《医药卫生中长期人才发展规划（2011—2020 年）》要求发展包括药剂师在内的医药卫生急需紧缺专门人才。根据 2011 年卫生部发布的《医疗机构药事管理规定》对于药学专业技术人员配备的要求，三级医院临床药剂师不少于 5 名，二级医院临床药剂师不少于 3 名。医疗机构药剂人员的数量不足和技术水

平不高均会限制医疗机构诊治水平的提高。

（2）药剂师整体技术素质偏低，人才结构和人才知识结构不合理

2009 年全国药剂人员的性别、年龄、学历、职称构成见表 2 - 13。表中还列举了影像和检验人员的数据，以便对比分析。药剂人员中年龄在 35 岁以下的比例占 30.7%，而在影像和检验人员中却接近四成。药剂人员中学历为中专及以下的占 54.7%，明显高出影像人员（46.1%）和检验人员（41.0%）的水平。在技术职称方面，药剂人员和影像人员中中高级比例占 1/4，而检验人员中中高级人员比例占到 1/3。总体看，我国药剂人员队伍年龄偏大，学历和技术职称偏低。

表 2 - 13　2009 年全国医技人员性别、年龄、学历、职称构成

		药师（士）（%）	影像技师（士）（%）	检验技师（士）（%）
性别	男	39.2	63.4	38.3
	女	60.8	36.6	61.7
年龄	25 岁以下	4.2	4.3	3.8
	25 ~ 34 岁	26.5	35.2	34.5
	35 ~ 44 岁	30.3	28.8	31.2
	45 ~ 54 岁	28.5	21.5	22.8
	55 岁及以上	10.5	10.2	7.8
学历	研究生	0.8	0.7	1.7
	大学本科	12.5	14.2	18.6
	大专	32.1	39.1	38.7
	中专及以下	54.7	46.1	41.0
职称	高级	3.3	3.4	5.2
	中级	23.0	22.3	28.8
	师级/助理	39.7	35.3	36.7
	士级	28.2	30.3	22.7
	不详	5.9	8.8	0.6

（3）药剂人员短缺及结构不合理的根源

在"以药养医"时代，药剂科是创收大户、日子过得很舒服，现在药品零差率带来巨大落差。药剂师执业没有立法，药师的管理制度不健全。药剂师服务内容、服务考核标准、药学服务等有待完善。兼职临床药师现象仍很普遍，临床药剂师难以踏踏实实地参与病区药物治疗工作。一些医院管理者及临床医务工作者对临床药剂师认识不足。临床药剂师主要开展的是临床用药监测、处方点评、合理用药分析等技术性工作，并没有真正走出药房，面向临床。

药剂师的工作价值始终得不到良好体现和社会认同，造成了药剂师的流失，药师

服务费的设立面临诸多困难。临床药师制的实行没有编制、没有职称晋升办法，只有建议权、没有决定权，相应的收费制度没有建立。做临床药学靠的是个人意愿和能动性，药剂师行业发展壮大缺乏政策支持。多头监管，造成监管乏力。激励政策的缺失影响了药剂师队伍的工作积极性。

（4）对策

一是药学教育要研发与临床并重。高等院校应设置临床药学课程，开办短期临床药学培训，短期学习和长期教育相结合，加大对合理用药专业人才的培养力度。国家则应继续遴选临床药剂师培训基地，推进临床药剂师规范化培训制度的实施。

二是重视药剂师工作价值，给予临床药剂师充分的社会认同，设立药师服务费。合理增加医院药学服务收费项目。试行临床药师资格准入制度。加强药师规范化培训，完善药剂师岗位培训制度和职业资格制度以及医院和药店等配备药剂师的相关政策。临床药剂师是具有专业临床水平的药学人才，应该专职化、日常性参与临床药物治疗。

三是加快药师立法，明确临床药剂师的责、权、利。完善临床药剂师的编制、职称晋升办法，给予临床药剂师决定权，建立相应的收费制度。规范药剂师管理制度，完善激励机制，为药剂师队伍的发展创造好的条件和执业环境。

第三章　工作压力和身心健康

本章将考察我国医务人员工作压力的大小，识别医务人员面临的压力源以及不同类型医院及科室的医务人员在工作负荷、夜班数、人员配备、兼职状况、岗位风险等方面的差异。通过对医务人员抑郁、焦虑和强迫等心理症状的 5 年对比统计分析，寻找身心健康状况不佳的诱因和影响，提出对策建议。

3.1　工作压力状况

内容提要

- 76.6% 的医务人员感到工作压力大，34.0% 感到很大。年龄在35～44岁、中高级职称者、儿科及门急诊医务人员中均有八成的人感到工作压力大。
- 医务人员日工作时间在 8 小时以上的占57.6%，比 5 年前高 10 个百分点。
- 三甲医院中 49.2% 的人称收入待遇低，这一比例在二甲医院和中医医院达到了七成。

"压力"是指一个人对内外环境刺激做出的一系列生理和心理紧张性反应状态或过程。当医务人员的能力与需求不能与工作环境相匹配时，就会引起其身心压力状态改变。工作压力过大会导致医务人员体力、情绪和精神上的疲惫。工作压力大小主要取决于下列因素：①压力性质、强度、频率、影响范围；②压力可控性及应对方式；③个体对压力的感受。工作压力源可分为躯体性、心理、社会文化。

3.1.1　工作压力总体感受

调查显示：2.8% 的医务人员称工作压力小或很小，20.7% 的人感到一般，42.0% 的人感到大，34.0% 的人感到很大。76.6% 的医务人员感到工作压力大，34.0% 的人感到压力很大。被调查医务人员对工作压力有强烈的认知。对山东潍坊市医院医生调查表明：60.4% 的医生认为工作量大，66.1% 称工作压力大。[①] 适度压力有积极作用，但强烈的压力或长期慢性的压力会导致身心疾病及情绪波动。医务人员压力大、身心疲惫，容易出现医疗差错，被医疗锐器刺伤的机会也会增加，医疗质量大打折扣。

男性医务人员中，78.9% 的人感到工作压力大，比女性高 3 个百分点。月薪在6000 元以上的人中78.3% 的人称压力大，高于其他月收入组别的水平。收入多，岗位

---

① 吴秀云，刘文秀，刘典恩. 医生工作量、工作压力与满意度认知及相关因素分析 [J]. 卫生软科学，2008（1）.

职责多，压力就大。在所有不同类型的医务人员中，均有不超过5%的人称自己的工作压力小。

年龄在45岁以下的人中，随着年龄的增加，工作压力呈总体上升趋势。年龄在45岁以上者，73.2%的人感到压力大，比年龄在35~44岁的人少了9个百分点。35~44岁的医务人员感受到的工作压力最大。不过，年龄并不是决定工作压力大小的唯一因素，职称因素也在起着作用。中高级职称者中八成感到工作压力大，超过初级职称者5个百分点。

表3-1 不同性别、年龄、技术职称医务人员工作压力情况

个人信息		小（%）	一般（%）	大（%）	秩均值
性别**	男	2.8	18.3	78.9	2973.2
	女	2.8	21.7	75.5	2876.1
年龄**	<25	2.6	31.5	65.9	2606.0
	25~34	2.9	19.6	77.5	2935.1
	35~44	2.3	15.9	81.8	3057.8
	>45	3.7	23.1	73.2	2806.8
技术职称**	初级	2.1	22.6	75.3	2864.1
	中级	2.8	16.4	80.8	3014.3
	高级	3.6	17.4	79.0	2958.8
	未定级	4.2	37.7	58.1	2363.9

注：（1）* 表示 $p < 0.05$；** 表示 $p < 0.01$；（2）问卷中采用了5分法，1 = "很小"；2 = "小"；3 = "一般"；4 = "较大"；5 = "大"，本表进行了合并。

对其进行 Kruskal-Wallis 秩和检验可知，在0.05的检验水准下，$\chi^2 = 73.81$，$p < 0.05$，不同年龄医务人员的工作压力分布不全相同。使用 Bonferroni 法两两比较后，25~34岁的医务人员平均工作压力小于35~44岁的医务人员，但35~44岁的医务人员平均工作压力大于45岁以上的人，可见35~44岁的医务人员工作压力最大。进行 Kruskal-Wallis 秩和检验可知，在0.05的检验水准下，$\chi^2 = 17.23$，$p < 0.05$，不同技术职称医务人员的工作压力分布不全相同。使用 Bonferroni 法两两比较后，中级技术职称医务人员的平均工作压力大于初级、高级技术职称者。

三甲综合医院医护人员的工作压力最大。不同类型医疗机构的医务人员感受到的工作压力也不尽相同。在三甲综合医院，79.5%的人感到压力大，高出二甲综合医院和中医医院4个百分点，民营医院中感到工作压力大的占66.6%，低于公立医院10多个百分点。对其进行 Kruskal-Wallis 秩和检验可知，在0.05的检验水准下，$\chi^2 = 54.48$，$p < 0.05$，不同类型医院的医务人员工作压力不全相同。使用 Bonferroni 法两两比较后，可知三甲综合医院的医务人员平均工作压力大于二甲综合医院、中医医院、民营医院的水平，三甲医院急症重症患者集中，门（急）诊和病房患者多，工作压力也大。例

如，安徽蚌埠医学院附属医院共 1050 张床位，一直住着 1700 多人，病床使用率达到 160%，医务人员工作压力不堪重负，存在着严重的患者安全隐患。尽管被调查的 9 家民营医院均为当地二级医院，但其工作负荷远不及各级被调查的公立医院的水平，门（急）诊和病房病人较少。

表 3-2　不同类型医院医务人员工作压力状况情况

医院类型	小（%）	一般（%）	大（%）	秩均值
三甲综合	1.7	18.8	79.5	3019.4
二甲综合	2.5	22.0	75.5	2899.4
中医医院	3.2	21.2	75.7	2899.8
民营医院	8.0	25.3	66.6	2608.6

医生群体中，81.7% 的人感到工作压力较大。实地考察发现：住院医生通常在 30 岁以下，工作最苦最累；主治医师直接诊治病人，不仅要解决疑难、还要指导下级医生。75.4% 的护士感到压力大，而医技/药剂人员和管理人员中分别有 65.4% 和 64.6% 的人感到工作压力大。不同类型医务人员感受到的工作压力源不同，压力感受也不尽相同。对其进行 Kruskal-Wallis 秩和检验可知，在 0.05 的检验水准下，$\chi^2 = 111.94$，$p < 0.05$ 不同类型的医务人员的工作压力不全相同。使用 Bonferroni 法两两比较后，可知医生的平均工作压力大于护士、医技人员、管理人员，但尚不能认为医技人员与管理人员的工作压力有所不同。

表 3-3　不同类型医务人员工作压力情况

人员类型	小（%）	一般（%）	大（%）	秩均值
医师	2.2	16.2	81.7	3041.8
护士	3.0	21.6	75.4	2858.9
医技/药剂人员	4.7	29.9	65.4	2565.5
管理人员	3.5	31.9	64.6	2551.9

注：问卷中采用了 5 分法，1 = "很小"；2 = "小"；3 = "一般"；4 = "较大"；5 = "大"，本表进行了合并。

在科室分布上，儿科（83.9%）、门急诊（83.8%）和大外科（80.4%）中均有超过八成的人称工作压力大。急救中心医生昼夜颠倒，体力支出，时常处于危急重险现场，需要瞬间做出判断，不安全感、疲惫、紧张、焦虑、冷漠、抑郁普遍存在。[1] 其他临床科室医务人员中均有超过七成的人有同感，管理科室和医技科室则分别有 63.1% 和 69.8% 的人称工作压力大。对其进行 Kruskal-Wallis 秩和检验可知，在 0.05 的

① 张丽霞，普丽芬，王志芳. 急救中心医生的工作压力现状分析与对策［J］. 中外健康文摘，2013（11）.

检验水准下，$\chi^2 = 74.68$，$p < 0.05$，不同科室的医务人员工作压力不全相同。使用 Bonferroni 法两两比较后，可知大外科的平均工作压力大于医技、管理科室，妇产科的平均工作压力小于儿科但大于管理科室，儿科的平均工作压力大于医技、管理科室。

表 3 – 4　不同科室医务人员工作压力情况

科室类型	小（%）	一般（%）	大（%）	秩均值
大外科	2.3	17.3	80.4	2997.7
大内科	2.5	19.4	78.1	2965.9
妇产科	4.8	22.0	73.1	2830.8
儿科	2.1	13.9	83.9	3184.3
门急诊	2.7	13.5	83.8	2961.8
其他临床科室	2.3	23.0	74.7	2892.5
医技科室	3.3	26.9	69.8	2669.2
管理科室	3.3	33.5	63.1	2391.2

医疗场所暴力伤医状况对医务人员的工作压力感有显著影响。在那些没有遭到患者语言侮辱的人中，69.8% 称工作压力大，而那些遭到患者语言侮辱 3 次及以上的人中 86.3% 称工作压力大。当医务人员处处小心以防遭受患者的辱骂和人格侮辱时，工作压力感会陡增。与患者有肢体冲突的人中 80.2% 称工作压力大，比未发生过肢体冲突的人多 5 个百分点。

表 3 – 5　遭受工作场所暴力侵权与工作压力

暴力侵权类型		小（%）	一般（%）	大（%）
遭到患者语言侮辱次数 **	0	3.8	26.3	69.8
	1 ~ 2	3.2	23.2	73.7
	>3	1.4	12.3	86.3
与患者发生肢体冲突 **	无	2.5	21.8	75.6
	有	3.9	15.9	80.2

注：＊表示 $p < 0.05$；＊＊表示 $p < 0.01$。

从以上数据对比分析可知，不同类型医院、不同工作岗位上的医务人员的工作压力状况不同。影响医务人员工作压力状况的因素很多，有外部因素也有内部因素；有医疗机构层面的，也有个体层面的。此外，不同国家的医生因所在医院的运转模式不同，工作压力大小也有区别。日本专科医生一天要看 30 ~ 50 个门诊患者，压力也较大。日本的医院没有轮转制，医生要 24 小时对自己的住院患者负责。

3.1.2 日均工作时间超八小时现象普遍

（1）五成多医务人员日工作时间超 8 小时

调查显示：42.4% 的医务人员日工作时间在 8 小时以内，23.7% 在 9 ~ 10 个小时，23.9% 超过 10 个小时。工作的超负荷状况因性别、技术类别、科室、职称和医院类型的不同而有差异。在性别分布上，男性日工作时间超过 10 小时的占 34.2%，高出女性 16 个百分点。在年龄分布上，35 ~ 44 岁的医务人员日工作时间超过 8 小时的占62.8%，其中超过 10 个小时的占 27.4%，远高于其他年龄组。高级职称医务人员日工作时间在 8 小时以上的占 68.7%，其中日工作时间在 10 小时以上的占 28.4%，高于中级和初级职称者的水平。技术职称越高，所承担的工作任务越繁重，花费的时间也越多。这也是年龄在 35 ~ 44 岁或高级职称者工作压力感受最强烈的原因之一。月收入在 6000 元及以上的人中，65.3% 日工作时间超过 8 小时，这个群体的工作压力感也最强烈。

表 3 - 6　不同年龄、技术职称、月收入的医务人员日工作时间情况

个人信息		<8 小时（%）	8 小时（%）	9 ~ 10 小时（%）	>10 小时（%）
年　龄	<25	9.0	45.8	30.8	14.4
	25 ~ 34	4.9	36.6	33.7	24.8
	35 ~ 44	4.7	32.4	35.4	27.4
	>44	6.0	38.1	33.5	22.3
技术职称	初级	5.8	41.9	31.7	20.5
	中级	5.1	35.1	32.5	27.2
	高级	4.0	27.2	40.3	28.4
	未定级	10.1	39.7	33.5	16.8
月收入（元）	<2000	7.2	36.3	33.2	23.4
	2001 ~ 4000	5.4	39.9	31.4	23.3
	4001 ~ 6000	4.5	36.4	36.0	23.1
	>6000	5.2	29.4	38.3	27.0

（2）三甲综合医院医生的日工作时间最长

三甲综合医院医务人员的工作负荷要重的多，工作超过 8 小时的占 61.7%，其中超过 10 个小时的占 27.3%。2008 年调查发现：三甲医院的日工作时间超 8 小时的占45.6%，5 年间增加了 21 个百分点。医院级别越高，医务人员的日工作时间越长。这样的调查结果同近年来各级公立医院看病就医的实际状况基本吻合。5 年来，随着新医改的稳步推进，三甲综合医院的日工作时间反而大幅增加了。

表 3 - 7 不同类型医院日工作时间情况

医院类别	<8 小时（%）	8 小时（%）	9～10 小时（%）	>10 小时（%）
三甲综合	4.9	33.4	34.4	27.3
二甲综合	5.2	39.5	32.9	22.4
中医医院	8.3	39.8	32.0	19.9
民营医院	4.5	41.1	35.6	18.8

医生无疑是最忙碌的，76.1%的人称日工作时间在 8 小时以上，其中 36.8%的人在 9～10 小时。其中，39.3%的医生日工作时间超过了 10 个小时。对其进行 Kruskal-Wallis 秩和检验可知，在 0.05 的检验水准下，$\chi^2 = 951.1$，$p < 0.05$，不同类型的医务人员日均工作时间不全相同。使用 Bonferroni 法两两比较后，可知医生的平均工作时间大于其他医务人员。医生日工作时间超 8 小时者比 5 年前增加了 17 个百分点。

表 3 - 8 不同类型医务人员日工作时间情况

人员类型	<8 小时（%）	8 小时（%）	9～10 小时（%）	>10 小时（%）	秩均值
医生	3.0	20.9	36.8	39.3	3560.8
护士	7.1	52.0	32.8	8.0	2267.9
医技人员	9.8	55.3	23.3	11.7	2176.1
管理人员	7.7	41.9	33.6	16.8	2603.7

北京同仁医院眼科主任门诊最高纪录一天看 110 个患者，从早 8 点到晚 9 点。很多三甲医院出门诊的医生上班忙得很少喝水，担心水喝多了去卫生间的次数多。2011 年年底，中国医院管理协会发起的一项有万名医生参加的调查显示，三成医生日门诊量在 50 人以上，6%的医生日门诊量超过了 100 人。一位医生家属讲：做医生的妻子也很辛苦，孩子从生活到学习都是自己管，做医生的丈夫根本没有时间和精力照顾家人。北京已有 39 家三级大医院开设了双休日门诊，无假日门诊趋于常态化。医生已是"白加黑"了，现在又要"6 + 1"。春节期间，又有多少医护人员能休满国家 7 天法定假日的一半呢？

实际上，国外医生也很忙碌。对印度新德里一家教学医院医生（$n = 250$）的调查结果显示：日均工作时间为 9.7 小时，每月夜班数为 5.6 个；工作时间越长，夜班数越多，工作满意度越低，45.6%的医生称自己的薪水很糟糕，55.2%有离职意向。[1] 2009 年美国千人口医生为 2.42，但也有近半数医生的日工作时间超过 8 小时。2013 年美国医生薪酬报告揭示：52%的人称每周看病时间为 40 小时以内，25%的人称在 40～50 个小时，18%的人称在 50 个小时以上；平均每名医生每周看病人在 50 人以内的占 33%，

---

[1] Kaur S, Sharma R, Talwar R, et al. A study of job satisfaction and work environment perception among doctors in a tertiary hospital in Delhi. Indian J Med Sci. 2009 Apr; 63（4）: 139～44.

在 50~99 人的占 35%，100 人以上的占 25%。

2008 年，妇产科日工作时间在 8 小时以上的占 49%，大内科和大外科分别为 46% 和 44%。在管理部门和辅助科室，日工作时间超过 8 小时的比例较小，分别为 21% 和 18%。妇产科、内科和外科的医护人员工作量也较其他科室大。因工作岗位不同，工作强度不同。一位在手术台上连续工作 8 小时的主刀医生要比一天只有不足十位患者来问诊的门诊值班医生工作强度大。陕西省陇县人民医院编制床位 220 张，实际开放床位超过 500 张，医院 2012 年门诊 19 万人次，比 2011 年增加了 3 万人次。该医院内科副主任医师说："药品价格下降，质量又有保证，患者就更愿意来医院看病。我也希望能给患者提供更好的服务，但春节期间我已经连续两个月没有休息过，几乎每天都是从早上忙到天黑，精疲力竭。"

（3）五年间医务人员中日工作时间超 8 小时的比例增加了 20 个百分点

日工作时间是衡量医务人员工作负荷的一个重要指标，日工作时间超 8 小时本身就是工作超负荷的重要表现。工作适度超负荷有其积极作用，它能更好地满足广大患者看病就医的需要，也可能意味着医院业务收入增加，甚至医务人员的收入增加。但是，长期的超负荷工作容易出现工作倦怠、身体不适、健康状况下降、工作满意度降低。不过，日工作时间并不完全反映工作岗位风险和工作强度、技术含量、医疗质量。本次调查揭示了医务人员日工作时间在 8 小时以上的占 47.6%，而 5 年前的这一调查结果为 37.8%，高出了 10 个百分点。5 年前医务人员日工作时间在 10 小时以上的占 10.6%，如今上升到 23.9%。

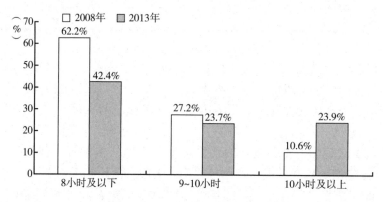

图 3-1　五年间医务人员日工作时间

（注：2008 年有效回答为 3662 人，2013 年有效回答为 5852 人。）

通常，日工作时间为 8 小时，8 小时以外的时间分配包括：工作、看书、上网、户外活动、休息等，也包括在周末或节假日的时间安排。这种相对悠闲的生活安排对多数医务人员而言是一种奢侈品。2008 年的调查显示：年龄在 25 岁及以下的人中，23.1% 的人日工作超 8 小时，而 2013 年这一比例已经快速增加到 45.2%。五年间，其他年龄组中日工作时间超 8 小时的比例也有显著增加。如表 3-9 所示：初中级职称或月收入在 4000 元以下的医务人员中，日工作时间超 8 小时的比例也显著增加。

表3-9 五年间医务人员日工作时间对比分析

个人信息		≤8 小时（%）		9~10 小时（%）		>10 小时（%）	
		2008	2013	2008	2013	2008	2013
年 龄	<25	66.1	45.8	18.1	30.8	5.0	14.4
	25~34	50.6	36.6	27.6	33.7	0.1	24.8
	35~44	49.3	32.4	28.8	35.4	11.9	27.4
	>44	53.4	38.1	28.7	33.5	5.1	22.3
职 称	初级	56.9	41.9	23.0	31.7	11.0	20.5
	中级	51.9	35.1	27.5	32.5	9.8	27.2
	高级	39.8	27.2	37.3	40.3	13.1	28.4
	未定级	59.0	39.7	23.7	33.5	10.7	16.4
月收入（元）	<2000	53.3	36.3	26.1	33.2	10.9	23.4
	2001~4000	54.1	39.9	27.1	31.4	9.8	23.3
	4001~6000	37.4	36.4	31.3	36.0	13.5	23.1
	6000 以上	40.6	29.4	35.4	38.3	12.5	27.0

如表3-10所示：不管三甲医院还是二甲医院，也不论公立医院还是民营医院，日工作时间超8小时的比例均在5年间有较大幅度增加。5年前，中医医院中57.8%的人日工作时间在8小时内，如今仅有39.8%能够保持这一相对悠闲的工作状态。2008年，即便是在最为忙碌的三甲综合医院，也仅有13.6%的人日工作时间在10小时及以上，如今此类医院有27.3%的人处于这样高负荷的工作状态。

表3-10 五年间不同类型医院的日工作时间差异分布

医院类型	8 小时（%）		9~10 小时（%）		>10 小时（%）	
	2008	2013	2008	2013	2008	2013
三甲综合	46.2	33.4	30.3	34.4	13.6	27.3
二甲综合	47.2	39.5	31.6	32.9	13.3	22.4
中医医院	57.8	39.8	24.7	32.0	16.5	19.9
民营医院	50.0	41.1	28.4	35.6	14.8	18.8

3.1.3 医务人员身兼数职

（1）三甲综合医院医务人员承担繁重的教学、科研任务

调查显示：29.2%的医务人员参与了教学工作，40.5%参与了科研工作，25.0%参与了管理，院外会诊（6.9%）比国家倡导的多点执业（2.2%）比例要高。男性医务人员从事兼职的比例要高于女性，其中男性参与科研的占41.7%，高出女性19个百分点。男性从事教学的占46.3%，而女性为37.6%。在管理岗位上，男女比例相当，均占1/4。

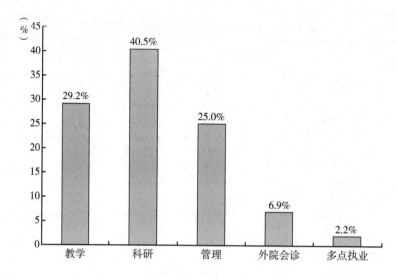

图 3 - 2　医务人员的社会兼职情况

三甲医院中从事科研的人占 44.7%，是二甲医院的 5 倍。值得注意的是民营医院中也有 15.1% 的人开展科研活动。的确，现在的教学医院都要有科研课题，而课题申请竞争相当激烈，医生除了要应付繁忙的医疗任务，还要投入精力搞科研申报，力争发 SCI 论文，申请专利。绩效考核量化指标、评职晋升、定岗评职。中医医院中，有教学任务的占 36.2%，而在三甲综合医院却达到 54.9%。

表 3 -11　不同类型医院参与教学、科研和管理情况

医院类型	科研（%）	教学（%）	管理（%）
三甲综合	44.7	54.9	29.6
二甲综合	8.9	20.3	19.4
中医医院	25.8	36.2	19.5
民营医院	15.1	33.6	27.4

（2）五成的医生承担了教学科研任务

被调查的医生中，分别有 43.8% 和 48.1% 的人参与了科研和教学，远高出其他群体的水平。教学医院的骨干医生要承担教学、科研任务和其他院外社会兼职。一位接受访谈的北京三甲综合医院医生说："除了手术和查房，仅剩的时间几乎都给了科研论文。"温州医学院附属第一医院的一位主任医师说："上午我要组织各专业在一起协调、开会；下午有药物临床试验，还要指导研究生；参加院内外的会诊。每周查房两次，几乎每个周末在开会；专家兼职也多。"在教学医院，医生需要课题经费、高影响因子的 SCI 论文，临床和科研必须两手都要抓。[①] 尽管当前国家对医学科研资助力度加大，

---

① Doris M. Rubio, Brian A. Primack, Galen E. Switzer, et. al. A Comprehensive Career-Success Model for Physician-Scientists, Acad Med. 2011 December；86（12）：1571～1576.

但科研经费申请竞争日趋激烈，医生面临两难困惑：一方面，因承担着繁重的医疗任务而有较大的工作压力；另一方面，承担着科研课题任务的医生要按时结题，没有课题的人也面临着较大的社会压力。在被调查的医院中，"一把手"都是业务骨干，身兼数职。越是临床业务骨干，越是会承担更多的教学、科研任务，加重了工作负荷。

表3－12　不同类型医务人员参与教学、科研和管理情况

人员类型	科研（%）	教学（%）	管理（%）
医生	43.8	48.1	21.0
护士	11.2	36.8	23.4
医技人员	27.6	27.3	22.1
管理人员	28.6	24.8	72.3

（3）五年间医务人员中参与科研的比例增加了近两成

调查显示：29.2%的医务人员参与了教学工作，比2008年的比例略低一些；40.5%的人参与了科研工作，比5年前多18个百分点；25.0%参与了管理，比5年前增加了10个百分点。访谈中发现，随着医学院校的扩招，越来越多的二级医院成为医学院的教学医院，承担教学任务的医护人员数量就大幅增加。5年来国家医学科研投入数量增加，参与科研机会增多。为了在同类医院中获得竞争优势，不少医院把科研课题数量和金额与人才评定、职称晋升、表彰奖励等挂钩，从而激发了医务人员从业科研的兴趣。2008年有50.9%的人只是专注本职工作，5年后降低了5个百分点。本次调查还新增了两项调查内容：院外会诊和多点执业。院外会诊（6.9%）比新医改倡导的多点执业（2.2%）比例要高。

表3－13　五年间医务人员参与教学、科研与管理情况对比分析

在日常医疗活动之外，您是否参与了下列活动或工作？（多选）	2008（%）	2013（%）
教学	33.8	29.2
科研	22.2	40.5
管理	15.2	25.0
外院会诊	—	6.9
多点执业	—	2.2
皆不选	50.9	44.9

注：2008年的选项中没有"外院会诊"和"多点执业"这两项。

同2008年相比，三甲综合医院参与科研的比例从34.2%增加到44.7%，5年间增加了10个百分点；从事教学和管理的人员比例也有不同程度的小幅增加。5年间，二甲综合医院开展科研的比例没有发生变化，从事管理的比例有增加，但从事教学的比例有所下降。5年来，中医医院中从事科研和教学的比例均有较大幅度增加。

表 3-14　五年间不同类型医院医务人员参与教学、科研和管理情况

医院类型	科研（%）		教学（%）		管理（%）	
	2008	2013	2008	2013	2008	2013
三甲综合	34.2	44.7	49.0	54.9	17.6	29.6
二甲综合	8.8	8.9	24.7	20.3	13.6	19.4
中医医院	9.2	25.8	17.4	36.2	15.6	19.5
民营医院	20.5	15.1	30.7	33.6	18.2	27.4

3.2　工作压力源分析

老协和的住院医师在生活上没有后顾之忧，放在门口的皮鞋也有人会给提前擦好。如今的协和医生享受不了如此好的生活待遇。在全国范围内，青年医生承受着写论文、评职称、深造、担心人身安全等成长、成才的压力，还要为偿还贷款、结婚、买房、养育孩子等现实的生存困境而忧心。在国外，美国、英国和澳大利亚年轻医生压力也很大，工作条件差，并严重影响到了身心健康。①② 临床行为不规范（被针刺伤、医疗差错）和患者安全也是重要的工作压力源。③

3.2.1　工作压力源总体分布

（1）主要工作压力源是"工作负荷大"和"收入待遇低"

调查发现：60.5%的医务人员称面临的最大工作压力源是"工作负荷大"，其次是感到"收入待遇低"，占58.6%。45.6%的人称最大的压力源来自"加班、值夜班"。对"医疗差错"（20.4%）和"患者投诉"（30.1%）的担心成为一类重要的工作压力源。30.9%的人称面临最主要的压力源是健康损害，21.1%的人称是前途渺茫，而感到"知识技能缺乏"（14.1%）或"人际关系紧张"（10.5%）的仅占一成。性别不同，面临的压力源也不尽相同。男性医务人员中64.5%称工作负荷大，女性中占58.6%；男性中60.5%的人称收入待遇低，女性占57.9%；男性对医疗差错和患者投诉的担心分别是23.3%和32.4%，均比女性大5个百分点。

排在前3位的压力源之间又有内在联系。工作负荷大的一个突出表现是日工作时间超8小时，从而出现了频繁的加班和值夜班现象。按照目前的医疗服务价格，医务人员的加班费或夜班费少得可怜，如果医院没有硬性规定，很少有医护人员愿意这么做。也就是说，一方面，工作负荷大，没有带薪休假，身心健康状况不佳；另一方面，收入待遇并没有因工作负荷加重而大幅度提高，薪酬不公平感强烈。这两种工作压力相互作用，形成恶性循环。

---

① Katinka et al. Junior Doctors' Opinions about the Transition from Medical School to Clinical Practice：A Change of Environment. Education for Health 2004，17（3）：323~331.

② Wilcock et al. Burnout and Psychiatric Morbidity in New Medical Graduates. MJA 2004，181：357~360.

③ MrCray et al. Resident Physician Burnout：Is There Hope？Family Medicine 2008，40（9）：626~32.

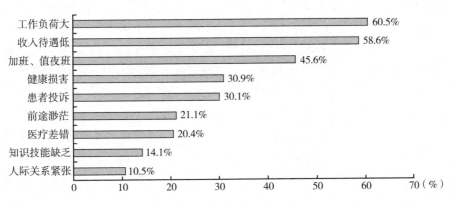

图 3 - 3　医务人员工作压力源情况

（注：被调查的医护人员限选 3 项以内。）

（2）不同类型医务人员的工作压力源分布存在差异

超过五成的医务人员抱怨收入待遇差，群体间差异也很显著。医护人员中 58.8%的人感到收入待遇低，医技人员和药剂人员则为 61.5%，但管理人员中仅有 50.4% 有同感。加班、值夜班对医护人员而言是一个较重的压力源，但对医技人员和管理人员而言却不严重。医生（65.6%）和护士（57.6%）比医技人员（54.3%）和管理人员（50.4%）更加认为"工作负荷大"是重要的压力源。通过秩和检验可知，不同类型医务人员由医疗差错、患者投诉、收入待遇低、加班、健康损害、人际关系紧张、工作负荷大、知识技能缺乏造成的工作压力源分布不全相同。使用 Bonferroni 法两两比较后可知，医生由医疗差错导致工作压力的频率大于医技人员、管理人员，护士由医疗差错导致工作压力的频率大于医技人员、管理人员，医生与护士之间以及医技人员与管理人员之间的差异无统计学意义。

表 3 - 15　不同类型医务人员工作压力源分布

人员类型	医疗差错（%）	患者投诉（%）	收入待遇低（%）	加班、值夜班（%）	前途渺茫（%）	健康损害（%）	人际关系紧张（%）	工作负荷大（%）	知识技能缺乏（%）	其他（%）
医生	23.2	32.1	58.8	51.5	20.8	32.5	9.4	65.6	14.2	4.6
护士	20.1	31.5	58.8	46.2	22.6	31.0	11.5	57.6	12.7	5.9
医技人员	15.1	23.4	61.5	31.5	18.9	29.1	9.3	54.3	15.3	8.5
管理人员	10.6	18.9	50.4	19.5	18.6	21.2	15.0	50.4	18.6	14.5
χ^2	43.44**	40.28**	11.46**	181.93**	6.27	19.28**	14.16**	61.62**	9.48*	58.03**
p	0.00	0.00	0.00	0.00	0.1	0.00	0.00	0.00	0.02	0.00

* 表示 $p < 0.05$；** 表示 $p < 0.01$。

调查显示：65.6% 的医生称"工作负荷大"是首要的压力源，显著高于其他医务人员的水平。在三甲综合医院的手术室，人们可以看到，外科医生要能"站"，因为有的手术要站八九个小时以上；外科医生要能"忍"，因为手术期间不能上卫生间。一位外科主治医师说："上午连续做了4台手术，查完房，安排好明天的3台手术后已是晚上7时。从早到晚没见着太阳，高负荷已成为常态。此外，医护人员所面临的"医疗差错"、"患者投诉"、"加班、值夜班"、"健康损害"等方面的工作压力源要强于医技人员和管理人员。加拿大外科医生时常感到身体疲惫，没有个人支配的时间。①

（3）七成的二甲综合医院和中医医院医务人员反映"收入待遇低"

三甲综合医院中49.2%的人称收入待遇低，但公立二甲医院和中医医院却达到了七成。三甲医院收入待遇是比其他类型医院平均水平高，但工作负荷重、加班和值夜班多，较多收入和较多付出成正比。三甲医院和中医医院医务人员对加班、值夜班的担忧比民营医院（36.6%）强烈。

表3-16　不同类型医院工作压力源情况

压力源	三甲综合（%）	二甲综合（%）	中医医院（%）	民营医院（%）
医疗差错	22.0	17.9	19.2	21.2
患者投诉	30.6	31.4	27.9	28.1
收入待遇低	49.2	69.0	69.7	56.8
加班、夜班	48.4	41.2	49.6	36.6
工作负荷大	65.8	56.0	60.4	47.9

三甲综合医院医务人员的工作压力感强烈，其压力源主要来自：①长期超负荷的工作量、医疗纠纷、为了晋升发表论著、申请科研经费难、科研任务重；②工资收入较低，生活较困难；医务人员的劳动付出与工资收入不成比例。

为何七成的二甲综合医院和中医医院医务人员把"收入待遇低"列为首要的压力源呢？井喷的医疗需求让公立大医院不堪重负，而新医改中"强基层"的惠民政策也使社区卫生服务中心留住了不少患者；而外地到中心城市看病的患者也基本上是选择大医院的知名专家，由此就造成了中心城市的二甲综合医院的业务量和业务收入并没有相应提高、医务人员的收入待遇低的局面。当然，被调查县级二甲综合医院在当地具有垄断地位，其医务人员的收入待遇在当地也属于高工资。中医医院医务人员抱怨"收入待遇低"的原因是多方面的。当中医的突出特点是"简、便、验、廉"，加上国家对中医药品和服务的定价没有及时调整，由此导致了中医医院的业务盈利能力较差，从而使得医务人员的收入待遇与西医医院相比偏低。

3.2.2　五年间工作压力源的显著变化

同5年前相比，医务人员工作压力源上升的有：收入待遇低、加班及值夜班、健康损害、人际关系紧张、工作负荷大。尽管医务人员的实际收入水平得到改善，但近

---

① Lepnurm R, Dobson R, Backman A, Keegan D. Factors explaining career satisfaction among psychiatrists and surgeons in Canada. Canadian Journal of Psychiatry. 2006, 51: 243~255.

几年物价水平飞涨，医务人员需面对购房压力、子女就学压力、父母养老压力，收入待遇低仍然是医务人员的主要工作压力源之一。各临床科室的医护人员有限，患者人数相应增加，大医院加床现象普遍，医务人员的加班也成为常态。"其他"方面压力源的增加主要表现在医院的义诊、培训、考核、上级部门下达的任务等有所增加，对单病种、临床路径、抗菌药物使用的管理日趋严格，因此也会增加医务人员的工作压力。

同5年前相比，医务人员工作压力源下降的有：医疗差错、患者投诉、知识技能缺乏。近几年，随着医疗技术的发展、先进的仪器设备的使用，各病种的规范化治疗逐渐完善，国家相应的医疗法规也在不断地完善，出台相应的规章制度来规范医务人员的执业行为，并严格处理医疗机构的医疗差错、医疗缺陷和医疗事故，加之医务人员规范其行医意识的加强，使得医务人员的医疗差错有所减少，患者投诉相应减少。医务人员的学历和知识水平在不断的提高，相应的知识技能缺乏方面有所减少。

5年间，我国医务人员的工作压力源也发生了较大变化。通过对2008年和2013年医务人员工作压力源分布进行统计检验可知，五年间医疗差错、患者投诉、收入待遇低、加班值夜班、健康损害、人际关系紧张、工作负荷大、知识技能缺乏的压力源分布均不相同。这说明五年间压力源发生了较大改变。

3.2.3 六成感到工作负荷加重但收入待遇差

正如表3-17所示：2008年，37.8%的医务人员称"工作负荷大"，5年后这一比例增加到60.5%，增加了23个百分点。2008年的调查显示：在所有压力源中，"工作负荷大"排列第三，而5年后上升到首位。与之相类似，2008年的调查显示：30.9%的人称"收入待遇低"是首要的压力源，5年后这一比例上升到58.6%，增加了18个百分点。2008年的调查显示：在所有压力源中，"收入待遇低"排列第四，而5年后上升到第二位。人们可以想象：当一名医务人员感到工作负荷加重的同时，又感到收入待遇偏低时，他或她的工作满意度又会如何呢？

表3-17 五年间医务人员工作压力源分布

年份	医疗差错（%）	患者投诉（%）	收入待遇低（%）	加班、值夜班（%）	前途渺茫（%）	健康损害（%）	人际关系紧张（%）	工作负荷大（%）	知识技能缺乏（%）	其他（%）
2008	2311 (63.1)	1633 (44.6)	1132 (30.9)	374 (10.2)	828 (22.6)	857 (23.4)	114 (3.1)	1384 (37.8)	897 (24.5)	125 (3.4)
2013	1194 (20.4)	1761 (30.1)	3429 (58.6)	2669 (45.6)	1235 (21.1)	1808 (30.9)	614 (10.5)	3540 (60.5)	825 (14.1)	357 (6.1)
χ^2	1765.35**	206.37**	691.62**	1297.13**	3.05	62.78**	173.53**	464.76**	164.24**	33.78**
p	0.00	0.00	0.00	0.00	0.08	0.00	0.00	0.00	0.00	0.00

注：被调查的医护人员限选3项以内。

　　*表示$p < 0.05$；　**表示$p < 0.01$。

衡量工作负荷指标有床护比、床位使用率、医院门诊、住院病人服务人次、日工作时间、轮班次数等。20世纪90年代中期以来，我国各级公立医疗机构从业人员的日工作量发生了较大的变化。2011年，我国三级医院诊疗病人为8.98亿人次，病床使用率为88.5%。公立三级医院病床使用率为104.2%，自2008年以来一直保持在100%以上。2011年医疗卫生机构诊疗人次共计62.71亿，连续6年增加。2011年公立医院诊疗人次为20.5亿（占医院总数的90.7%），民营医院2.1亿人次（占医院总数的9.3%）。新医改方案实施以后，我国享受医疗保障人群从几亿迅猛增长到10多亿，医保惠及千万家庭，广大患者就医需求呈现井喷现象，各级公立医院的门诊和住院诊疗人数大幅攀升。

医院级别越高，医生人均日担负诊疗人次和住院床日越多。拥挤的就诊人流、嘈杂的诊疗环境，半天下来，令人头昏脑胀。一位三甲医院门诊专家如此描述自己的出诊感受："一上午至少要看30到40个患者，中午吃不到饭，还要面对那么多患者和一屋子吵吵嚷嚷的家属。的确，由于基层首诊、小病进社区等医改举措尚未真正发挥作用，尚未建立健全分级医疗制度，双向转诊制度落实不力，不同类型医院之间的工作负荷不均，公立三级医院工作负荷加重，门诊和住院诊疗人数大幅攀升。在超负荷的工作状态下，医生的工作倦怠增加，[①] 脾气再好的医生有时也难免不耐烦。

大中型公立医院的日工作时间较长，负荷重，其成因在于门诊和住院诊疗人数的大幅攀升，而医疗机构人员编制与医院的业务量没有实现动态调整。在人员配备方面，有64.9%的人认为本科室人员短缺，33.9%认为适当，仅1.2%认为超编。同5年前相比，医院缺编状况没有根本改观。多数被调查医院的管理者称，尽管5年来本院医务人员的数量保持了一定比例的增加，但受到财政编制限制，其人员增幅远小于医院业务量的增幅。

表3-18　不同类型医院人员配备情况

医院类型	短缺（%）	适当（%）	超编（%）
三甲综合	66.4	32.7	0.8
二甲综合	70.2	28.9	0.9
中医医院	60.1	38.4	1.5
民营医院	51.9	45.0	3.1

当前我国公立大医院通常按床位定人员编制，但现在床位周转快，门诊量和住院患者数量增加，日夜不分的24小时"轮班制"以及无规律的随时加班加点，使很多医务人员不堪重负，出现各种生理和心理问题。加班和值夜班成为一种负担。45.6%的

---

① Wright J G, Khetani N, Stephens D. Burnout among faculty physicians in an academic health science centre. Paediatr Child Health. 2011 Aug, 16（7）：409~413.

医务人员称加班加点是重要的工作压力源，而 5 年前这一比例仅为 10.2%。三甲医院和中医医院中 48.4% 的人称"加班、值夜班"是重要的压力源，比二甲综合医院（41.2%）和民营医院（36.6%）水平高。分别有 51.5% 和 46.5% 的医生和护士将"加班、值夜班"视为重要的压力源，明显高出医技人员（31.5%）和管理人员（19.5%）的水平。按理，加班、值夜班是分内事，但如今的医护人员并不一定这样想。当加班和值夜班得不到对等的经济回报，又缺乏思想引导时，单纯的奉献就会成为奢侈品。

调查显示：六成医务人员称"收入待遇低"，高出 5 年前 18 个百分点。58.8% 的医护人员称"收入待遇低"是最大的工作压力源，医技人员中为 61.5%，而管理人员中占 50.4%。三甲医院中 49.2% 的人称收入待遇低，在二甲医院和中医医院却达到了七成。5 年前，医务人员实际收入水平也不高，但仅三成的人将此视为首要压力源。如今收入增加了，但物价飞涨、房价高企、教育成本提高，仅靠工资收入来维持在大城市的生计已成为一个难题。医学生的学费高，学制时间长。当 IT、金融、建筑等专业研究生毕业 3 年后月薪 5000 元时，医学研究生毕业后只能拿着 2000～3000 的收入。当初高分考入医学院的价值在就业、待遇方面得不到体现。

3.2.4　五年间对"医疗差错"和"患者投诉"的担忧下降

2008 年调查显示：医务人员面临的最大工作压力源分别是"医疗差错"（63.1%）和"患者投诉"（44.6%），但 5 年后这两项指标分别下降到 20.4% 和 30.1%。不论医院类型如何，5 年间医务人员对"医疗差错"和"患者投诉"的担忧均大幅下降。以三甲综合医院为例，2008 年的调查显示：59.6% 的医务人员感到"医疗差错"是最大的工作压力源，而 5 年后降低到 22.0%，对"患者投诉"的担心也从 44.8% 降低到 30.6%。

造成这种巨大反差的两个突出原因可能是：①新医改以来，国家出台了《侵权责任法》（2010 年）、《医务人员行为规范》（2012 年），各省市建立健全了医疗纠纷的人民调解机制，公安部门加大了对"医闹"和恶性医疗纠纷事件的排查和处理力度，这些举措为减少医疗差错带来的风险提供较好的保障，也在很大程度上消除了医务人员对医患关系恶化的担忧；医疗机构和医护人员也在努力避免出差错，医务人员的维权意识也在增强。②尽管医务人员对"医疗差错"和"患者投诉"的担忧依然强烈，但不及新医改以来不堪忍受的"工作负荷大"、"加班加点"和"收入待遇低"所带来的工作压力强烈。

同时，我们也应该看到仍有两到三成的人把"医疗差错"和"患者投诉"视为首要的工作压力源。诊疗服务是一种高技术风险职业，由于医学的局限性或不确定性以及知识技能的欠缺，医务人员难免会出现客观的或人为的医疗差错。由于当前我国医疗机构并没有普及医疗意外责任险以及医患不信任程度较高，一旦出现医疗差错并由此演变成医患纠纷，医务人员难以得到医疗机构的有效保护，人身安全得不到保障。在杀医案频频发生的今天，被访谈的那些在耳鼻喉科、儿科、妇产科和外科工作的医生中，这种对"医疗差错"和"患者投诉"的担忧已到了诚惶诚恐的地步了。"治疗一千个患者赚到的钱可能不够赔付一次纠纷。"

此外，部分患者及家属的容忍度较低，即使是正常的死亡也无法接受或不能允许。有时治疗没有达到预期效果，患方也要向医院讨说法，给医生施加心理、精神压力，有些不讲道理的患者甚至是不达目的不罢休，从而导致医生提心吊胆，时刻担心患方来闹事。医院时常处于两难境地，一方面要维持正常的诊疗工作和运行秩序，又要战战兢兢地应对突发医疗纠纷事件。那些久而未决的医疗纠纷让医院管理者处境尴尬，又耗费了大量的时间和精力。一件难缠的医疗纠纷可能会让那些所谓"出事"的科室主任和主管医生数月或数年不得安宁。

3.3 身心健康状况不佳的表现及诱因

内容提要

- 59.2%的人时常感到焦虑，比5年前增加了15个百分点。46.3%的人时常感到自己有强迫症状，比5年前增加了8个百分点。
- 时常或一直感到抑郁的医生比例最高，达到44.7%，护士为39.2%，而管理人员为28.6%。

心理健康指的是一种良好的、持续的心理状态与过程，可以从精神、心理、社会和躯体四方面衡量。课题组使用症状自评量表（SCL－90）中的主要指标对医务人员心理健康状况的强迫、抑郁及焦虑症状进行了调查。心理症状具体表现为：焦虑症状（易紧张、神经过敏、心神不定或烦躁），强迫症状（力不从心、难决定或须反复检查），抑郁症状（苦闷、兴趣减退，悲观或易哭泣）。导致医务人员身心健康状况不佳的主要因素有：工作负荷大，时刻要担心不理智的工作场所暴力侵袭；收入与付出不成比例，而红包或回扣等灰色收入又要背负道义上的负罪感；媒体的不恰当报道或炒作，使得医务人员形象受损；加班、值夜班，生活无规律。这让医务人员出现群体性的身心疲惫。

3.3.1 身心健康总体不佳

调查显示，75.0%的医务人员时常或一直感受到"身体疲劳、不适"，59.2%的医务人员时常感到焦虑，46.3%的人时常感到强迫症状，40.9%的人时常感到抑郁。

（1）年龄在35~44岁的医务人员中感到躯体不适的高达八成

随着年龄增加，躯体不适感加大，年龄在35~44岁的医务人员比例最高达到81.2%。医生群体中有躯体不适感占79.2%，护士群体次之（73.8%），比例高于管理人员（61.0%）。医疗服务的技术含量高、风险高、压力大，长期的超负荷工作，持久的"过劳"状态会危害身心健康，增加慢性疾病的患病率，不少手术室医生甚至会倒在手术台。

表 3 - 19 不同年龄医务人员的身体疲劳、不适情况

选 项		几乎没有（%）	少有（%）	常有（%）	几乎一直有（%）	秩均值
年 龄	<25	3.7	35.1	50.1	11.1	2383.16
	25～34	3.2	20.2	55.6	20.9	2942.77
	35～44	1.8	16.9	56.8	24.4	3137.29
	>45	2.7	24.2	54.1	18.9	2695.52
	χ^2	135.56**				
	p	0.00				
医务人员类型	医生	2.2	18.5	54.2	25.0	3095.05
	护士	3.2	22.9	57.3	16.5	2780.13
	医技人员	4.9	25.7	52.4	17.1	2681.31
	管理人员	3.5	35.4	51.3	9.7	2344.93
	χ^2	118.09**				
	p	0.00				

注：* 表示 $p < 0.05$；** 表示 $p < 0.01$。

（2）超过六成的医生感到焦虑

年龄在 25 岁以下的医务人员中，48.2% 的人称有焦虑症状。随着年龄增加，焦虑症状感在加大，年龄在 35～44 岁者达到 66.0%。医生群体中有焦虑症状的占 63.1%，护士群体次之（58.6%），医护人员要比管理人员（45.4%）的水平高。对其进行秩和检验可知，在 0.05 的检验水准下，不同年龄段或不同类型医务人员的焦虑症状不全相同。

表 3 - 20 不同年龄类型医务人员的焦虑情况

选 项		几乎没有（%）	少有（%）	常有（%）	几乎一直有（%）	秩均值
年 龄	<25	9.7	42.0	40.3	7.9	2546.06
	25～34	6.8	33.0	48.5	11.6	2927.39
	35～44	5.1	28.9	51.9	14.1	3127.57
	>45	9.0	36.0	44.4	10.6	2702.23
	χ^2	83.83**				
	p	0.00				
医务人员类型	医生	5.6	31.3	48.8	14.3	3046.34
	护士	7.7	33.7	49.1	9.5	2836.36
	医技人员	36.6	15.8	43.3	10.1	2692.78
	管理人员	9.4	45.1	40.7	4.7	2421.68
	χ^2	72.14**				
	p	0.00				

注：* 表示 $p < 0.05$；** 表示 $p < 0.01$。

（3）年龄在 35～44 岁的医务人员中有强迫症状的占五成

年龄在 25 岁以下的医务人员中 38.5% 的人称有强迫症状。随着年龄增加，强迫症状在加大，年龄在 35～44 岁者达到 50.5%。医生群体中有强迫症状的占 49.8%，护士群体次之（45.2%），医护人员要比管理人员（32.7%）的水平高。对其进行秩和检验可知，在 0.05 的检验水准下，不同年龄医务人员的力不从心、难决定或需反复检查的症状不全相同；不同类型医务人员力不从心、难决定或需反复检查的症状不全相同。

表 3-21　不同年龄医务人员的强迫情况

选　项		几乎没有（%）	少有（%）	常有（%）	几乎一直有（%）	秩均值
年　龄	<25	16.2	45.3	34.0	4.5	2607.62
	25～34	11.3	41.4	39.8	7.5	2932.04
	35～44	9.0	40.5	41.0	9.5	3069.24
	>45	13.6	43.3	36.0	7.2	2744.25
	χ^2	51.92**				
	p	0.00				
医务人员类型	医生	9.7	40.5	40.6	9.2	3030.08
	护士	12.4	42.4	38.9	6.3	2840.30
	医技人员	36.6	15.8	36.1	6.5	2730.49
	管理人员	15.3	51.9	29.5	3.2	2462.58
	χ^2	56.51**				
	p	0.00				

注：* 表示 $p < 0.05$；** 表示 $p < 0.01$。

（4）医护人员中有抑郁症状的占四成

年龄在 25～34 岁或 35～44 岁的医务人员中，常常或几乎一直有抑郁症状的比例最高。对其进行秩和检验可知，在 0.05 的检验水准下，不同年龄医务人员的抑郁症状不全相同。医生群体中，常常或几乎一直有抑郁症状的比例最高，占到 44.7%。山东省医院 3200 名被调查医务人员中 36.3% 的人处于抑郁状态中。[1]

---

① 韩立丽，徐凌忠. 山东省医务人员身心健康状况的调查分析 [J]. 中国实用护理杂志，2012：1.

表 3 – 22 不同年龄医务人员的抑郁情况

选 项		几乎没有（%）	少有（%）	常有（%）	几乎一直有（%）	秩均值
年 龄	<25	20.2	47.4	27.4	5.0	2616.46
	25~34	15.5	41.2	34.9	8.4	2975.39
	35~44	13.1	40.8	36.9	9.2	3086.85
	>45	21.5	46.0	26.8	5.8	2491.23
	χ^2	88.61**				
	p	0.00				
医务人员类型	医生	15.1	40.2	34.9	9.8	3019.71
	护士	15.1	43.8	33.7	6.2	2851.36
	医技人员	16.3	44.9	29.3	6.5	2713.31
	管理人员	19.3	51.9	25.7	2.9	2511.34
	χ^2	47.60**				
	p	0.00				

注：*表示 $p < 0.05$；**表示 $p < 0.01$。

3.3.2 五年间心理症状加剧

（1）5 年来身心健康状况不佳状况没有改观

在躯体健康方面，2008 年的调查结果显示：75.6% 的人称常有或一直有疲劳或不适症状，5 年后的调查与之持平，5 年来一直处于较高的水平。

在心理健康方面，46.3% 的医务人员时常有强迫症状，比 5 年前增加了 8 个百分点；40.9% 的人时常感到抑郁，而 5 年前为 36.6%，增加了 4 个百分点。5 年间医务人员的焦虑症状、强迫症状和抑郁症状均有所加剧。被调查医务人员对自身的心理健康状况的评估并不乐观。

通过对 2013 年和 2008 年数据的对比分析发现：医务人员心理症状有所恶化。2009 年在中国医科大学 7 所附属医院 1134 名医生的问卷调查结果显示：医生群体中存在较高水平的焦虑感、职业倦怠、睡眠不足。[1] 对北京男性医务人员的调查结果显示：心血管疾病危险因素（肥胖、血脂紊乱和缺乏运动）合并率明显高于北京市平均水平，医务人员合并 3 个以上心血管疾病危险因素的比例在 50 岁及以上的人、吸烟和超重/肥胖者中明显增高。[2] 2013 年，辽宁省医师协会调查称：25% 的医师心理状态不佳；福建省疾病预防控制中心评估 546 名医务人员的心理健康状况后发现抑郁检出率为 42.3%。安徽医生（$n = 708$ 人）的自评压力感受分析发现，心理问题各种症状因子检出率排列前 5 位的分别是强迫（30.8%）、抑郁（21.6%）、敌对性（21%）、人际关系敏感

① Sun W, Fu J, Chang Y, Wang L. Epidemiological study on risk factors for anxiety disorder among Chinese doctors. J Occup Health. 2012, 54（1）：1~8.

② 胡荣，李曦，潘伟琪. 男性医务人员心血管疾病危险因素调查研究 [J]. 中国全科医学，2012（32）.

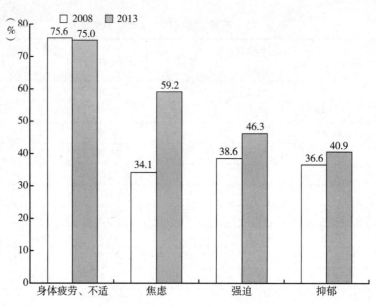

图3－4　医务人员心理症状五年对比

（注：调查表中分为4个选项，在分析过程中将"几乎没有"、"少有"合并为
"无"，将"常有"、"几乎一直有"合并为"有"。）

（20.9％）、躯体化（20.8％）。① 这些调查结果也揭示：近年来我国医务人员的身心健
康状况不佳的现状不容乐观。

（2）五年间"焦虑"症状的比例增加了15个百分点

如表3－23所示：59.2％的医务人员感到焦虑，比5年前增加了25个百分点。其
中时常感到焦虑的人的比例从27.4％增加到47.6％，几乎一直感到焦虑症状的比例从
7.3％上升到11.6％。可以说，5年间医务人员出现了明显的群体性焦虑症状。

表3－23　五年间医务人员焦虑症状对比

选　项		2008 年（％）	2013 年（％）
焦　虑	几乎没有	26.6	7.1
	少有	38.7	33.7
	常有	27.4	47.6
	几乎一直有	7.3	11.6

注：＊表示 $p < 0.05$；＊＊表示 $p < 0.01$。

中外调查均揭示：焦虑感成为医务人员的常态。② 月收入增加了，快乐在减少，人
们焦虑房子、车子、票子，焦虑受污染的空气、土壤和水。焦虑也如同当下的雾霾挥

---

①　七成多医生感到压力太大，《健康报》2013 年 8 月 14 日 1 版.

②　Tijdink J K, Vergouwen A C, Smulders Y M. Emotional exhaustion and burnout among medical professors; a
nationwide survey. BMC Med Educ. 2014 Sep 4；14：183. doi：10. 1186/1472－6920－14－183.

之不去，随着各种社会问题和现代化负面影响的累积，焦虑已成为弥漫到整个医疗界的一种社会常态。

3.3.3　身心健康状况不佳的诱因

（1）医疗工作的性质

因较多地接触到病患的伤痛、死亡，患者及其家属抱怨等负面情绪与信息，医生更容易积累负面情绪。北京协和医院心理医学科魏镜主任医师称："医生在高度紧张和高风险下工作，最快一年就会出现职业耗竭。"倦怠的医务人员是危险而无辜的肇事者。医生情感耗竭，对待患者的热情度下降、敏感性下降，其临床差错出现的概率会显著增加，导致患者的满意度下降。[①] 反之，当医生心情愉悦时，就会对患者更加包容、理解，更加负责任，临床疗效也会更好。

同时也应该看到：医生从事的是高风险职业，但相当多的医生对自身的身心健康关注不够。访谈中发现：不少心血管医生没有给自己量过血压，妇产科医生没有做过宫颈检查，精神科和心理科医生很少找同行进行心理疏导。医生常常会认为患者有心理问题，却不去正视自己所面临的心理问题。医生群体已成为心理疾病的高发群体。按照不同技术职务、不同技术职称进行的统计学分析发现，一直或经常有躯体化、强迫及焦虑症状的人群比例有显著性差异，临床医生和护士的比例远高于管理人员，高级职称的群比例高于其他职称。这说明工作岗位风险与身心健康评估结果负相关。

（2）分级医疗不畅，医保患者直接涌向公立大医院

新医保政策激发了患者就医需求，而在全国的入院人数中，到公立医院就诊的占七成。基层医疗机构首诊未落实，分级诊疗不畅，导致公立二、三级医院人满为患。调查显示，50.1%的医务人员称当前推行分级诊疗制度遇到的主要困难是"基层医疗人才紧缺"，46.9%的人称"患者不配合"。在患者一方，半数（52.4%）的人不同意转诊到下级医院进行康复治疗，57.9%的人称自己得了小病会首选到大医院就诊。另一方面，社区医保总额控制的额度也制约着患者的转入。相比较而言，英美国家的双向转诊运行相对顺畅。美国规定了各种疾病的住院指征和住院时间，英国国民健康体系（NHS）要求患者必须持有全科医生的转诊证明和签字后方可到专科医院住院治疗，在减轻专科医院医生工作负荷的同时，也为这里的医生钻研疑难杂症创造条件。

（3）公立大医院工作负荷重

如果医务人员长期焦虑、紧张或缺乏适当的放松及休息，就引起紧张性头痛，过度疲劳、体力过度透支，引发积累性暴发疾病。这些身体和心理机能的障碍若得不到有效治疗，会诱发敏感、易激惹等症状。三甲医院医务人员的心理健康症状比二甲医院的严重。例如，一直或经常感觉到躯体化、强迫、抑郁、焦虑症状的三甲医院医务人员分别为76.8%、46.5%、40.8%和40.9%，二甲医院的比例则为45.5%、27.8%、33.5%和22.9%。

三甲医院集聚有较多的医疗专家和高学历的医学人才，配备有较好的医疗设备和

---

① Nieuwenhuijsen K, Bruinvels D, Frings-Dresen M. Psychosocial work environment and stress-related disorders, a systematic review. Occup Med (Lond). 2010 Jun, 60 (4): 277~86.

仪器，加上医疗保障体系与分级转诊设置的不完善性，使得患者更愿意首选大医院诊治，使得医务人员日工作时间延长，工作强度加大，容易出现疲劳或工作倦怠。日均工作时间超过 8 小时的医务人员中，焦虑、强迫和抑郁症状经常发生的百分比远高于那些工作 8 小时的人的水平；这 3 项心理健康问题的发生率也随着每月夜班次数与患者言语辱骂次数的增加而明显增加。

工作负荷越重，工作压力越大，心理症状越明显。很多医生早晨 6 点出门、晚上八九点到家。白天在病房里，平均工作 8 ~ 12 个小时，根本喝不上一杯水，午饭时间为了看门诊还要挨饿。晚上回家晚，累得倒头就睡，根本没有时间陪家人说几句话。在高工作压力下，医生的神经时刻紧绷着，怕出差错。在紧张繁重的工作中所承受了巨大的精神和心理压力。2013 年和 2014 年全国已经有 15 位麻醉医生猝死手术台，仅 2014 年 7 月的一个星期内全国就有 4 名医生猝死。

（4）医患关系紧张，医务人员整日提心吊胆

调查显示：那些称医患关系紧张的人中，63.1% 的人焦虑，49.9% 的人有强迫症状，44.0% 有抑郁症状，而那些称医患关系和谐的人中，48.6% 的人焦虑，33.6% 的人有强迫症状，33.6% 有抑郁症状。遭到患者语言辱骂或肢体冲突情况与焦虑、强迫、抑郁均呈正相关，即遭到患者辱骂次数或肢体冲突次数越多，焦虑、强迫、抑郁的频率越高。医患矛盾尖锐确实让很多医生觉得很压抑，精神压力加大。部分患者及家属的容忍度较低，治疗未达预期效果就要向医院讨说法，让医务人员整日提心吊胆，时刻担心患方来闹事。繁重的工作任务和病人不理解，医患不信任，心理压力增大。

为考察工作时间和工作环境与身心健康的关系，课题组对日均工作时间、患者言语辱骂次数与"焦虑、强迫和抑郁"症状各选项的发生率进行了统计分析，结果显示：那些感到医患关系紧张或与患者发生言语或肢体冲突的人中，常有焦虑、强迫或抑郁症状的比例要高于对照组。西昌市人民医院一位急诊科医生说，自己曾经被一名中年女患者殴打两次，脸部、口唇有裂伤，而赶来的民警只是将肇事者驱散了事。类似的伤医事件给当事人造成的身体和心理创伤无法在短时间内消除。实地考察还发现，假如医院领导、公安部门不能为受到暴力伤害的医生撑腰，那么整个医生群体会感到整日诚惶诚恐、忐忑不安，时刻提防暴力袭医，无法专注于医疗服务的提供。

表 3 – 24　医患关系紧张程度与心理症状的相关性分析

选　项		焦　虑			强　迫			抑　郁		
		无 （%）	少有 （%）	常有 （%）	无 （%）	少有 （%）	常有 （%）	无 （%）	少有 （%）	常有 （%）
医患关系 紧张	紧张	36.8	50.3	12.8	50.0	41.6	8.3	56.1	35.5	8.5
	一般	52.8	39.2	8.0	64.7	30.2	5.1	68.1	26.3	5.6
	和谐	51.4	41.1	7.5	66.4	28.0	5.6	66.4	28.0	5.6

续表

选　项		焦　虑			强　迫			抑　郁		
		无(%)	少有(%)	常有(%)	无(%)	少有(%)	常有(%)	无(%)	少有(%)	常有(%)
与患者肢体冲突**	无	44.3	45.7	10.0	56.9	36.9	6.2	62.3	31.4	6.3
	有	26.0	55.8	18.2	40.5	46.2	13.4	45.4	40.8	13.9
遭到患者语言辱骂**	0	52.8	39.2	8.0	65.6	29.3	5.1	69.9	25.0	5.1
	1~2	43.8	47.4	8.9	56.6	37.6	5.8	61.7	32.9	5.4
	<3	25.4	56.6	18.0	38.7	49.5	11.8	45.1	42.0	12.8

注：* 表示 $p<0.05$；** 表示 $p<0.01$；把"常常"和"几乎一直有"合并为"常有"。

医患关系紧张，暴力伤医事件频频发生，在医疗资源集中的大城市更是如此。患者想尽快看好病，医生也想帮助患者脱离痛苦。患者着急的心情，加上医生繁忙的工作，很容易产生误解。个别医生不规范的行医行为，也给患者留下不好的印象。此外，媒体肆意夸大宣扬，以偏概全、刻意贬低医护人员形象，夸大、不失报道和过分渲染，使得当事医务人员承受了身心双重压力。面对舆论带来的社会谴责，使得不少医护人员寝食不安，增加焦虑感和恐惧感。

3.4　缓解工作压力，增进身心健康

一是推行针对临床医生的强制性带薪休假制度。"休假权"是法制社会赋予医生的正当权利。参照《劳动法》、《劳动合同法》和《职工带薪年休假条例》，严格限定周工作时间，出台医生强制休假规定，对休假天数和请假流程作出明确规定，实行强制带薪休假制度，各级工会要发挥对带薪休假制度实施的监督和保障职能。

二是合理分流患者，减轻三甲医院医护人员的工作负荷。落实分级诊疗制度，加速构建跨区域医联体，促进大医院患者向基层的合理分流。开展公立二级医院试点转型，带动基层医疗卫生机构服务能力的提高，引导患者分层就医。三甲医院应给临床科室增设医师助理，并由高年资护士担任。综合性大医院开展分类就诊，初诊患者看通科门诊，通过流程管理引导患者分类就诊，满足不同患者需求。

三是健全社会治理机制，消除医生群体的后顾之忧，减轻其精神压力。补充《治安管理处罚条例》的内容，将医疗机构列为公共场所；酝酿制定《医院治安管理条例》。建立各级政府主导的医警联动机制和应对恶性伤医的应急预案。建立和完善医务人员的医疗保险和劳动保险制度。政府要牵头，扩大医师责任保险的覆盖面，建立非医疗过失引发的医疗损害社会补偿制度，减轻医务人员和医疗机构的赔偿压力。统一《医疗事故处理条例》与《中华人民共和国民法通则》、《中华人民共和国侵权责任法》中有关纠纷赔偿指导标准及最高赔偿标准，缩短法院判决与医疗事故鉴定时间。

第四章 工作满意度和离职意向

医院运行状况的优劣不仅要考量经济效益，还要看医务人员的工作满意度和患者的就医满意度。当前我国公立医院医改正步入深水区，医务人员的工作积极性、主动性高低也事关医改大局的成败。工作满意度高，医务人员的忠诚度较高，医疗服务质量和服务态度会得到改善。为此，在新医改背景下要保障医务人员待遇，充分尊重劳动、尊重知识、尊重人才、尊重首创精神。完善人事和收入分配制度，建立科学的绩效考核制度，优绩优酬，使收入与工作质量、数量和医务人员的满意度挂钩。

4.1 工作满意度低的表现及诱因

内容提要

- 19.1% 的医务人员对工作感到满意，与 5 年前持平；感到工作不满意的占 23.2%，比 5 年前降低了 4 个百分点。
- 16.6% 的医生对当前工作感到满意，而管理人员中占 35.7%，二者相差 19 个百分点。
- 37.9% 的医务人员称技术职称晋升不公平，比 5 年前降低了 14 个百分点。
- 那些称从业环境好的人中，8.1% 的人对工作表示不满意，而称从业环境不佳的人中则高达 34.4% 的人表示不满意。

医护人员的工作满意度受到诸多因素的影响，包括：工作压力、职业风险、医患关系、医院管理、薪资待遇和职称晋升等。[①] 本章将考察当前我国医务人员的工作满意度、薪酬公平感、晋升公平感、再次择业意向、子女择业意向、离职意向等，分析不同医院医务人员之间的表现差异。通过与 2008 年数据的对比分析，考察了 5 年来我国医务人员工作满意度的变化及其原因。

4.1.1 工作满意度总体偏低

（1）1/4 的医务人员对当前工作感到不满

调查显示：被调查医务人员的工作满意度不高，19.1% 的人感到满意，24.4% 感到不满意。27.9% 的男性对当前工作感到不满意，比女性高 5 个百分点。对其进行

---

① 王立英，杨莲荣，陈文峰. 医院医生对护理人员工作满意度调查分析 [J]. 中国医院管理杂志，2008，26（9）：46～47.

Kruskal-Wallis 秩和检验可知，在 0.05 的检验水准下，$z = -2.33$，$p = 0.19 < 0.05$，尚不能认为不同性别医务人员的工作满意度分布相同，男性平均工作满意度小于女性。

年龄在 45 岁以上的人工作满意度最高，占 27.5%，高出 25～34 岁年龄组 11 个百分点。男性、年龄在 35～44 岁、中级职称者的工作不满程度最高，均超过 1/4。对其进行 Kruskal-Wallis 秩和检验可知，在 0.05 的检验水准下，$\chi^2 = 47.14$，$p < 0.05$，不同年龄医务人员的工作满意度分布不全相同。使用 Bonferroni 法两两比较后，可知 25 岁以下的医务人员平均工作满意度大于年龄 25～34 岁或年龄 35～44 岁的医务人员水平，但小于 45 岁以上的医务人员。25 岁以下和 45 岁以上这两个群体的工作满意度较高。

不同技术职称者的工作满意度差异显著，高级职称者中感到工作满意的占 23.1%，高于初、中级职称者 5 个百分点。在初级职称者中有 24.6% 的人感到工作不满意，高级职称者为 23.3%，中级职称者为 26.3%。Kruskal-Wallis 秩和检验可知，在 0.05 的检验水准下，$\chi^2 = 25.58$，$p < 0.05$，不同技术职称者的工作满意度分布不全相同。使用 Bonferroni 法两两比较后，可知初级、中级技术职称者的平均工作满意度小于高级技术职称者的水平。但尚不能认为高级技术职称者的工作满意度与未定级职称医务人员之间有差别。

表 4-1 不同性别、年龄、技术职称医务人员工作满意度情况

个人信息		不满意（%）	一般（%）	满意（%）	秩均值
性别*	男	27.9	52.1	20.0	2844.61
	女	22.6	58.7	18.7	2941.92
年龄*	<25	21.2	57.2	21.6	3035.11
	25～34	25.4	58.2	16.4	2824.27
	35～44	26.9	54.6	18.5	2832.73
	>45	20.0	52.5	27.5	3193.40
技术职称	初级	24.6	58.0	17.4	2860.96
	中级	26.3	56.0	17.7	2829.10
	高级	23.3	53.7	23.1	3018.39
	未定级	18.2	56.7	25.1	3183.37

注：* 表示 $p < 0.05$。

（2）民营医院医务人员工作满意度较高

公立医院医务人员工作满意度不高，三甲综合医院为 21.4%，其他公立医院仅一成多，民营医院工作满意度最高。中医医院医务人员对工作满意的占 14.9%，比民营医院低 10 个百分点；综合医院不满度最高，达到 27.5%，民营医院医务人员中对工作不满的占 16.4%，低于各级公立医院 8～11 个百分点。对其进行 Kruskal-Wallis 秩和检验可知，在 0.05 的检验水准下，$\chi^2 = 54.48$，$p < 0.05$，不同医院类型的医务人员工作

满意度不全相同。使用 Bonferroni 法两两比较后，可知三甲综合医院的医务人员平均工作满意度大于二甲综合医院和中医医院，但小于民营医院。一位接受访谈的公立二甲医院医生说："如今效益差了很多。收治患者越多，医院亏损越多。而且，医改试点医院很多项目的收费标准已达到二级医院的上限，调价空间有限，取消药品加成后的收益缺口难以靠提高收费标准来弥补。对于这些新的政策性亏损额，只能减工资和福利待遇，但业务骨干留不住，人才外流。"

表 4-2　不同类型医院医务人员工作满意度

医院类型	不满意（%）	一般（%）	满意（%）	秩均值
三甲综合	24.2	54.4	21.4	2983.03
二甲综合	27.5	56.5	16.0	2785.12
中医医院	25.2	59.9	14.9	2813.31
民营医院	16.4	59.4	24.1	3225.97

（3）三成医生对当前工作感到不满

调查显示：16.6%的医生对当前工作感到满意，而管理人员中却达到35.7%，二者相差19个百分点。29.5%的医生表达了对当前工作的不满，高出管理人员15个百分点。35.6%的管理人员对当前工作感到满意，高出其他医务人员10多个百分点。管理人员的工作满意度比医生群体高19个百分点。对其进行 Kruskal-Wallis 秩和检验可知，在0.05的检验水准下，$\chi^2 = 111.94$，$p < 0.05$，不同类型的医务人员工作满意度不全相同。使用 Bonferroni 法两两比较后，可知医生的工作满意度小于护士、医技人员和管理人员的水平。可见医生的工作满意度最低，管理人员的工作满意度最高。

表 4-3　不同类型医务人员的工作满意度差异分布

人员类型	不满意（%）	一般（%）	满意（%）	秩均值
医师	29.5	53.9	16.6	2726.92
护士	20.8	60.4	18.7	2975.11
医技人员	19.2	58.9	22.0	3084.86
管理人员	15.0	49.3	35.6	3482.68

对德国、日本、韩国等9个国家1406所医院护士（$n = 98116$）调查结果发现：至少有三成到六成的护士有较高的工作倦怠感，工作不满比例在20%～60%。[1] 2013年美国医生薪酬报告揭示：不同专科医生的工作总体满意度在43%～59%。对美国住院

---

[1] Linda H. Aiken, Douglas M. Sloane, Sean Clarke, et. al, Importance of work environments on hospital outcomes in nine countries Int J Qual Health Care. 2011 August，23（4）：357~364.

医师（$n=816$）的调查显示：69.0%的人对自己提供的医疗服务质量感到非常满意。被调查者对工作环境、自主性、个人支配时间感到不满。[1] 2013年美国医生调查揭示：专科医生的工作总体满意度在43%～59%，明显高出我国医生群体的水平。对271名从同一所日本医学院毕业的医生调查显示：55.4%的男性和61.4%的女性对当前工作感到满意。[2]

（4）五年间医务人员工作不满程度有所下降

调查显示：被调查医务人员的工作满意度不高，19.1%的人感到满意或非常满意，与5年前持平。24.4%感到不满意或很不满意，而5年前为28.1%，工作不满情绪有所下降。五年间，经过秩和检验可得，$Z=-1.26$，$p=0.21$，在0.05的检验水准下，尚不能认为五年间医务人员的工作满意度有差异。

表4-4　五年间医务人员工作满意度对比

年份	很不满意（%）	不满意（%）	一般（%）	满意（%）	很满意（%）	秩均值
2008	88（2.4）	941（25.7）	1937（52.9）	527（14.4）	168（4.6）	4713.91
2013	328（5.6）	1100（18.8）	3301（56.4）	1065（18.2）	53（0.9）	4779.91

4.1.2　影响工作满意度的因素

当前我国医务人员工作满意度不高，离职意向较强。导致医生群体工作满意度低的因素有：工作强度大，收入低，医闹，人际关系、医患关系紧张，政府对医疗环境改善不重视，医生自由行医受限，等等。1997—2001年美国医生工作满意度稍有下降，主要原因之一就是临床自主权下降。[3] 提高工作满意度的因素有：同事间协作互助、工作的多元化、承担教学科研任务；降低工作满意度的因素有：低收入、工作时间超8小时、管理负担、工作负荷重、缺乏认同等。[4]

（1）影响工作满意度的相关因素分析

进行Spearman相关性分析后发现：月收入、工作压力、薪酬公平性、职业晋升、合法权益保障、才能发挥、医患关系状况、从业环境总体状况等因素与工作满意度均呈正相关，而工作压力与工作满意度呈负相关（$r=-0.313$）。工作满意度不高的原因有：薪酬不公平；晋升不公平；职业发展空间有限；患者/社会不认可，社会形象受挫；从业环境不佳，等等。

[1] Keiki Hinami, Chad T. Whelan, Robert J. Wolosin, Worklife and Satisfaction of Hospitalists: Toward Flourishing Careers J Gen Intern Med. 2012 January, 27（1）: 28～36.

[2] Wada K, Arimatsu M, Higashi T, et al. Physician job satisfaction and working conditions in Japan. J Occup Health. 2009, 51（3）: 261～266.

[3] Landon, B. E., Reschovsky, J., & Blumenthal, D. Changes in Career Satisfaction Among Primary Care and Specialist Physicians, 1997－2001. JAMA, 2003, 289（4）: 442～449.

[4] Van Ham I, Verhoeven AA, Groenier KH, et. al. . Job satisfaction among general practitioners: a systematic literature review. Eur J Gen Pract. 2006, 12（4）: 174～80.

表4-5 影响工作满意度的相关因素

选 项	r_s	p
月收入	0.12**	0.00
工作压力	-0.31**	0.00
薪酬公平性	0.25**	0.00
职称晋升	0.28**	0.00
合法权益保障	0.35**	0.00
才能发挥状况	0.38**	0.00
医患关系紧张状况	0.22**	0.00
从业环境的总体状况	0.33**	0.00

注：* 表示 $p < 0.05$；** 表示 $p < 0.01$。

在加拿大（$n = 3,213$）、挪威（$n = 657$）和美国（$n = 6628$）开展的一项大样本调查结果显示：医疗质量较高、临床自主性和患者交流时间长等因素使得医生的工作满意度较高。79%的美国医生赞同自己为患者提供高质量的医疗服务，而在加拿大和挪威这一比例却分别占46%和59%。美国医生感受到的临床自主性和花费在患者身上的时间也比其他两国医生要高。[1] 对 1027 名德国全科医生的调查显示：工作负荷和医疗行为对工作满意度有较大的影响。[2]

（2）薪酬水平偏低，薪酬公平感差

调查显示：月收入在 2000 元及以下的医务人员中，30.7%的人称对当前工作感到不满意，而月收入在 4000~6000 元以及 6000 元级以上的人中，分别有 20.4% 和 18.6% 的人有同样看法。月薪水平越高，工作不满情绪越低。不过，月薪在 6000 元以上的人中也仅有 27.4% 的人对当前工作感到满意。这说明月收入高低是影响工作满意度的重要的但不是唯一的决定因素。月收入在 2000 元及以下者，72.6% 的人感到付出大于收入，月收入在 6000 元及以上者，63.3% 的人有同感。月收入越高，薪酬公平感越强。收入待遇不高，催生了灰色收入，加剧了医务人员之间的不公平感。

当前，薪酬实际状况偏低且公平性差已严重影响到了工作满意度，表现在：①总体的薪酬实际水平偏低，医疗服务价值没有得到应有的体现；②统一医疗机构内部不同岗位的薪酬区别较小和区别较大同时并存；③基层医疗机构实施收支两条线后，收入虽有增加，但工作积极性和工作效率并没有明显提高；④灰色收入（红包、回扣）屡禁不止，加剧了医疗机构内部员工之间的不公平感；⑤民营医院医生的工作满意度和薪酬满意度比公立医院高，这可能是由于制度设计和运行机制的差异造成的。

① Tyssen R1, Palmer KS, Solberg IB, Voltmer E, Frank E. Physicians' perceptions of quality of care, professional autonomy, and job satisfaction in Canada, Norway, and the United States. BMC Health Serv Res. 2013 Dec 15; 13: 516. doi: 10.1186/1472-6963-13-516.

② Goetz K, Musselmann B, Szecsenyi J, Joos S., The influence of workload and health behavior on job satisfaction of general practitioners. Fam Med. 2013 Feb; 45 (2): 95~101.

2013 年对 2.2 万名美国医生的调查揭示：30% 的医生称自己经常与患者讨论治疗费用，38% 的人称偶尔这样做。16% 的人称从来没有与患者讨论费用，主要原因是不知道实际的费用或不知道这样做是否合适。34% 的人称自己工作最大的回报是做了正确的诊疗选择，31% 的人称得到患者感谢或医患关系融洽，12% 人称工作有价值，9% 称收入高，7% 称作为一名医生很自豪。[①] 冰岛医生（$n = 622$）的工作满意度平均水平为 53.2（SD = 8.5），低于挪威，这可能是经济危机对冰岛和挪威医生的工作满意度产生了消极影响。[②]

（3）医疗执业环境不佳

当前，医疗执业环境好坏显著影响到了工作满意度。那些称从业环境好的人中，8.1% 的人对工作表示不满意，而称从业环境不佳的人中，34.4% 有同感，二者相差 26 个百分点。那些称从业环境好的人中，51.8% 的人对工作满意，而称从业环境不佳的人中，13.1% 有同感，二者相差悬殊。媒体舆论环境对工作满意度有显著影响。那些称媒体报道医疗纠纷事件时总是偏袒患方的医务人员中，32.1% 对工作不满，而那些称偶尔会这样的人中，17.5% 有同感。那些称媒体舆论在多数情形下丑化了医务人员形象的人中，29.3% 的人对工作表示不满，而那些称少数情形下会这样的人中，15.7% 的人有同感。

表 4-6　从业环境与工作满意度交叉分析

选　项		不满意（%）	一般（%）	满意（%）
当前我国医疗执业环境的总体状况*	差	34.4	52.5	13.1
	一般	11.7	63.2	25.0
	好	8.1	40.1	51.8
媒体舆论是否丑化了医务人员形象*	少数情形	15.7	58.7	25.6
	有些情形	18.5	58.4	23.1
	多数情形	29.3	54.9	15.8
媒体报道医疗纠纷事件时偏袒患方吗*	偶尔这样	17.5	59.6	22.9
	有时这样	16.5	59.6	23.9
	总是这样	32.1	53.2	14.7

注：＊表示 $p < 0.05$。

4.1.3　工作满意度不高的消极影响

（1）工作满意程度低，心理症状明显

那些对当前工作感到不满的医务人员中，23.4% 的人时常感到焦虑，而对工作感

①　http://www.medscape.com/features/slideshow/compensation/2013/public.

②　Solberg IB, Tómasson K, Aasland O, Tyssen R. Cross-national comparison of job satisfaction in doctors during economic recession. Occup Med（Lond）. 2014 Aug 19. pii：kqu114.［Epub ahead of print］.

到满意的人中仅 5.3% 的人有同感。那些对当前工作感到不满的医务人员中，17.3% 的人时常感到强迫症状，而对工作感到满意的人中仅 4.0% 的人有同感。那些对当前工作感到不满的医务人员中，18.9% 的人时常感到抑郁，而对工作感到满意的人中仅 3.4% 的人有同感。经过 Spearman 相关性检验后表明，工作满意度与焦虑、强迫、抑郁均呈负相关，即工作满意度越高，焦虑、强迫、抑郁的频率越低。[①]

表 4 - 7　工作满意度与心理健康

选　项		焦　虑			强　迫			抑　郁		
		无 (%)	少有 (%)	常有 (%)	无 (%)	少有 (%)	常有 (%)	无 (%)	少有 (%)	常有 (%)
工作满意度	不满意	18.5	58.1	23.4	30.0	52.7	17.3	31.3	49.8	18.9
	一般	42.5	48.9	8.6	57.0	38.4	4.5	63.2	32.4	4.4
	满意	64.2	30.5	5.3	74.5	21.5	4.0	82.2	14.4	3.4
	r_s	-0.33**			-0.31**			-0.36**		
	p	0.00			0.00			0.00		

注：** 表示 $p < 0.01$。

（2）工作满意度不高的人的离职意向增高

工作满意度高低对医务人员的职业忠诚度有显著影响。那些对工作不满的人中，80.6% 的人称如果有机会自己将不会再选择从医，83.8% 的人称不希望子女学医；而那些对工作感到满意的人中，31.4% 的称如果有机会自己将不会再选择从医，51.7% 的人称不希望子女学医。经过 Spearman 相关性检验后表明，工作满意度与职业忠诚度均呈正相关，即工作满意度越高，再次择业时继续从事医疗行业的频率越高，希望子女学医的频率越高。

表 4 - 8　工作满意度与职业忠诚度

选　项		不会再次择业（%）	不希望子女学医（%）
工作满意度	不满意	80.6	83.8
	一般	61.0	70.9
	满意	31.4	51.7
	r_s	0.30**	0.22**
	p	0.00	0.00

注：** 表示 $p < 0.01$。

---

① Fu J, Sun W, Wang Y, Yang X, Wang L. Improving job satisfaction of Chinese doctors: the positive effects of perceived organizational support and psychological capital. Public Health. 2013 Oct, 127 (10): 946~51.

工作满意度低，则离职意向偏高，医患关系不和谐。[①] 工作满意度是造成护士离职的重要因素。[②③] 患者调查显示：72.1%的人对就医过程感到总体满意，24.1%的人感到一般，只有2.9%的人感到不满。患者就医感受影响其对医护人员工作的认可度和医依性，从而对医护人员职业忠诚度有影响。美国内科医生工作满意度低，这种负面情绪会影响在内科轮转的医学生，这些学生毕业后不愿到内科临床工作的比例偏高。[④]日本的一项研究揭示：工作满意度高低与治疗常见疾病时医疗质量之间没有必然联系。

4.2 呼唤体面的工资待遇

内容提要

- 月收入在4000元以上的占38.9%，而2008年为10.9%，5年间增加了30个百分点。
- 12.1%的医务人员感到薪酬公平，67.6%的人称对工作的付出大于收入，低于2008年的83.6%。
- 月薪在4000元以下者，六成希望年收入在5万元到10万元；而月薪在6000元以上者，九成希望年薪在10万元以上。

公平合理的工资待遇是稳定医疗队伍、激发人才潜力、整体推进医改的重要手段。针对医务人员薪酬水平偏低、薪酬公平感较差的现状，应建立适应医疗行业特点的人事薪酬制度，增加薪酬公平感，吸引优秀人才从医，提高职业忠诚度。

4.2.1 薪酬总体状况

（1）近五成医务人员月收入在4000元以上

医务人员的薪酬包括：工资、奖金和其他福利待遇（如带薪休假、保险、房补）等，其中月均收入是衡量医务人员收入水平的一个重要指标。调查显示：月收入在2000元及以下的占17.0%，月收入在4000元以上的占38.9%，男性医务人员收入的总体水平要高于女性。男性医务人员中月收入在4000元及以上的占47.3%，女性占35.4%，前者比后者高出12个百分点。护士绝大多数是女性，其收入明显比医生低，由此拉低了女性收入总体水平。

---

① 顾松涛，黄淇敏，陈志强，等. 三级医院临床医生工作满意度与离职倾向的关系研究 [J]. 中华医院管理，2005，22（9）：586～598.

② Lu KY，Lin PL，Wu CM，et al. The relationship among turnover intentions，professional commitment，and job satisfaction of hospital nurses. Journal of Professional Nursing，2002，18（4）：214～219.

③ Makiko Utsugi-Ozaki，Seiji Bito，Shinji Matsumura，Physician Job Satisfaction and Quality of Care Among Hospital Employed Physicians in Japan，J Gen Intern Med. 2009 March，24（3）：387～392.

④ Weinberger SE，Smith LG，Collier VU，Redesigning training for internal medicine. ，Ann Intern Med. 2006 Jun 20，144（12）：927～32.

表4-9　不同性别医务人员月收入水平情况

性别	<2000元（%）	2001~4000元（%）	4001~6000元（%）	>6000元（%）
男	14.3	38.4	26.3	21.0
女	18.7	45.9	22.1	13.3

（2）医生群体收入水平不及管理人员

医生群体中月均收入在2000元以下的占16.2%，而5年前占37.4%；月薪在4000元及以上的医生占44.2%，5年前仅占12.2%。近年来，其他医务人员的月均收入也显著提升。管理人员当中月均收入在4000元及以上的占50.3%，而5年前占13.6%；护士月薪在4000元及以上的占30.6%，5年前占6.8%；医技人员月薪在4000元及以上的占41.6%，而5年前占8.4%。管理人员的月薪水平最高，医生群体的平均月收入水平并没有明显高于医技人员的水平。对其进行Kruskal-Wallis秩和检验可知，在0.05的检验水准下，$\chi^2 = 97.67$，$p < 0.05$，不同类型的医务人员月收入水平不全相同。使用Bonferroni法两两比较后，可知医生的月收入水平高于护士，护士的平均月收入水平低于医技人员、管理人员。尚不能认为医生与医技、管理人员的平均月收入水平有差异。

表4-10　不同类型医务人员月收入水平情况

人员类型	<2000元（%）	2001~4000元（%）	4001~6000元（%）	>6000元（%）	秩均值
医生	16.2	39.6	25.3	18.9	3002.30
护士	19.1	50.3	20.1	10.5	2598.11
医技人员	17.7	40.8	24.6	17.0	2906.45
管理人员	12.8	36.9	28.3	22.0	3214.04
χ^2			97.67		
p			0.00		

（3）三甲综合医院和民营医院医务人员收入较高

不同类型医院月均收入有差异（$p < 0.01$）。三甲综合医院中月薪在2000元以下占12.2%，而二甲综合医院为27.7%，后者比前者高出15个百分点，不同级别综合医院月均收入差异较大。被调查民营医院低收入人群比各类公立医院的水平要低。三甲综合医院中月均收入超过6000元的占25.4%，二甲综合医院和中医医院的水平偏低，但是在民营医院中也有较高比例的人月收入超过6000元。对其进行Kruskal-Wallis秩和检验可知，在0.05的检验水准下，$\chi^2 = 97.67$，$p < 0.05$，不同医院类型的医务人员月收入水平不全相同。使用Bonferroni法两两比较后，可知三甲医院医务人员的月收入水平高于二甲医院、中医医院、民营医院，二甲医院医务人员的月收入水平最低。

表 4-11　不同医院类型医务人员收入情况

医院类型	<2000元 (%)	2001~4000元 (%)	4001~6000元 (%)	>6000元 (%)	秩均值
三甲综合	12.2	35.0	27.4	25.4	3339.68
二甲综合	27.7	50.6	17.1	4.6	2233.08
中医医院	18.0	56.6	19.5	5.9	2486.75
民营医院	11.9	40.5	29.1	18.6	3167.64
χ^2	561.79				
p	0.00				

一位重点大学本科毕业后在长沙一家三甲医院做了三年住院医师的医生抱怨道：所有津贴加工资只有 1700 元，专卖店卖衣服的售货员也比这高！完不成科室定的任务还要扣工资，心寒。当医生的没有幸福感，只有耻辱感！一位接受访谈的县人民医院年轻医生说："上班 9 年，每月 2000 元多一点，而县城房价均价每平方米 4500 元，我何时能买得起住房？"也有医生说，既然当初选择了做医生，就要有点奉献精神，做好自己分内的事。

（4）五年间医务人员收入状况对比分析

调查显示：月收入在 2000 元及以下的占 17.0%，而 2008 年占 43.3%，5 年间下降了 26 个百分点。月收入在 4000 元以上的占 38.9%，而 2008 年为 10.9%，5 年间增加了 30 个百分点。5 年间医务人员月收入的变化显著，从绝对值上看呈现较大幅度的上升趋势。

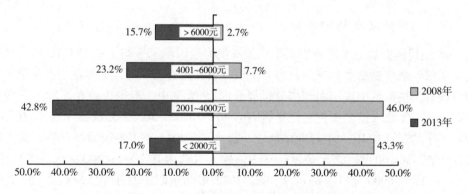

图 4-1　五年间医务人员收入水平对比

为何 5 年间，我国医务人员的实际收入水平有较大幅度的提高呢？新医改方案实施以来，各级公立医院门诊量和住院量均有显著提高，医院人均业务收入也大幅提高。国家卫生统计数据显示，2008 年我国医疗机构职工人均年业务收入为 18 万元，而 2012 年达到 30.3 万元；其中医生人均业务收入更是从 59 万元猛增到 106 万元。医院人均业务收入的增加意味着医院业务收入总量的大幅攀升。考虑到我国各级医院工资性支出占医院业务收入近三成，因此医院员工人均实际收入也会有较大幅度的提高。医务人员在一定程度上分享了医院业务收入增加所带来的经济实惠。同5年前相比，当前我国医务人员的薪酬公平感有所加强，其他可能的原因有：医院对临床的绩效考核直接与收入挂钩。

东部省份医务人员中高收入总体水平高于中部、中部高于西部。在东部，25.1%的人收入在6000元以上，而中西部仅为一成。

表4-12　东中西部医务人员的实际收入情况比较

选项	<2000元（%）		2001~4000元（%）		4001~6000元（%）		>6000元（%）	
	2008年	2013年	2008年	2013年	2008年	2013年	2008年	2013年
东部	30.0	10.3	50.8	37.2	19.2	27.4	—	25.1
中部	55.2	22.4	40.6	45.0	4.3	20.5	—	12.2
西部	52.6	19.7	44.5	49.1	2.8	22.3	—	8.9

注：2008年4000元以上没有再区分；而2013年区分了4001~6000元和6000元以上。2008年的调查中，4000元以上的人的数据合并了，而2013年分为了4001~6000元和6000元以上。

东部地区月薪在4000元以上的人占比高于中部或西部地区10多个百分点。东部地区的医院实际收入高一些，但生活成本也高。2008年，医学研究生毕业分到北京三甲医院月薪5000元，每年可省下2万元，如今月收入接近1万元，到年底却囊中羞涩。2008年在北京二环边租一套房子需要1400元，如今房租翻了两倍。国家取消了福利分房，一线城市生活成本太高了。"现在压力好大啊。生活开支、日常人情、还房贷、每个月都断粮。有时真觉得学医是个错误。"

4.2.2　薪酬状况横向对比

2008年我国医疗卫生行业职工平均工资仅为全国职工平均工资的1.12倍，电信行业为1.7倍，烟草制品业和银行业为2.1倍，软件业为2.6倍，证券业为5.9倍。2011年中国统计年鉴数据中按国民经济分组划分的19大类中，卫生行业在岗职工平均工资为40232元，年收入排名8位，比全国行业间平均工资36539元仅高10%。卫生行业在岗职工平均工资在19大类行业中居于一般水平。2011年丁香园网站开展的医生职业满意度调查（n=6089）结果显示：48.9%的人月收入在2000~4000元，4001~6000元的占19.2%，6000元以上的占9.3%。2012年北京职工月工资5223元，2012年年均工资为62677元，平均工资最高的是金融业、信息技术行业。2011年全国卫生部门所属医院药品和检查收入占业务收入的71.2%，工资福利支出占医院总支出的26.6%。2012年城市公立医院、县级医院、基层医疗机构在职职工人均工资收入分别为7.4万元、4.8万元和3.8万元。

在美国，医生属于收入最高的行业之一。2008年美国工资最高的工种为外科医生，平均年薪为20万美元，年薪前10名的还有：麻醉科医生、妇产科医生、内科医生、牙师、精神病医师、家庭和全科医生，而公司主管排第10。2009年一份由美国非盈利性机构卫生系统变革研究中心开展的调查显示，八成医生对职业感到满意，15% 的医生表达了不满，4% 的医生不置可否。美国医生的满意度与收入、社会地位、受人尊重等因素息息相关。年收入在 25 万美元及以上的医生要比其他医生更对当前工作感到满意。调查中显示，35% 的医生收入在 15 万~25 万美元，35% 的医生收入少于 15 万美元。2013 年美国男性医师年均收入为 25.9 万美元，女性为 19.9 万美元。

2006 年，英国医生的收入增长了 20%，人均年收入达到 8 万英镑。日本大医院医生的月工资基本固定，同级别医生的工资也基本上相同，没有额外提成。不过，多数医生都是积极向上的，敬业，礼貌。医生对自己名声和形象的看重程度比金钱高。在日本，医生的地位相当高，医生与律师、教师和政治家一道被称为"先生"。如果患者有疑问，医生必须详细回答，态度要温和，离开诊室时会目送或鞠躬。日本公立医院医生的薪水是固定的，只是私立社区医疗机构医生收入的一半。①

4.2.3　薪酬状况对从业态度的影响

调查显示：月收入在 2000 元及以下的医务人员中，30.7% 表示对当前的工作感到不满意，而月收入在 4000~6000 元以上的人当中，20.4% 的人工作不满意。总体上，月薪水平越高，工作不满情绪越低。不过，月薪在 6000 元以上的人中，18.6% 的人对当前工作岗位感到不满意，只有 27.4% 的人工作满意。对其进行 Kruskal-Wallis 秩和检验可知，在 0.05 的检验水准下，$\chi^2 = 77.65$，$p < 0.05$，不同月收入水平的医务人员的工作满意度分布不全相同。使用 Bonferroni 法两两比较后，可知月收入 2000 元以下的医务人员平均工作满意度低于月收入 4000 元及以上者的水平。

表 4-13　不同月收入水平的工作满意度情况

选　项		不满意（%）	一般（%）	满意（%）	秩均值
月收入	2000 元以下	30.7	52.6	16.7	2687.79
	2001~4000	26.3	57.1	16.7	2789.87
	4001~6000	20.4	59.6	20.0	2999.23
	6000 元以上	18.6	54.1	27.4	3203.54

这说明，月收入的高低是影响工作满意度的重要因素。工作满意度的高低还受到职称晋升公平性、工作负荷大小、医患关系是否紧张、从业环境是否恶劣等多种因素的影响。例如，美国医生的月薪水平远高于大学教授的水平，但也会对工作表示不满，不满意的一个重要因素是专业自主性受限而不是收入水平高低。

月收入水平越低，薪酬公平性越差。月收入在 2000 元及以下的人中，72.6% 的人感到自己的付出大于收入；月收入在 6000 元及以上的人中，仅 63.3% 的人有同感。经过 Spearman 相关性检验后表明，月收入水平与薪酬公平性呈正相关，即月收入越高，薪酬公平感越强。

---

① Ikegami N. Japanese health care: low cost through regulated fees. Health Aff (Millwood). 1991, 10: 87~109.

表 4－14　医务人员的薪酬公平感

月收入	付出大于收入（%）	收入与付出相符（%）	付出小于收入（%）	秩均值
2000 元以下	72.6	14.2	13.2	2777.52
2001～4000 元	69.9	17.7	12.4	2838.43
4001～6000 元	63.6	24.1	12.3	2998.29
6000 元以上	63.3	27.6	9.1	2976.21
r_s	0.06**			
p	0.00			

　　收入高低显著影响到了医务人员的职业忠诚度。月收入在 2000 元及以下的人中，63.8% 的人称如果有再次择业机会，不会选择当前职业，75.5% 的人明确表示不希望自己的子女学医。月收入在 6000 元及以上的人中，49.58% 的人称如果有再次择业机会，不会选择当前职业，64.8% 的人明确表示不希望子女学医。结果显示：收入水平越高，职业忠诚度越高。经过 Spearman 相关性检验后表明，月收入水平与职业忠诚度呈正相关，即月收入越高，职业忠诚度越强，不仅包括再次择业的继续从事，也包括支持自己子女继续学医。

表 4－15　不同月收入水平与职业忠诚度对比分析

选项		有再次择业机会，不会选择当前职业		不希望自己的子女学医	
		频率（%）	秩均值	频率（%）	秩均值
月收入	2000 元以下	63.8	2807.49	75.5	2739.71
	2001～4000 元	63.0	2805.92	72.2	2844.42
	4001～6000 元	59.8	2902.63	67.5	2981.48
	6000 元以上	49.5	3173.20	64.8	3025.44
	r_s	0.07**		0.07**	
	p	0.00		0.00	

　　公平合理的薪酬水平有很强的激励作用，可吸引并留住优秀人才、提高员工满意度和工作绩效。但薪酬不公平也会导致离职意向增高，工作效率低下。

4.3　薪酬公平感较差及诱因

　　医疗服务定价、成本核算、绩效考核、医保政策、居民可支配收入和健康理念等因素均会影响到医务人员的实际收入水平。薪酬公平感还受到其他因素的影响，包括：工作负荷与压力、岗位风险与身心健康、医疗执业环境的优劣、职业的社会认可程度、先期的教育投入等因素。

4.3.1　预期收入

调查显示：月薪在 4000 元以下的医务人员中，六成希望自己的年收入在 5 万元到 10 万元之间；月收入在 4000 到 6000 元之间者，六成希望年薪在 10 万元以上；而月薪在 6000 元以上的人中，近九成的人希望年薪在 10 万元以上。2011 年美国医学生（$n = 2000$）对毕业后薪酬的预期平均期望值为 12.5 万美元。[1] 医改方案在原则上提到了要保护医务人员积极性，但并没有很明确给医务人员合理的、体面的收入待遇。

现在三甲医院的主治医生年龄多在 35～40 岁，多数拥有博士学位，苦读了 10 多年的医学高等教育，一个月 5000 元的收入确实远低于心理预期。一位在西安某三级医院工作 4 年的女医生称自己真正体会到在省会城市生活真难，近一半的月收入用来交房租、水电费、煤气费、上网费，买最便宜的蔬菜。28.7% 的患者称医务人员的劳动价值被低估，38.0% 的人反对，33.4% 的人说不清。让社会公众了解医务人员真实的收入状况是必要的。迄今为止，国内鲜有对医务人员预期收入进行调查的文献。有被调查的医院院长说，医改对医生薪酬制度的改革不仅要征集社会各界的看法，更重要的是应该了解医生自己的真实想法。

表 4 – 16　不同月收入医务人员的预期年收入状况

月收入	5 万元以下（%）	5 万～10 万元（%）	10 万元以上（%）
2000 元以下	16.7	60.4	22.9
2001～4000 元	5.6	61.0	33.4
4001～6000 元	1.1	38.3	60.6
6000 元以上	1.3	11.3	87.4

学医是一个从媳妇熬成婆的过程。一二线大城市三甲医院临床一线的正高级医生的年薪在 20 万～30 万元，主治医师 12 万元。医改要尊重人才定价机制，兼顾医生的收入待遇。落实运行补偿机制，加强绩效考核，工作人员奖励性绩效工资占绩效工资比重一般不低于六成，实现多劳多得、优绩优酬、拉开差距。

4.3.2　薪酬公平感较差

（1）2/3 的医务人员称薪酬不公平

调查显示：2/3 的医务人员称薪酬不公平，12.1% 的人感到薪酬公平，67.6% 的人称付出大于收入。

中级职称者中薪酬不满的人占 70.2%，略高于初、高级职称者水平。2008 年调查中，超过八成的初、中级职称者感到薪酬不公平。年龄在 25 岁以下的人中，感到薪酬不公平的占 59.6%，年龄在 25～44 岁的人中，七成的人有同感。对其进行秩和检验可知，在 0.05 的检验水准下，不同技术职称、年龄、医院类型的医务人员薪酬公平感分

---

[1]　Doctor Survey：US Health System Lags on Access, Quality; Posted by: Cathy Arnst on November 5, 2011.

布不完全相同。年龄在 25 岁以下者的薪酬不公平感较低，年龄在 25～34 岁或 35～44 岁低了 10 个百分点。

表 4-17　不同技术职称、年龄类型医务人员的薪酬公平感比较

选　项		付出大于收入（%）	收入与付出相符（%）	付出小于收入（%）	秩均值
技术职称	初级	67.2	20.0	12.8	2919.50
	中级	70.2	18.7	11.1	2826.39
	高级	67.2	21.8	11.0	2902.69
	未定级	59.5	24.3	16.2	3147.03
	χ^2	17.34			
	p	0.00			
年　龄	<25	59.6	24.2	16.2	3151.74
	25～34	69.5	18.8	11.7	2855.86
	35～44	69.9	18.3	11.8	2847.40
	>45	65.4	24.2	10.5	2950.04
	χ^2	31.08			
	p	0.00			

（2）公立二甲医院和中医医院医务人员薪酬公平感最差

公立二甲医院和中医医院医务人员薪酬公平感最差，分别为 70.8% 和 73.2%，而民营医院为 59.1%。医生群体中 73.0% 的人有薪酬不公平感，远高于护士（66.0%）、医技人员（58.0%）和管理人员（52.8%）的水平。在所有的被调查者中，均有不超两成的人感到薪酬公平。

2011 年，中国医师协会发布的"第四次医师执业状况调研报告"调查显示，95.7% 的被调查医师认为自己的付出与收入不相符。随着我国医保覆盖面逐年提升，加上医药分开使药价明显降低，医院就诊人数增加，医护人员工作量"超载"，为了弥补医院和医护人员收入的减少，试点城市都相应调高诊疗费，希望体现医护人员的劳动价值，但这一举措并没有完全得到医护人员的认同。镇江第一医院口腔科主任孔繁芝说："以前补一颗牙收费 10 元，改革后提高到了 12 元，可是 12 元连吃顿盒饭都不够，抵不上补牙的材料成本，更别谈体现技术价值了。"

（3）五年间医务人员的薪酬公平感有所提高

调查显示：67.6% 的医务人员称自己对工作的付出大于收入，而 2008 年的调查结果为 83.6%，5 年间医务人员薪酬不公平感显著下降。2008 年几乎无人感到薪酬公平，如今上升到 12.1%。通过对薪酬公平性进行统计检验可知，5 年间医务人员的薪酬公

平感分布不同，2013 年医务人员收入公平感高于 2008 年。尽管 5 年间薪酬不公平感下降了 16 个百分点，但仍然有 2/3 感到薪酬不公平。5 年来，护士群体和医技人员的实际月薪水平有较大幅度提高，薪酬公平感有较为显著的提升。①

表 4 - 18　不同类型医院、不同类型医务人员的薪酬公平感

选　项		付出大于收入（%）	收入与付出相符（%）	付出小于收入（%）	秩均值
医院类型	三甲综合	65.5	21.5	13.0	2987.74
	二甲综合	70.8	16.0	13.2	2853.41
	中医医院	73.2	18.3	8.5	2747.48
	民营医院	59.1	29.3	11.6	3140.82
	χ^2	39.97			
	p	0.00			
人员类型	医生	73.0	15.3	11.7	2760.69
	护士	66.0	22.4	11.6	2938.20
	医技人员	58.0	28.3	13.7	3159.54
	管理者	52.8	33.3	13.9	3295.20
	χ^2	79.57			
	p	0.00			

表 4 - 19　五年间医务人员的薪酬公平感

年　份	付出大于收入（%）	收入与付出相符（%）	付出小于收入（%）	秩均值
2008	3061 (83.6)	604 (16.5)	293 (0.8)	4610.57
2013	3956 (67.6)	1188 (20.3)	708 (12.1)	5104.97
Z	-10.71**			
p	0.00			

4.3.3　导致薪酬公平感差的主因

（1）公立医院业务总支出中人员经费比例不超过三成

2011 年，我国政府办医院总资产为 1.23 万亿元，负债 3931 亿元，资产负债率为 32.3%，平均资产负债率偏高。多数被调查的二甲综合医院和中医医院的经营状况不

---

① 王丽，赵海燕，张新庆. 10 省市护士工作满意度状况及诱因分析 [J]. 中华护理教育，2011 (1)：560～562.

佳。被调查的公立大医院规模扩大，投入增大，业务盈利能力虽强，但盈余的一部分用于偿还银行贷以换取长远发展，从而限制此类医务人员收入增加。为了开源节流，限定医务人员工资福利支出在总支出的比例成为多数被调查医院的无奈之举。例如，2012 年我国各类医疗机构总收入与总支出总体持平，略有盈余；其中各类公立医院总支出中人员经费占 28%，不及私营医疗机构总支出中人员经费的 31%，由此造成了公立二、三级医院门诊和住院患者增加，员工工作量和工作压力加大，但实际收入并没有成比例提高。

（2）国家财政投入比例不高，医疗服务定价偏低

2009 年我国公立医院财政补助收入为 589 亿元，仅占公立医院总收入 6523 亿元的 9%，而这不足一成的财政投入仅够满足离退休人员的工资性支出。尽管新医改后政府对公立医院的财政拨款总额在增加，但财政拨款占总收入的比例仍偏低，公立医院仍主要依靠业务收入（尤其是药品收支结余）来维持运转；当业务收入与业务支出持平或不及时，医院领导增加人员工资性支出的动力不足。[①] 此外，在医疗总费用结构中，人力成本较高的服务项目在门急诊、住院费用中所占比例小，医疗服务定价被严重低估。湖南的三级医院业务副院长说："本院肾切除手术价格是 320 元/例，6 名医护人员和一名麻醉医生忙两三个小时，每人每时劳务费竟不到 15 元。相比来看，长沙一对一的小学家教起码是每时 150 元。"目前我国的医疗收费标准统一由省级物价部门、财政部门制定，医疗收费标准政策性很强，公立医院只能是被动执行。医疗服务价格没有得到调整，原因之一是发改委和财政部门担心医疗价格上涨会加剧"看病贵"，从而诱发医患矛盾，引发新的社会不稳定。

（3）培养周期长、加班夜班多、执业风险高，对收入待遇的心理落差大

一名医学生起码要学 5 年，再要参加为期 3 年的规范化培训，入职后就到了谈婚论嫁之年，区区两三千元的收入不要说买房、买车，就是蜗居在大中城市都不容易。在岗医护人员实际收入不低，但频繁的加班、值夜班以及较高的执业风险成为薪酬不公平感的重要诱因。调查显示，45.6% 的人称加班、值夜班是最重要的工作压力源，而 5 年前仅占 10.2%。当加班和值夜班得不到对等的经济回报又缺乏正确思想引导时，再加上医院的辐射、化学药品、针刺伤等执业风险暴露程度高，单纯的奉献成为奢侈品。同时，医患关系紧张也在一定程度上影响了医务人员的心理状态。74.9% 的医务人员称当前我国医患关系紧张，66.0% 的人称去年遭到患者辱骂过，仅 26.0% 的人称患者信任自己。恶劣的执业环境加上工作负荷繁重，让医务人员普遍感到付出与回报不对等。

4.3.4　三点建议

一是建立可持续的公立医院经费保障机制。国家要科学测算对各级公立医院财政投入增量，确保既可弥补公立医院亏损又可提高其效率。政府逐渐转变对公立医院财政拨款方式，从按人头补贴转变为按工作量补贴，从"养人"转变为"养事"，从

---

① 向前，邹俐爱，王前. 公立医院实行岗位绩效工资制度的难点和思考［J］. 中国卫生经济，2011，30（3）：68～69.

"补助"转变为"购买服务"。通过竞争性的新增财政投入机制，规范公立医院收支行为，促使公立医院完善财务预算管理体系。①

二是公立医院用于工资福利性经费支出的份额占医院总业务支出比要提高到三成以上。参照 2013 年 2 月国务院批转的《关于深化收入分配制度改革的若干意见》文件精神，发挥政府对公立医院收入分配的调控作用，实行工资总额核定，建立以工作量、人员成本、工作绩效为基础的收入分配模式，促进医务人员实际工资合理增长。优化公立医院分配结构，争取用于分配的工资福利总额占业务支出比重达到三成，同时控制人员经费的不正常增长。

三是提高医保筹资和完善支付方式，调整医疗技术服务价格体系。理顺扭曲的价格体系，发挥市场作用，适当上调政策性亏损服务项目价格，降低设备检查价格，制定各类服务项目之间的合理加价。探索建立医保部门与医疗机构、药品供应商的谈判机制，扩大医疗保险报销范围和比例，使医疗保险基金在更大程度上承担价格调整后新增医疗费用的支出。

4.4 晋升公平感有待提高

4.4.1 技术职称结构有待优化

技术职称晋升对医务人员来说十分重要，它意味着能不能在医院站稳脚跟，而能否晋升职称又取决于业务能力、科研项目、外语水平、学术论文发表。医院根据岗位设定状况决定绩效工资的分配。在竞聘管理岗位时，技术职称高低与管理能力放在同等重要的位置。患者在选择医生时，技术职称的高低有较大的影响。因此，医务人员的技术职称评定涉及自己的切身利益。

2009 年原卫生部数据显示：在卫生技术人才队伍中，有高级职称资格的占 2.3%，副高占 8.0%，两项合计 10.3%；中级职称者占 27.9%，初级职称者占六成。这样的职称结构总体是合理的。在不同类型医务人员中，医生群体中正高比例为 5.9%，而在护士和医技人员中仅占 1%。医生群体的高级职称比例为 23.1%，护士群体占 2.3%。

有些三甲医院的重点科室呈现倒金字塔形状，正高职称比例超过 1/3。学历越高的人中，认为评价标准不科学的人就越多：在研究生学历者中，认为职称评价标准不科学的占比分别高达 59.0% 和 58.3%，明显高于本科及以下学历人员。2013 年四川出台卫生技术人员职称晋升政策，对社区和乡镇政策倾斜。基层晋升正高的要有 1 篇公开发表的学术论文，靠工作能力、业务能力和实践技能；县级医疗机构晋升正高要有 3 篇专业学术论文。北京打破民营医院医务人员参评职称的准入障碍，打破户籍、单位职务数额和结构比例限制，打通职称评审渠道，评审标准条件与公立医院水平相当。在日本，医学界等级森严，教学医院所有学科无论大小仅 1 名正教授、1 名副教授，其他医生长期为讲师或助教。

---

① 湛志伟. 完善我国公立医院财政补助政策的思考 [J]. 中国卫生事业管理，2012（5）：327～329.

4.4.2 晋升不公平感偏低及诱因

（1）近四成医务人员感到技术职称晋升不公平

调查显示：37.9%的人称技术职称晋升不公平，46.7%称无意见，15.5%的人称公平。2008年认为技术职称晋升公平的人占29.1%，无意见的占18.8%，认为不公平的占52.2%。

表4-20 不同性别、年龄医务人员的技术职称晋升公平性情况

选 项		您觉得技术职称晋升公平性如何		
		不公平（%）	无意见（%）	公平（%）
性 别	男	41.7	45.0	13.3
	女	35.8	47.5	16.7
年 龄	<25	29.9	50.6	19.5
	25~34	36.5	49.5	14.0
	35~44	43.0	41.4	15.6
	>45	40.9	42.2	16.9

不同类型医务人员对职称晋升公平性有显著差异（$p < 0.01$）。医生群体中认为"不公平"的占42.0%，远高于护士（33.5%）和管理人员（32.7%）的水平。在所有医护人员、医技人员和管理人员中认为晋升机会平等的人均不超过两成，半数的人选择无意见。对其进行Kruskal-Wallis秩和检验可知，在0.05的检验水准下，不同类型的医务人员，技术职称晋升公平感不全相同。使用Bonferroni法两两比较后，可知医生的技术职称晋升公平感小于护士、医技人员。2008年中国科协"科技工作者权益保障状况调查"（$n = 3752$）表明：职称评价标准不尽科学，53.4%的人认为职称评价标准不科学。

表4-21 不同类型医务人员的技术职称晋升公平性情况

人员类型	您觉得技术职称晋升公平性如何			
	不公平（%）	无意见（%）	公平（%）	秩均值
医生	42.0	44.3	13.6	2768.20
护士	33.5	49.6	16.8	3033.27
医技人员	37.4	44.6	18.0	2960.77
管理人员	32.7	52.5	14.7	3015.69
χ^2	39.01			
p	0.00			

中医医院医务人员职称晋升公平感最差，45.4%的人感到不公平，而民营医院中仅有29.8%的人有同感。

表4-22　不同类型医院医务人员的技术职称晋升公平性情况

医院类型	您觉得技术职称晋升公平性如何		
	不公平（%）	无意见（%）	公平（%）
三甲综合	38.1	46.9	14.9
二甲综合	35.5	48.7	15.8
中医医院	45.4	42.8	11.8
民营医院	29.8	46.7	23.5

表4-23　不同区域医务人员的技术职称晋升公平性情况

区域分布	您觉得技术职称晋升公平性如何		
	不公平（%）	无意见（%）	公平（%）
东部	32.8	51.0	16.2
中部	39.8	44.5	15.8
西部	42.0	43.8	14.2

（2）影响技术职称晋升公平性的主因

一是在实际操作中对"临床操作技能"评定往往流于形式。医疗机构职称评定考核内容包括：外语水平、科研能力、理论水平；临床操作技能；任职年限；道德品质。主治医生的精力都放在科研和论文上，就出现能写论文的而临床能力一般的副主任医生。建立"以临床操作技能为中心"的评价体系已经是业界的共识，但实施效果不理想，阻碍有三方面：①操作性不强，难以量化，更易引发新的不公平；②各个临床科室差异很大，确立临床操作技能评价的标准也有较大差异；③评价成本较高，耗时耗力，增加了人力资源部门的工作量。

二是过分注重学历和论文等容易量化的考核指标。10年来，大医院医生的学历越来越高，甚至是"非博士不要"，但临床动手能力却并未水涨船高。有些拥有高学历的年轻医生不光在询问病史、确定治疗方案等基本环节上有待锤炼，就是外科浅表肿物切除等一些常用的小手术也做得差强人意。现行医疗机构晋升职称考核体系以医疗和科研并重的考核体系，已演变成了"唯科研"、"唯论文"的操作模式。北京安贞医院心脏外科医生感慨道："一些刚毕业的心外科博士生连手术操作、围术期处理等心外科的基本功都掌握不了。"医院把论文、科研成果作为医师晋升的必备条件，缺乏临床能力的量化指标，医院评级和专科排名也将发表SCI文章数量、分值作为重要指标。医生职称评定和考核制度正是为了达到这样的目的而确定的。有些年轻临床医生八成时间用于研究，不去钻研临床实践，蜕变成不会开刀的外科博士或不会看病的内科专家。

三是岗位聘用的分层聘任机制建设滞后。随着公立医院改革的不断深入，医院卫生专业技术职务聘任工作正值深入推进和广泛实施阶段。但目前因基于岗位聘用的分层聘任机制建设的滞后，在竞争的公平性、岗位设置的合理性、人才评价与考核的科学性、反馈与激励机制的有效性等方面存在弊端。

4.4.3 对策

一是制订科学合理的技术职称考核指标，做到"评聘分开"，并实行岗位管理。"评聘分开"能够对专业技术人员做出客观、公正的评价，充分激发和调动专业技术人员的积极性，为人才发展提供空间，为人事制度向现代管理体制转变提供实践经验。根据医、护、技工作的特点，量化技术职称考核办法，对聘任的形式、聘任的条件、聘任的办法做出明确规定，制定聘任的具体条件。把聘任确定为续聘、低聘、待聘 3 种形式，实施分步聘任办法。由"老人老办法、新人新办法"的聘任制逐步过渡到全员评聘分开。城市医生在晋升高级职称前到下一级累计服务满一年，不达标不能晋升高级职称。

二是医生应分类考核，并应侧重考核临床实际工作能力，医生职称考评制度应该根据医院的性质对医生进行分类，三甲医院对研究型和临床型医生晋升职称评审标准有所区别。对于临床实践为主的岗位，如外科医生的手术能力、内科医生的疾病诊疗和药物处方水平应该加大其临床实际能力考核的权重。以临床能力为主、科研学历为辅的岗位，应完善对医生实际临床水平的考察标准，建立科学的绩效考评体系。使不同岗位的医师晋升标准更实用，更易操作。

三是技术职称评聘要充分反映医务人员的工作业绩。改变目前卫生技术人员职称评审中主要靠发表论文的刊物级别、论文数量的局面，卫生主管部门及医疗机构要加强对论文和专著造假的甄别、查处，评审中要注重人才的实际工作能力以及科研课题与临床的结合程度。卫生高级职称的聘任与绩效考核工作结合起来，把医德、业绩、贡献、资历等综合因素作为评聘、续聘以及绩效工资分配的基础要素，充分调动高级职称人员的工作积极性，以有利医务人员的才能得到发挥，从而创建学习型、创新型的医疗团队。

4.5 医务人员职业忠诚度偏低

内容提要

- 60.1% 的医务人员不会再次选择当前职业，比 5 年前降低了 14 个百分点。
- 70.4% 的医务人员称不会让自己子女学医，比 5 年前降低了 15 个百分点。
- 54.9% 的患者称会让自己的子女学医，21.6% 的人称不会，23.5% 的人说不清。

一个"生命所系，健康相托"的神圣职业，有不少医务人员脱掉那曾为之自豪的白大褂、黯然离去。医务人员有较高的离职意向，优秀高中生不愿意报考医学院校，又不愿意让子女当医生。医学世家也越来越少，行医不过二代。为何"白衣天使"的职业忠诚度会变得如此之低？根源何在？

4.5.1　再次择业意向

（1）五年间医务人员离职意向显著降低

2008 年的调查显示：28.7% 的医生愿意再选择当前工作，在护士中占 18.1%，医技人员为 35.7%，管理人员为 32.9%。护士群体中不愿意再从业护理专业的为 82%，其次是医生群体为 71%，医技人员和管理人员占六成多。对 29 所公立医院医务人员（$n=933$）调查显示：有离职意愿者占 49.0%，工作年限在 10 年及以下者离职意愿最强烈。[1] 月薪水平越高，越愿意再次选择当前岗位，例如，月薪在 4000 元以下的人有四分之一认为还会再次选择当前岗位，但月薪在 6000 元以上的人中占 34%。薪酬高低是影响离职意向的主因之一。

在离职意向方面，60.1% 的医务人员不会再次选择当前职业，而 2008 年为74.1%。技术职务类型不同，再次择业意愿也有差异（$p<0.01$）。

男性医务人员中，57.6% 的人表示不会，女性中占 61.5%。21.7% 的男性表示若有再次择业机会，还会选择当前职业，女性中为 16.2%。离职意向最高的年龄段集中在 25～34 岁，年龄在 45 岁以上的人离职意向有所下降，且有 26.1% 的人明确表示不会放弃当前职业。不论哪种年龄段，均有不超过三成的人明确表示对本职业的不离不弃。对数据进行秩和检验后可知，在 0.05 的检验水准下，不同年龄医务人员的再次选择医生作为职业的频率不完全相同。使用 Bonferroni 法两两比较后，发现 25 岁以下的医务人员再次选择医生作为自己职业的频率高于 25～34 岁的医务人员，44 岁以上的人再次选择医生作为职业的频率最高。

表 4-24　不同年龄段医务人员的再次择业情况

年　龄	不会（%）	会（%）	说不清（%）	秩均值
<25	54.5	18.6	26.9	2330.10
25～34	63.5	15.3	21.1	2194.55
35～44	61.6	18.3	20.1	2274.31
>44	52.3	26.1	21.6	2550.74
χ^2	64.27			
p	0.00			

北京某大型三甲医院的一位高年资外科医生称：本科室共 40 多名大夫，只有一人的孩子选择了学医；本人大学毕业 20 年，已有半数的人转业改行，医学院校生源不足已是掩盖不住的事实。医务人员付出与收获差距大，一个 40 岁的医学博士在大都市还不能独立养家糊口，他能让自己的子女长大学医吗？

---

① 李丹，尹文强，张晓乙，等. 公立医院医务人员离职意愿调查及对策探讨 [J]. 中华医院管理杂志，2010（3）：218～221.

（2）护士群体离职意向最高而管理人员最低

调查显示：66.4%的护士称如果再次择业，不会选择护理行业，护士群体中再次执业意向最低。医生中60.1%的人有同感，医技人员和管理人员的选择比例要低10多个百分点。在所有不同类型的医务人员中，明确表示自己会再次选择当前岗位均没有超过1/4。对数据进行秩和检验后可知，在0.05的检验水准下，不同类型的医务人员的再次选择医生作为自己职业的频率不完全相同。使用Bonferroni法两两比较后，发现医生再次选择本职业的频率高于护士，但频率低于医技人员。Homburg等人的调查也揭示了国外护士有较高的离职意向。[1]

表4-25 不同类型医务人员再次择业情况

人员类型	不会（%）	会（%）	说不清（%）	秩均值
医生	60.1	20.9	19.0	2329.26
护士	66.4	11.3	22.3	2074.30
医技人员	47.3	24.7	28.0	2522.33
管理人员	46.9	22.7	30.4	2484.17
χ^2	119.07			
p	0.00			

（3）影响职业忠诚度的logistic回归分析

将性别、年龄等影响忠诚度的因素纳入模型进行二分类非条件logistic回归分析，采用前进法进行变量筛选（进入概率0.05，剔除概率0.10），结果显示职务类型、月收入、工作压力、权益保障、才能发挥共5个变量纳入回归方程，具体见表4-26。

表4-26 自变量及赋值状况

影响因素	变量	赋值
职务类型	$X1$	管理人员=1，医生=2，护士=3，医技和药剂人员=4
月收入（元）	$X2$	>8000=1，6001~8000=2，4001~6000=3，2001~4000=4，<2000=5
工作压力	$X3$	很大=1，大=2，一般=3，小=4，很小=5
权益保障	$X4$	差=1，一般=2，大=3
才能发挥	$X5$	差=1，一般=2，大=3

月薪水平越高，希望再次选择当前工作的人越多。经过Spearman相关性检验后表明，月收入水平与忠诚度呈正相关，即月收入越高，忠诚度越高。在控制其他因素影响的前提下，月收入每提升一个等级，忠诚度提升1~2倍。

那些认为自己合法权益保障状况差的人中，89.1%的人称不会再次选择当前职业；

[1] Vincent Homburg, Beatrice Van Der Heijden, Lukas Valkenburg. Why do nurses change jobs? An empirical study on determinants of specific nurses' post-exit destinations [J]. Journal of Nursing Management, 2013, 21: 817~826.

那些认为自己合法权益保障状况好的人中，56.1%的人有同样的判断，二者相差46.5个百分点。在控制其他因素影响的前提下，合法权益保障从一般降低到差，忠诚度提升为原来的2.42倍。

那些认为自己才能没有得到发挥的人中，89.8%的人称不会再次选择当前职业；那些认为自己才能得到发挥的人中，56.1%的人有同样的选择，二者相差33.7个百分点。在控制其他因素影响的前提下，才能发挥从"一般"提升到"好"，忠诚度提升为原来的4.01倍。

工作压力大小对忠诚度有显著影响。经过 Spearman 相关性检验后表明，工作压力与忠诚度呈负相关。在控制其他因素影响的前提下，工作压力从很大降低到大，职业忠诚度提升为原来的6.27倍。工作压力产生的原因是多方面的。Steinmetz 等对比利时、德国和荷兰的医务人员离职原因进行调查后发现，在控制一系列社会人口学变量、工作种类、提升和组织相关因素后，工作时间可以显著影响这3个国家医务人员的离职率，身体越疲劳，医务人员职业忠诚度越低。[①]

表 4-27　职业忠诚度的多因素 logistic 回归分析

影响因素	会	不会	P 值	OR 值（95% CI）
X1				
医生			65.595	2.425（1.957～3.004）
X2				
很大	1540（87.5%）	220（12.5%）		
大	1420（76.7%）	432（23.3%）	26.088	6.274（3.101～12.694）
一般	494（58.6%）	349（41.4%）	23.261	4.913（2.573～9.382）
小	37（56.9%）	28（43.1%）	101.085	3.643（2.831～4.687）
很小	27（46.6%）	31（53.4%）	27.435	1.775（1.432～2.201）
X3				
<2000 元	634（81.7%）	142（18.3%）		
2001～4000 元	1578（78.9%）	421（21.1%）	10.817	1.160（0.911～1.478）
4001～6000 元	812（77.0%）	243（23.0%）	10.090	1.094（0.833～1.438）
6001～8000 元	301（72.4%）	115（27.6%）	12.241	1.259（0.902～1.758）
>8000	155（57.4%）	115（42.6%）	6.781	1.95（1.361～2.819）
X4				
差	1445（89.1%）	177（10.9%）		
一般	1978（72.4%）	755（27.6%）	66.564	2.417（1.955～2.987）
好	95（42.6%）	128（57.4%）	63.506	5.443（3.588～8.257）

① Stephanie Steinmetz, Daniel H de Vries, Kea G Tijdens. Should I stay or should I go? The impact of working time and wages on retention in the health workforce [J]. Human Resources for Health, 2014, 23: 1～12.

影响因素	会	不会	P 值	OR 值 (95% CI)
X5				
差	503 (89.8%)	57 (10.2%)		
一般	2643 (78.8%)	712 (21.2%)	15.022	1.999 (1.408~2.837)
好	372 (56.1%)	291 (43.9)%	48.041	4.014 (2.709~5.946)

4.5.2 医务人员对子女从医的态度

(1) 七成称不希望子女从医

70.4%的医务人员称不愿让自己子女学医，比5年前降低了15个百分点。12.9%的医生赞同自己的子女将来做医生，这一比例在护士群体为13.3%，在医技人员为23.3%，在管理人员为18.9%。对数据进行秩和检验后可知，在0.05的检验水准下，不同类型的医务人员希望子女从医的频率不完全相同。使用 Bonferroni 法两两比较后，发现医生希望子女从医的频率低于医技人员、管理人员，护士希望子女从医的频率低于医技人员、管理人员。

表 4-28　不同年龄医务人员希望子女从医的情况

年　龄	不会（%）	会（%）	说不清（%）	秩均值
<25	68.4	9.6	22.0	2310.43
25~34	73.4	7.4	19.2	2226.25
35~44	70.0	10.7	19.4	2242.71
>44	64.0	16.4	19.6	2473.44
χ^2	39.05			
p	0.00			

表 4-29　不同类型医务人员希望子女从医的情况

人员类型	不会（%）	会（%）	说不清（%）	秩均值
医生	73.6	9.7	16.6	2213.14
护士	73.0	7.1	20.0	2211.95
医技人员	58.4	14.6	27.0	2550.37
管理人员	51.6	16.8	31.6	2603.11
χ^2	80.42			
p	0.00			

(2) 五年来医务人员愿意让子女从医的意愿增加

本次调查显示：70.4%的医务人员称不愿意让自己子女学医，而2008年有

84.9%的人有同样的选择，5年来降低了近15个百分点。不同性别医务人员对子女将来做医生的意愿无明显差别。85.0%的男性反对子女将来作医生，85.4%的女性有同样的看法，男性和女性的回答没有显著差异。年龄在25～34岁的人中70.0%不愿意子女学医。对数据进行秩和检验后可知，在0.05的检验水准下，不同年龄的医务人员希望子女从医的频率不完全相同。使用Bonferroni法两两比较后，发现25～34岁、35～44岁的医务人员希望子女从医的频率低于44岁以上的医务人员。丁香园网站的职业满意度调查（$n=6089$）结果显示：72.8%的医生称坚决不会让下一代当医生。鉴于学医投入高、学制长、回报低、工作强度大，难怪不少医生发出："将来谁给我们看病"的嗟叹。

（3）医务人员不愿意让子女从医的原因

一是人才培养周期长。医学生在校期间课程任务重，医学生毕业后，需经历3年的住院医师规范化培训。住院医师非常辛苦，从事的是基层的医疗工作，写病例、开检查单、查房、整理记录、与患者即时交流。3年的住院医师结束后，也需要若干年的磨炼，才可能成为一名称职的执业医师。人才培养周期长让高中生及家长望而却步。2012年东南大学医学院及附属医院数十位职工子女参加高考，选择医学院校的仅3人。"除了做医生外，做什么都可以。看我爸这一辈子，过得真没意思。"学医难，行医更难。在访谈中谈到2013年浙江温岭杀医案时，一位三级医院院长谈道："我现在做急诊都很害怕，怕病人拿刀捅我。"一位医学生的家长落泪："没想到儿子从事这么危险的职业。"

二是各类医院对人才的需求发生了变化。医院缺的是那些能够带领一个学科发展的专家型人才，主要是年资高、经验丰富、在专业领域有深厚造诣的医生。医药类毕业生尤其是本科毕业生留在大城市或大医院工作的可能性小，又不愿意到基层医院就业，转行到制药企业或做医药代表。国外医学是精英教育，最好的学生报考医学。10年的各省高考状元专业选择调查中，无人选择医学，而选择金融、国贸专业。北京大学第一医院院长刘玉村表示，把生命健康交给二流群体保障是否放心？年轻医生流失严重，去当医药代表，卖医药器械去了。频频发生的"医闹"、"打医生"事件，使得医务人员没有人身安全感，对医疗工作丧失信心。

三是五成多的患者称愿意让子女学医。在欧美国家，当医生是高中生和家庭的梦想，不是你愿不愿上医学院校，而是你能否有机会被选中。而在当代的中国，社会公众对报考医学院校的热情显然不高。患者调查显示：54.9%的人称会让自己的子女学医，21.6%的人称不会，23.5%的人称自己说不清。56.9%的患者称医生的社会地位高，36.2%的人称一般，6.9%的人称低。一位青年医生说，当时自己要报计算机类，老父亲认为医生好，"救死扶伤"的医生永远有饭碗。

4.5.3　影响离职意向的因素

同英美国家不同，影响我国医务人员离职意向的主因有：收入和福利待遇较低、才能得不到发挥、工作超负荷、职业风险高。这些消极的评价均会对医务人员的择业意向产生较大的负面影响。对1451名湖北城市公立医院医生的调查结果显示：离职意向的平均分值为 3.18 ± 0.73。[①]

(1) 工作超负荷、职业风险高，收入和福利待遇较低

不同职称者在是否离职问题上考虑的因素也不同。不论职称如何，均有超过六成把"收入和其他福利待遇低"视为影响离职意向的首要因素，把个人发展空间和职业风险放在重要位置。月薪水平越高，希望再次选择当前工作的人越多。工作满意度不高，则其离职意向也偏高。月收入水平与职业忠诚度呈正相关，即月收入越高，职业忠诚度越强。

工作满意度与离职意愿也直接相关。医务人员工作满意度不高，则其离职意向也偏高。工作满意度是对医务工作本身或工作经历的总体评价，工作满意度总体不高，则很可能导致从业人员离职意向偏高。医生对当下的青年越来越没有吸引力。协和医院 180 人的急诊科，3 年中就有近 20 人离职，离职者大多不再从事医疗行业。骨干医生的离职使得科室元气大伤，甚至会击垮一个临床科室。

(2) 医务人员的合法权益保障状况不力

那些认为自己合法权益保障状况较差的人中，77.4% 称不会再次选择当前职业；那些认为自己合法权益保障状况较好的人中，28.6% 有同样的判断，二者相差 49 个百分点。那些认为自己才能没有得到发挥的人中，78.3% 称不会再次选择当前职业；那些认为自己才能得到发挥的人中，40.3% 有同样的选择，二者相差 38 个百分点。

表 4－30　权益保障、才能发挥状况对离职意向的影响

选　项		若有再次择业机会，您还会选择当前职业吗？		
		不会（%）	会（%）	说不清（%）
合法权益保障**	差	77.4	9.5	13.1
	一般	54.1	20.7	25.2
	好	28.6	38.6	32.8
才能发挥**	不好	78.3	8.9	12.8
	一般	61.7	16.6	21.7
	好	40.3	31.5	28.2

注：* 表示 $p < 0.05$；** 表示 $p < 0.01$。

自身权益保障状况好坏也会影响到医务人员对子女从业态度的判断。那些认为自己合法权益保障状况较差的人中，84.9% 的人称不希望子女学医；那些认为自己合法权益保障状况较好的人中，41.9% 的人有同样的判断，二者相差 43 个百分点。

① Zhang Y, Feng X. The relationship between job satisfaction, burnout, and turnover intention among physicians from urban state-owned medical institutions in Hubei, China: a cross-sectional study. BMC Health Serv Res. 2011 Sep 24; 11: 235. doi: 10.1186/1472-6963-11-235.

表4-31 权益保障、才能发挥与子女从医意愿之间的关系

选 项		您是否希望自己的子女学医?		
		不会(%)	会(%)	说不清(%)
合法权益保障**	差	84.9	3.4	11.7
	一般	65.5	11.9	22.6
	好	41.9	23.2	34.9
才能发挥**	不好	83.0	5.8	11.2
	一般	71.1	9.1	19.8
	好	58.2	16.0	25.8

注：* 表示 $p < 0.05$；** 表示 $p < 0.01$。

4.5.4 三点建议

一是关注各类医务人员的需求，注重对中青年骨干力量的关爱和扶持。从调查数据中发现不同年龄段中，25～34岁的医务人员职业忠诚度最低，这与唐蔚蔚[2]等做出的调查结果相同，可能与年轻医务人员的心理承受力或薪酬水平偏低有关。为此，医院管理者需要给予该群体充分的关爱，提供合理的生活保障。其次，不同职务类型的医务人员中，护理人员的职业忠诚度低于其他类型医务人员。护理人员与患者及其家属接触的时间远多于其他医务人员，工作压力大但工作成果不受到重视是很多护理人员难以述说的苦衷。医院管理者要依照《护士条例》，为临床科室配齐护士，创造职业发展机会，发展专科护士，吸引并留住优秀护士。

二是进行心理疏导，培养医务人员职业忠诚度。不良心理状况是影响医务人员职业忠诚度的重要因素，调查结果也显示，不良心理状况与医务人员职业忠诚度的相关性具有统计学意义。医院管理者既需要建立专门的心理咨询部门为高压下的医务人员进行心理疏导，也需要开展对医务人员职业忠诚度的教育，标本兼治才能切实地提高医务人员职业忠诚度。医学不仅是一个职业，也是一个专业。当医务人员认识到医务工作者有其特有的医学专业精神时，其职业忠诚度进而也会提高。

三是制定合理的考核指标和科学的薪酬分配制度。月收入与职业忠诚度的相关性远不如薪酬公平感与职业忠诚度的相关性。这说明，医务人员不仅关注绝对的月收入数量，更关注相对的薪酬公平感，因此医院管理者需要制定合理的考核指标和科学的薪酬分配制度。需要从以经济收入为主的考核方法向以综合绩效考核为之转变，实行岗位绩效工资制和年薪制相结合的分配制度。以医疗服务和效率为分配核心的绩效评价方法，客观反映医院、科室及每个工作人员的服务量，合理地解决计量医院工作人员在医疗服务中产出服务量及绩效评价的问题，充分体现多劳多得的分配原则。

第五章　权益保障与职业发展

5.1　权益保障总体状况

内容提要

- 31.9%的医务人员称自身权益未得到保障，研究生学历者中36.7%的人感到自身权益保障状况差，而大专及以下者25.8%有同感。
- 71.2%的医务人员称医院提供了继续教育方面的便利，比5年前提高了9个百分点。
- 月收入在2000元及以下的医务人员中，40.3%感到权益得不到保障，而收入在6000元及以上者为24.2%，二者相差16个百分点。

5.1.1　总体状况

(1) 三成医务人员称自身权益没有得到较好保障

调查显示：5.7%的医务人员称自己在执业中的合法权益得到较好保障，31.9%的人称差，62.4%的人称一般。36.3%的男性感到自身权益保障状况差，高出女性6个百分点。学历越高的人感到自身权益保障状况越差，研究生学历的人中36.7%感到自身权益保障状况差，而大专及以下的人中25.8%有同感，二者相差11个百分点。不同技术职称的人中间没有显著差异。收入待遇是影响权益保障的一个重要因素，收入越低的人对权益保障状况的评价越负面。

表5-1　不同性别、学历、技术职称、月收入医务人员权益保障情况

选项		您的合法权益得到保障状况如何		
		差（%）	一般（%）	好（%）
性　别	男	36.3	59.3	4.4
	女	29.6	64.1	6.3
学　历	大专及以下	25.8	68.4	5.8
	大本	33.0	61.2	5.8
	研究生	36.7	58.4	4.9
技术职称	初级	32.2	62.8	5.0
	中级	33.4	61.5	5.1
	高级	31.3	61.9	6.7
	未定级	24.6	65.9	9.5

续表

选　项		您的合法权益得到保障状况如何		
		差（%）	一般（%）	好（%）
月收入	2000 元以下	40.3	55.6	4.1
	2001～4000 元	34.2	60.3	5.6
	4001～6000 元	27.7	66.5	5.7
	6000 元以上	24.2	68.4	7.4

注：$p < 0.01$。

（2）四成医生称自身权益保障状况不佳

二甲综合医院医务人员中，37.2% 的人感到自身权益没有得到保障，略高于其他公立医院，民营医院医务人员中占 22.8%，低于各级公立医院 8～15 个百分点。公立医院医务人员的权益保障状况不如民营医院好。当然，民营医院医务人员中也只有12.2% 的人称自身权益保障状况好。

医生群体对自身权益保障状况最为不满，40.0% 的人评价为差，远高于其他群体，如管理人员中 15.9% 的人感到权益保障差。对其进行 Kruskal-Wallis 秩和检验可知，在0.05 的检验水准下，$\chi^2 = 97.67$，$p < 0.05$，不同类型医务人员的权益保障水平不全相同。医生的权益保障水平最低，其次是护士，管理人员的权益保障水平最高，次高的是医技人员。管理人员是医院规章制度的制定者，也是上级主管部门行政命令的执行者，在涉及切身利益时往往不会忽视自身权益。

表 5－2　不同类型医务人员权益保障情况

人员类型	差（%）	一般（%）	好（%）	秩均值
医生	40.0	56.2	3.9	2642.55
护士	27.2	66.6	6.2	3036.80
医技人员	20.3	73.0	6.7	3234.95
管理人员	15.9	68.7	15.3	3526.07
χ^2	209.45			
p	0.00			

《执业医师法》第 21 条规定了医师在执业活动中享有的各项权利：在注册执业范围内的诊疗权，参加专业培训、接受继续教育，有人格尊严、人身安全不受侵犯，获取工资报酬和享受国家规定的福利待遇，但有些权利得不到有效保障。2004 年中国医师协会的调查显示：74% 的医师认为自己的合法权益得不到保护。2008 年中国科协"科技工作者权益保障状况调查"（$n = 3752$）表明：16.0% 的科技工作者对自身权益保障状况表示不满意，满意的占 29.9%。同全国科技工作者的平均水平相比，医生群体的权益保障状况不佳。2013 年中国医师协会倡议开展"温暖医师行动"等

自律维权，并启动了天士力医师维权专项基金，让更多的社会力量投身到这项社会公益事业之中。保障医师的合法权益不容侵犯，尊重生命、尊重医师应是全社会的共识。

（3）医疗责任保险的覆盖面偏低

医疗责任保险（以下简称：医责险）是医疗机构协助医务人员分担职业风险的必备条件，也是维护医务人员权益的重要表现。医责险涉及缴费比例、强制保险等，医责险的保费应由医疗机构和医务人员共同承担。20世纪90年代末，云南、北京、上海等地借助当地政府的红头文件先行推行医责险，但实施效果不佳。2004年北京市只有19家医疗机构购买了医责险，阻力较大，到2011年全市实际参保医疗机构占应参保机构的六成。山西省医调委的数据显示，该省自2008年11月正式启动医责险至今，共成功调解近4000件医疗纠纷案件，其中50%是通过医责险赔付的。通过参与医责险，将确定损害赔偿数额的权力交给第三方，把医患纠纷转移到院外处理，不仅降低纠纷解决成本，还可保障医患双方权益。

调查显示：41.9%的被调查医务人员有医责险，34.9%的人称没有，25.2%的人称不清楚。被调查医院中至少有1/3的人没有享受医责险。三甲医院的医务人员中，37.0%的人称没有参加医责险，甚至比其他类型医院的比例还要高。医生的岗位风险高，但医生群体中没有参加医责险的占40.3%，比护士、医技人员和管理人员的比例还要高。

表5-3 不同医院医务人员参加医责险情况

选 项		您是否参加了医疗责任保险？		
		没有（%）	有（%）	不清楚（%）
医院类型	三甲综合	37.0	39.7	23.3
	二甲综合	31.3	47.9	20.8
	中医医院	34.4	38.1	27.5
	民营医院	35.6	43.3	21.1
人员类型*	医生	40.3	36.6	23.2
	护士	29.3	48.3	22.4
	医技人员	32.7	42.6	24.7
	管理人员	31.0	44.8	24.2

注：* $p < 0.01$。

医务人员参加医责险的比例距国家的要求有较大差距，其原因是多方面的。第一，公立医院院长尚未形成参保意识，抱着侥幸心理不愿参加医责险。很多医院经费困难。医疗风险偏高的医院又是保险公司不愿吸纳的参保对象，这项保险业务的规模效益始终难以显现。第二，医疗事故适用法律及赔偿标准不统一，也构成了医责险通行的一大阻力。第三，医保机构的积极性也不高。医责险带有较强的政策性，属保本微利型保险，目前投保机构面还不够广，保险业运营成本较高，需配合其他险种，按照"以险养险"的方式运作，才能保证可持续发展。中国医师协会副秘书长谢启麟说，中国医疗责任强制险方案有相关规定，但强制力不够。

在美国，执业医生基本上会购买医责险。美国医生年平均收入约 20 万美元，其中约 1.5 万美元用于购买医责险，相当于其年收入的 7.5%，而外科系统和产科等风险较大的医生每年投保费用可达 5 万美元以上。不过，由于美国医疗损害赔偿案件赔偿额偏高，导致全美范围内医责险费大幅度上升。一些医生因不能支付高额保费而改行，部分保险公司也由于高额保费的赔付而破产。英国、加拿大和中国香港医院和医生的医责险费用由政府支付，由保险公司运作。发生医疗损害后，先经相关的委员会调解，调解不成由法院审理判决，赔偿费用由保险公司支付。日本采用的是团体入保型。日本医师协会创建了"医师职业责任保险制度"，为医疗纠纷的处理提供一种法庭外进行的类似仲裁的调节机制。日本医师协会与保险公司签订合同，对参保会员医师的医疗过失负有赔偿责任。

5.1.2 权益保障不力的诱因

（1）月收入越低越感到自身权益保障不力

月收入在 2000 元及以下的人中，40.3% 的人感到权益得不到保障，而收入在 6000 元及以上的人中，这一比例降低为 24.2%，二者相差 16 个百分点。在不同性别、学历、职称或收入状况下的医务人员中均有不足一成的人称自身权益得到较好保障。收入状况已经成为衡量医务人员权益是否得到保障的一个重要因素。

（2）医疗执业环境较差

那些感到当前医疗执业环境差的医务人员中，45.3% 的人感到自身合法权益得不到保障，而感到职业环境好的医务人员中，仅 9.1% 的人有负面评价，且有 28.9% 的人有积极评价。那些曾经与患者肢体冲突的医务人员中，43.0% 的人感到自身权益得不到保障，高出对照组 14 个百分点。那些遭受过患者 3 次及以上语言辱骂的医务人员中，48.1% 的人感到合法权益没有得到维护，而没有此经历的人中仅 21.4% 有同感。对其进行秩和检验可知，在 0.05 的检验水准下，不同执业环境下医务人员的权益保障水平不全相同。发生过肢体冲突或遭到患者语言辱骂的医务人员的权益保障水平低。

表 5-4　医疗执业环境与权益保障情况

选项		您的合法权益得到保障状况如何			
		差（%）	一般（%）	好（%）	秩均值
医疗执业环境总体状况	差	45.3	52.6	2.1	2483.34
	一般	14.8	76.3	8.8	3460.30
	好	9.1	61.9	28.9	4018.33
	χ^2	751.42			
	p	0.00			

续表

选 项		您的合法权益得到保障状况如何			
		差（%）	一般（%）	好（%）	秩均值
与患者肢体冲突	无	29.3	64.2	6.5	3016.63
	有	43.0	54.9	2.1	2550.29
	Z	-9.79			
	p	0.00			
遭患者语言辱骂	0	21.4	69.2	9.4	3289.20
	1~2	26.5	68.2	5.2	3065.18
	>2	48.1	49.6	2.3	2412.81
	χ^2	390.63			
	p	0.00			

（3）现有法律法规缺乏实施细则

在法律层面，医师权利来自于《执业医师法》的相关规定。《执业医师法》第22条第1款规定了医师的7项权利，但这些权利笼统而又含糊，如学术权、人身权和受教育权等不是医师在医疗执业中的专有权利。维护医师的基本人权，如预防医师在工作场所被辱骂、殴打和杀害，而非医疗执业的全部权利。这些基本的公民权利在《侵权责任法》（2010年）中也没有得到较为清晰的阐述。医疗机构依法治理医院，依照法律规定开展诊疗服务和医疗管理，医务人员要依法行医，遵循诊疗规范。

5.1.3 对策建议

一是修订《执业医师法》，保障医师合法权利。修订《执业医师法》，修订后的《执业医师法》要与《劳动法》、《行政管理法规》、《医师法》和《保险法》等法律关系相协调。明确医师维权的内涵和外延，保障医师合法权益。

二是医疗机构要肩负保障住院医师合法权益的重任。在人事管理上有所突破，变"单位人"为"社会人"。通过制度设计，由市财政、培训医院和用人单位共同承担培训费用。培训学员与培训基地签订培训劳动合同，培训期间计算工龄，参加并享有养老、医疗、失业、生育、工伤、公积金等社会保障。培训结束后合同自然终止，培训对象自主择业。住院医师规范化培训期间，由当地卫生行政管理部门与医院签订委托培训协议。卫生主管部门试点启动区域内统一的专科医师规范化培训，建立完整规范的临床医学人才培养体系。

三是建立健全医疗责任保险制度。要立法规定医院和医生参加医疗责任保险，统一规定医疗责任保险方案，对保险产品的责任范围、保险价格测算、保险费率动态调整做出具体的规定。由卫生主管部门负责组织、推动医疗责任保险工作，保费由医疗机构和医务人员共同缴纳。在同一赔偿限额内，风险大、手术多、疑难病人多的大医院保费要高于社区卫生机构；医护人员的保险费率则依其所在医疗机构级别、科室、职业、职称的风险大小而不同。

5.2 教育培训和后备人才队伍建设

医疗教育市场化和医学院校的扩招，造成医学教育质量的下降。部分医学生把实习期当成了复习考研、准备转行的缓冲期。研究生教育偏重研究写论文，重理论轻临床，这样造成医疗资源浪费、学历贬值。住院医师培训制度、在岗医务人员的继续教育就成为终生教育培训和后备人才培养中的重要途径。

5.2.1 参加继续教育的便利性

（1）七成的人称医院提供了继续教育的便利

调查显示：71.2%的医务人员称医院为自己提供了继续教育方面的便利，27.1%的人称没有，1.7%的人称不清楚。2008年的调查中，62.4%的人称医院为继续教育提供便利，5年来这一数据提高了9个百分点。卫生部《关于加强"十二五"期间继续医学教育工作的指导意见》指出：力争到2020年，全国卫生技术人员继续医学教育覆盖率达到80%。

（2）年龄在35岁以上或研究生学历的人，更加享有继续教育的便利

男性医务人员中29.0%的人称医院没有给自己提供继续教育的机会，高出女性3个百分点。年龄在25～34岁者中28.9%的人称医院没有给自己提供继续教育的便利，略高于其他年龄组的水平。学历越低越感到医院没有给自己提供继续教育的便利，大专及以下的人中28.6%的人给出否定回答，高出研究生学历者4个百分点。年龄在35岁以上或研究生学历的人，享有的继续教育机会多。"住院医早上7点来，加班到晚上7点多，还要上夜班，累还不被人理解，没有功夫和心情钻研业务。"

表5-5 不同性别、年龄、学历的继续教育提供情况

选 项		医院是否为您提供了继续教育方面的便利		
		未提供（%）	提供（%）	不清楚（%）
性 别	男	29.0	69.2	1.8
	女	26.1	72.2	1.7
年 龄	<25	27.9	69.7	2.4
	25～34	28.9	69.2	1.8
	35～44	25.1	73.4	1.5
	>45	24.4	74.4	1.2
学 历	大专及以下	28.6	70.0	1.4
	大本	27.7	69.7	2.5
	研究生	24.3	75.1	0.6

（3）三甲医院医务人员获得的继续教育机会多

二甲综合医院和民营医院的医务人员中分别有33.9%和32.5%的人称医院没有提

供继续教育的便利，高出三甲综合医院和中医医院10个百分点。医技人员中30.7%的人称医院没有提供继续教育的便利，护士和管理人员得到继续教育的机会最多。医生群体因本身就是高学历，又接受过住院医师培训，在岗继续教育的需求相对较弱。

表5-6　不同医院类型、医务人员类型的继续教育提供情况

选　项		医院是否为您提供了继续教育方面的便利		
		未提供（%）	提供（%）	不清楚（%）
医院类型	三甲综合	23.7	74.4	1.9
	二甲综合	33.0	66.5	.5
	中医医院	23.9	73.0	3.1
	民营医院	32.5	65.4	2.1
人员类型	医生	28.4	69.8	1.8
	护士	24.0	73.8	2.2
	医技人员	30.7	68.6	0.7
	管理人员	27.1	72.6	0.3

（4）西部医务人员享有的继续教育便利条件低于东部

西部省份的医务人员中29.7%的人称医院没有提供继续教育的便利，高出东部省份5个百分点。我国西部医学教育资源相对匮乏，医务人员脱产到省会城市或东部城市参加教育培训的机会偏少。院里一个萝卜一个坑。有机会外出进修学习，"出去进修的医生，每个月按科里的平均奖拿奖金；发表科研论文医院给报销40%的费用。有些医院不允许外出培训。"医院抱着"反正他们到时候要走的，学好学坏对科室没关系"的心态，不真心实意地培养年轻人。

表5-7　不同地区对医务人员继续教育提供便利情况

选　项		医院是否为您提供了继续教育方面的便利		
		未提供（%）	提供（%）	不清楚（%）
区域分布	东部	24.2	71.4	4.4
	中部	27.8	71.9	0.3
	西部	29.7	70.2	0.1

5.2.2　住院医师规范化培训中的问题和对策

（1）住院医师规范化培训制度实施现状

医学是一门实践性的学科，不仅要有扎实的理论基础，更应该会操作、精操作。医生素质直接关系到国家医疗水平，关系到医改成败。我国医学教育学历后教育，如住院医生规范化培养、全科医生培训、专科医生训练等除上海等少数城市外，继续教

育和终身教育远未形成体系，培养的医生质量也参差不齐。

一位正在一家教学医院实习的 5 年级医学生坦言："我们学生的优秀成绩是笔试考出来的，但在本科学习阶段的实际操作实践机会少，操作能力普遍较差。教学病例远远不够。基础设施跟不上，示教室、多媒体教室、实习基地的建设力度尚不能满足当今学生扩招的需求。"2012 年我国门诊诊疗人次达 60 多亿，但是实际教学资源非常匮乏。对一家昆明三甲教学医院的实地考察发现：十几名学生一同去检查一名患者，观摩的多，动手的少。由于临床教学找不到病例，最后只好回到理论教学，从书本到书本，无法真正获得与临床各项操作有关的技能。应探讨提高医学生临床综合技能水平的途径和方法，建立科学的临床技能培训体系，将考试考核评价体系倾向于临床能力，并且把过程与最终考试结合起来。

患者调查显示：56.7% 的人称在选择就诊医院时，首要考虑的因素是医生的"业务过硬"，高于"收费合理"（44.4%）、"服务态度好"（42.1%）、"医保定点"（37.3%）和"硬件好"（33.2%）。未经"规范化培训"的医学生只能是半成品，不能满足广大患者的就医需要，住院医师规范化培训就显得很重要。[①] 2011 年卫生部发布的《医药卫生中长期人才发展规划（2011—2020 年）》规定：到 2020 年，所有新进临床医疗岗位的医师均经过住院医师规范化培训。实现规范化培训全覆盖的目标有相当难度。那么，住院医师规范化培训制度的落实状况如何？参加住院医师规范化培训的年轻医生的从业状况和从业态度如何呢？

北京市 2004 年成为国家住院医师/专科医师培训制度的改革试点，已认可 53 家医院共 264 个普通专科培训基地，累计培训 1.5 万多人。2004 年上海启动全科医生岗位实践技能培训，已完成对 6000 余名社区临床医生的技能培训，成为全国率先全面推行住院医师规范化培训的城市。2010 年上海医院开始实行"人事基本冻结"，不再从医学院校直接招录从事临床工作的毕业生。应届医学毕业生先要进入 39 家指定的医院学习"怎么做医生"，合格者才能拿到一张在上海就业的"通行证"。培训对象进入医院后，实行的是集中统一培训。两次年度考核不合格，会被淘汰掉。住院医师规范化培训质量有保证。2013 年 8 月，上海市 39 家住院医师规范化培训基地不同学历层次的 1200 多名规培学员学成"出师"，就业率超过 90%，约 1/4 的学员进入上海市郊区及二级基层医院工作。[②]

不过，我国住院医师规范化培训起步较晚。从 2015 年开始，各省（区、市）全面启动住院医师规范化培训工作；到 2020 年建立制度，所有新岗本科及以上学历临床医师均接受住院医师规范化培训。相对而言，外国对年轻医生和规培生从业状况的研究很系统。例如，2001 年瑞典医学职业研究课题组对 358 名医学毕业生的职业发展开展了长期的最终研究，这项为期 8 年的长期随访研究了职业期望、个性特征、专科选择偏好、职业发展动力、工作与生活的平衡等方面，并评估了其职业成功与职业满意度。[③]

①　张勘，许铁峰，胡天佐，等. 上海探索建立住院医师规范化培训制度［J］. 中国卫生人才，2010（3）：24～26.

②　徐通，许铁峰，杜霞，等. 上海市住院医师规范化培训实施［J］. 解放军医院管理杂志，2011，18（8）：791.

③　Buddeberg-Fischer B，Stamm M，Klaghofer R，. Career paths in physicians´ postgraduate training- an eight-year follow-up study，Swiss Med Wkly. 2010 Oct 6；140；w13056. doi：10.4414/smw.2010；13056.

（2）住院医师规范化培训中的问题及根源

第一，规范化培训基地的培训质量差异大，规培质量难以保证。临床带教老师的选择不尽合理。尽管多数培训基地所在医院规定带教老师须是高级职称，但实际上这些医师基本属于二线医师，不直接管理住院患者，主要承担部分门诊医疗工作、每周例行的病房查房工作及科研工作。住院医师在病房轮训期间难以谋面。临床科室对规培的认识及重视程度不足。教学医院各科室对实习生、进修生、研究生、住院医师等医学人才的培养往往定位模糊，所制订的培养计划不合理。有些科室主任往往有"重使用轻带教"的观念，只重视自身科室的发展，常常打乱轮转计划，使培训的效果不理想。有些规培基地存在时间和培训内容上的"一刀切"，不管学历如何，也不论培训内容和从事的专业是否吻合，都要经过 2~3 年的培训。

第二，规范化培训学员的工作负担重但收入待遇较差。住院医师不是正式职工，收入低，医疗保险保障不力。如果就职于非培训基地医院，还要外送到基地医院参加培训，只有基本工资、三险，月收入在 2000 元左右。"医学长学制和研究生毕业的年近 30 岁，每月连工资带补贴只能拿到 1000 多块钱，养活自己都有困难。"参加培训的住院医师，其收入、待遇等权益保障力度不够。与工作高负荷和值夜班、加班相比，规培住院医师抱怨：月收入比不上医院的保洁员和护工；每个月还需要快退休或已退休的父母接济，吃饭穿衣必须精打细算，但还是捉襟见肘；除掉房租和温饱，基本所剩无几，又拿什么资金去继续学习和提升自我呢？

第三，在培住院医师身心疲惫，职业倦怠。培训基地中，部分有条件的医院为住院医师提供住宿，但相当一部分医院无法提供住宿。部分住院医师需要每天在住地和医院之间往返奔波，鉴于住院医师较低的月收入，大部分人选择在偏远郊区租住房，直接导致了每日的往返奔波，身心疲劳。在培住院医师中，部分医师提到心里压力过大，每天要应付繁重的医疗任务、整理相关资料研究临床上遇到的难题、准备出科考核及年度考核，以便尽快适应陌生医院的环境以及不同科室的工作风格和习惯。

（3）对策建议

一是建立卫生主管部门牵头的住院医师制度及其运行机制。在管理上明确政府、培训医院和社会团体的不同职责，从决策层、协调层、执行层建立完善组织管理体系。卫生行政部门负责统筹管理院医师规范化培训工作，实行全行业属地化管理。市财政通过项目经费，保障参加规范化培训住院医师的相关补助、培训基地的定额补助以及统一管理的运行经费。卫生计生委要成立专门委员会，负责汇编住院医师培养计划指南、监督、评估和资格认证，制定指导办法，让规培基地有章可循，制定培训基地标准，建立年检制，保证培训质量。

二是国家财政投入要可持续，保障规培生的收入待遇。国家卫生计生委等 7 部门发布的"关于建立住院医师规范化培训制度的指导意见"指出：面向社会招收的培训对象与培训基地签订培训协议，其培训期间的生活补助由培训基地负责发放，标准参照培训基地同等条件住院医师工资水平确定。作为财政拨款向培训基地医院拨付，医院根据规培完成情况发给个人。培训学员与培训基地签订培训暨劳动合同，培训期间计算工龄，参加并享有养老、医疗、失业、生育、工伤、公积金等社会保障。

三是加强配套政策的研究，逐渐实现住院医师从"单位人"转化为"社会人"。

把住院医师规范化培训作为院校教育的延续，取得学历学位即院校毕业后，先不进入医院成为单位人，直接报名参加住院医师培训，取得合格证后再就业、确定工作单位。在培训经费上，通过制度设计，由市财政、培训医院和用人单位共同承担培训费用外，实现以"行业社会人"为特征的一体化人事管理模式：除培训期间计算工龄并享有相应的工资待遇和社会保障外，还将合格证书作为培训人员参加中级专业技术资格考试和聘用中级专业技术岗位的必备条件之一。毕业生进入培训医院后，以"行业人"身份接受培训，与培训医院签订劳动合同，劳动关系委托卫生人才交流服务中心管理，培训结束后合同自然终止，培训对象自主择业。

5.2.3 后备人才队伍建设不佳的诱因与对策

（1）两成医务人员称科室后备人才队伍建设不佳

调查显示：64.1%的医务人员称本科室后备人才队伍建设状况为"一般"，14.6%称"好"，21.3%的人称"不好"。男性和女性对本科室后备人才队伍建设状况的评价没有太大差别。年龄在35～44岁的人23.1%称本科室后备人才队伍建设不好，略高于其他年龄组的水平。年龄在45岁以上的人16.8%称本科室后备人才队伍建设好，略高于其他年龄组的水平。高级职称者中16.8%的人称本科室后备人才队伍建设好，高出中级职称者4个百分点。

表5－8 医务人员对后备人才队伍建设的总体评价

选 项		本科室后备人才队伍建设状况		
		不好（%）	一般（%）	好（%）
性 别	男	22.7	63.3	14.0
	女	20.5	64.6	14.9
年 龄	<25	16.7	68.1	15.2
	25～34	22.1	63.5	14.4
	35～44	23.1	63.7	13.3
	>45	20.0	63.3	16.8
技术职称	初级	21.2	64.1	14.7
	中级	22.2	65.1	12.6
	高级	21.5	61.7	16.8
	未定级	17.0	65.6	17.3

注：$p < 0.01$。

（2）二甲综合医院后备人才队伍建设尤为糟糕

三甲综合医院中16.3%的人称本科室后备人才队伍建设较差，18.6%的人称较好。经过秩和检验可知，不同医院类型的科室后备人才队伍建设状况不全相同，三甲综合医院的科室后备人才队伍建设状况好于二甲综合、中医医院，二甲综合医院的科室后备人才队伍建设状况差于中医医院、民营医院。

三甲医院扩张引进学科带头人，招聘大批研究生，但有一定临床经验、能在临床上独当一面的中青年骨干匮乏。三甲医院科室的年轻人参加学术会议的机会，注重系统培养，形成传、帮、带良好氛围。二甲综合医院对本科室后备人才队伍建设的评价最差，高达29.8%的人称本科室后备人才队伍建设差，远高于其他类型医院的水平。偏远的县级二甲综合医院的人才危机更为突出，关键技术岗位空缺编严重，有些医院连续三年没有招收到二本临床医学本科毕业生了。令人意外的是在被调查的9家大型民营医院中，本科室后备人才队伍建设并不比公立医院差。

表5-9　不同医院类型的科室后备人才队伍建设情况

医院类型	本科室后备人才队伍建设状况			
	不好（%）	一般（%）	好（%）	秩均值
三甲综合	16.3	65.2	18.6	3144.48
二甲综合	29.8	61.1	9.0	2585.40
中医医院	21.9	67.8	10.3	2815.00
民营医院	21.7	60.6	17.6	2986.04
χ^2	155.53			
p	0.00			

民营医院医生游离在体制外，缺乏参政议政的渠道，技术职称评定困难，在申请科研项目上也会遇到阻碍，造成人才社会地位和待遇的差异，医学毕业生不愿意到民营医院。公立医院向民营医院自由流动，但反之则几乎是此路不通。在民营医院有在年老退休返聘的多、年轻刚毕业的多，而中青年骨干人才少的"哑铃"形人才结构，骨干层的交接总是在退休者中进行，形不成人才梯队。部分民营医院注重短期效益和成熟人才的引进，继续教育与业务培训不重视，技术人员的培训不足，人员知识老化，使得民营医院缺乏后劲。

（3）医生感到后备人才队伍建设不佳的比例最高

医生群体中24.3%的人称本科室后备人才队伍建设不好，略高于其他类型医务人员的水平。医疗更强调一个团队合作，一个稳定的团队是医疗质量、安全的保障。在不少医院内，老师与学生之间的平等关系逐渐变成了"上下级之间的关系"。

表5-10　不同医务人员的科室后备人才队伍建设情况

人员类型	本科室后备人才队伍建设状况		
	不好（%）	一般（%）	好（%）
医生	24.3	61.8	13.9
护士	18.2	66.5	15.3
医技人员	19.5	65.9	14.6
管理人员	17.7	66.7	15.6%

（4）儿科和急诊科后备人才队伍建设评价最糟糕

儿科（28.2%）和急诊科（28.1%）的被调查医务人员对本科室后备人才队伍建设评价最糟糕，高出大外科（18.8%）和管理科室（16.5%）近10个百分点。

表5-11　不同科室的科室后备人才队伍建设情况

科室类型	本科室后备人才队伍建设状况		
	不好（%）	一般（%）	好（%）
大外科	18.8	65.5	15.7
大内科	21.1	62.9	16.0
妇产科	23.3	60.1	16.5
儿科	28.2	62.4	9.4
门急诊	28.1	62.6	9.3
其他临床科室	23.9	63.3	12.9
医技科室	19.6	66.4	13.9
管理科室	16.5	68.4	15.1

（5）西部地区医务人员中称科室后备人才队伍建设差的比例最高

在区域分布上，23.1%的西部省份医务人员称本科室后备人才队伍建设不好，高出东部省份3个百分点。经过秩和检验可知，在0.05的检验水准下，尚不能认为不同区域的科室后备人才队伍建设情况有所不同。

表5-12　东中西地区科室后备人才队伍建设情况

区域分布	本科室后备人才队伍建设状况			
	不好（%）	一般（%）	好（%）	秩均值
东部	19.8	66.1	14.1	2953.83
中部	21.4	62.8	15.9	2954.43
西部	23.1	63.2	13.6	2858.41
χ^2	5.32			
p	0.06			

东南沿海的大医院挖人，导致中西部医生流失严重，中青年骨干医生倾向于"孔雀东南飞"。西部省份的不少中小医院在人才流失的同时，还招不到较高素质的本科人才，后备人才储备严重不足。

（6）对策

不同规模的公立医院之间积极探索组建医院管理集团、上级医院整体托管、城市医院团队帮扶、城乡对口支援等多种模式，促进医疗资源合理配置。加强政策引导，优化人才资源配置，使卫生人才向基层、向艰苦边远地区流动。深化城市三级医院对口支援县级医院工作。结合县域群众医疗服务需求和县级医院实际水平，开展支援工作，建立城市三级医院向县级医院轮换派驻医师和管理人员制度。健全城市医院对口支援县级医院的长期合作帮扶机制，继续实施县级医院骨干医师培训项目，加强基层医院骨干人才。加强临床专业科室能力建设。建立首席专家制度，在医院某学科领域承担项目攻关、技术把关、质量监督、技术传授。参与医院医疗质量管理工作，负责中青年业务骨干的培养。建立健全岗前培训机制，建立师徒关系，虚心请教，一对一带教，健全医学新人带教机制。职业培训内容要量身定制，创新培训模式，开展入职教育。

5.3 才能发挥

内容提要

- 15.8%的医务人员称自己的才能发挥的较好，73.2%称一般，11.0%的人称差。
- 47.8%的医务人员称，本单位"需要的人进不来，富余的人流不出"现象严重。
- 诱发医务人员才能发挥状况不佳的主因是：工作负荷大，身心疲惫；薪酬公平感差，工作满意度偏低；医生群体自由流动受限。

公立医院改革推行政事分开、管办分离，逐步实现医院职业化管理，法人治理结构，并逐步推行去行政化。这些改革举措的一个主要目的是促进医务人员才能发挥。不过，当下各级医疗机构普遍存在的一个现象是"近看缺钱，远看缺人"。人才培养不力，才能发挥不佳。学术团队难以形成，优势学科难以建立。

5.3.1 才能发挥状况总体不佳

（1）年龄在45岁以上或高级职称者的才能发挥较好

调查显示：15.8%的人称自己在当前岗位上才能发挥的较好，73.2%的人称一般，11.0%的人称差。13.5%的男性称自己才能发挥的不好，高出女性4个百分点。年龄在25~34岁者中12.9%的人称当前岗位上才能发挥好；随着年龄段的增加，才能发挥状况越好，年龄在45岁及以上的人中22.4%的人有同样判断。同样，技术职称越高，才能发挥状况也越好，高级职称和初级职称者之间相差10个百分点。总体上，超过六成的被调查医务人员感到才能发挥状况为一般，感到差的人占一成，高年资、高职称的医务人员中有两成的人感到好。

表5-13 不同性别、年龄、技术职称的岗位才能发挥情况

选 项		在当前岗位上的才能发挥状况		
		不好（%）	一般（%）	好（%）
性别*	男	13.5	69.7	16.8
	女	9.7	75.1	15.2
年龄*	<25	10.1	76.9	12.9
	25~34	12.1	74.2	13.7
	35~44	10.7	71.9	17.4
	>45	8.5	69.1	22.4

续表

选 项		在当前岗位上的才能发挥状况		
		不好（%）	一般（%）	好（%）
技术职称*	初级	11.1	75.6	13.3
	中级	11.5	73.5	15.1
	高级	10.5	66.4	23.2
	未定级	9.8	78.2	12.0

注：*$p < 0.05$。

（2）不同类型医院医务人员才能发挥状况有差异

不同类型医院在当前岗位上的才能发挥状况不同。二甲综合医院和中医医院中仅一成的人称在当前岗位上的才能发挥状况较好，三甲综合医院为18.2%。民营医院中25.3%的人认为才能发挥状况较好。

表 5-14　不同医院类型的岗位才能发挥情况

医院类型	在当前岗位上的才能发挥状况		
	不好（%）	一般（%）	好（%）
三甲综合	9.8	72.0	18.2
二甲综合	12.7	75.5	11.8
中医医院	12.4	77.9	9.7
民营医院	9.4	65.2	25.3

注：$p < 0.05$。

数据显示，尽管不同类型医院医务人员的回答有所不同，但总体不佳。医学院毕业生能到三甲医院工作，就有成为专家的机会；而到基层医院工作，因只能接触常见病、多发病，缺乏继续教育的良好氛围，很难提高医疗技术，才能难以得到发挥。有些三级医院的高年资医生不愿意带本院的低年资医生，怕培养潜在的竞争对手；或者有些高年资医生愿意通过进修医生转来更多的外地病人。蛟河县人民医院院长："其实在县医院发展的机会很好，5～10年就能提科主任，我们医院没走的几个大学生全都提拔了，这在大医院是不可能的。"

（3）管理人员感到才能得到发挥的比例高于医护人员

管理人员中21.8%的人称自己在当前岗位上的才能发挥状况较好，高出医护人员6个百分点。一位新疆二甲医院业务院长说：人才流失更是让人心痛，互相勾心斗角，我做不起来，你也别想做起来。看不惯就走吧，出国的、考研的、跳槽的有不少都是逼迫着成才的。对数据进行秩和检验可知，不同类型的医务人员的岗位才能发挥情况不全相同。使用 Bonferroni 法两两比较后，可得管理人员的岗位才能发挥情况好于其他类型的医务人员。

表 5 – 15　不同医务人员类型的岗位才能发挥情况

人员类型	在当前岗位上的才能发挥状况			
	不好（%）	一般（%）	好（%）	秩均值
医生	13.0	71.4	15.6	2843.47
护士	9.2	75.6	15.2	2927.59
医技人员	9.9	75.4	14.6	2893.97
管理人员	6.5	71.7	21.8	3163.35
χ^2	20.21			
p	0.00			

不同科室医务人员在当前岗位上的才能发挥状况有差异。管理科室（19.0%）和妇产科（18.7%）的医务人员称自己在当前岗位上的才能发挥状况较好，而儿科（10.0%）、门急诊科室（13.8%）和医技科室（13.8%）相对较差。

表 5 – 16　不同科室医务人员的岗位才能发挥情况

科室类型	在当前岗位上的才能发挥状况		
	不好（%）	一般（%）	好（%）
大外科	8.8	74.4	16.8
大内科	13.2	72.2	14.6
妇产科	9.7	71.6	18.7
儿科	12.7	77.3	10.0
门急诊	14.1	72.2	13.8
其他临床科室	11.9	69.6	18.5
医技科室	10.9	75.3	13.8
管理科室	6.3	74.7	19.0

5.3.2　限制才能发挥的诱因分析

医院的性质、等级、规章制度和领导者艺术等均会影响到医务人员的才能发挥。[1]在"以药养医"的医院运行模式下，不少医生为了生计或科室创收而不得不违背自身意愿或诊疗原则，其专业自主性受限。医患关系紧张、医疗执业环境不佳、医疗责任

---

[1]　谭忠婕，林金银，雷海潮，等. 二级公立医院适宜规模定量研究［J］. 中国医院杂志，2014（5）：25～27.

险不完善等因素也使得不少医生不敢开展高风险手术。[①] 职称晋升的压力使得医生不得已专注于搞科研发文章而忽视了临床操作技能的培养，也减少了在病床前的时间，得不到患者的认可。诱发医务人员才能发挥状况不佳的因素归纳如下。

（1）工作负荷大，身心疲惫，无心钻研业务

调查显示：72.0%的医务人员感到工作压力大。从年龄上看，在25岁以下的人中65.9%称压力大；而作为医院中坚力量的35~44岁者则占81.8%。从医务人员类型上看，医生群体中感到工作压力大的占81.7%，显著高于医技人员（65.4%）和管理人员（64.6%）等的水平。公立三甲医院中，79.5%的人感到压力大，比公立二甲医院和民营医院高10多个百分点。60.5%的医务人员感到面临的最大压力源是"工作负荷大"，而在医生中为65.6%。47.6%的医务人员称日工作时间在9个小时以上。三甲综合医院中工作在9小时及以上的人占61.7%。49.8%的医生经常有焦虑症状，略高出护士（45.1%）和医技人员（42.6%）的水平，但显著高于管理人员（32.7%）的水平。44.7%的医生经常感到抑郁，明显高出护士（39.2%）和管理人员（28.6%）的水平。

表5-17 不同类型医院日工作时间情况

医院类别	<8小时（%）	8小时（%）	9~10小时（%）	>10小时（%）
三甲综合	4.9	33.4	34.4	27.3
二甲综合	5.2	39.5	32.9	22.4
中医医院	8.3	39.8	32.0	19.9
民营医院	4.5	41.1	35.6	18.8

注：$p < 0.05$。

由于工作负荷严重，工作压力大，身心疲惫，不少接受访谈的医务人员称自己能正常应付自身岗位工作要求就不易了，哪里有心境和精力琢磨业务能力的提高。当专业知识和技能得不到及时提高时，自身潜能难以有效激发。公立三甲医院医务人员中感到才能发挥较好的比例不超过两成，一个重要原因是：医院接诊或收治了本应该留在基层医院的常见病患者，医务人员无法把主要精力放在疑难杂症、重症的诊疗和研究上，专业才能得不到充分施展。此外，三甲教学医院医生既要出门诊、下病房、做手术，还要参与教学、管理和科研，身兼数职，无法专注于擅长的专业领域。

（2）薪酬公平感差，工作满意度偏低，工作积极性不高

工作负荷大的同时，薪酬水平低，广大医务人员感到付出和回报不成正比。这也会限定其工作积极性和主动性。调查显示，月收入在2000元的医务人员占17.0%，在2000~4000元的占44.1%，4000元以上的不足四成。被调查医务人员收入水平总体不

① Xinqing Zhang and Margaret Sleeboom-Faulkner Tensions between Medical Professionals and Patients in Mainland China，Cambridge Quarterly of Healthcare Ethics，2011，20（3）：458~65.

高。三甲综合医院医务人员总体水平虽高，但也仅有 1/4 的人月薪超过 6000 元。67.6% 的医务人员感到薪酬不公平。年龄在 25 岁以下的人中，感到薪酬不公平的占 59.5%，年龄在 25 ~ 44 岁的人中这一比例则达到七成。医生群体的薪酬不公平感最高，占 73.0%，远高于护士（66.0%）、医技人员（58.0%）和管理人员（52.8%）的水平。薪酬不公平感严重影响到了医务人员的从业态度。调查显示，月收入不足 2000 元的医务人员中，30.7% 的人对当前工作不满，而月收入在 4000 ~ 6000 元者则降低了 10 个百分点。

表 5 - 18　不同月收入水平的工作满意度情况

选　项		不满意（%）	一般（%）	满意（%）	秩均值
月收入 **	2000 元以下	30.7	52.6	16.7	2687.79
	2001 ~ 4000 元	26.3	57.1	16.7	2789.87
	4001 ~ 6000 元	20.4	59.6	20.0	2999.23
	6000 元以上	18.6	54.1	27.4	3203.54

注：$p < 0.01$。

月薪水平越低，薪酬公平感越差，工作不满情绪越高。收入水平越低，职业忠诚度越低。当一名医务人员感到自身付出与回报严重不对等时，工作不满情绪高涨，难以安心本职工作，工作积极性受挫。被调查大型民营医院中医务人员感到自身才能发挥得相对较好，一个重要的原因是：这些医院采取了相对灵活的物质激励机制，才能发挥好坏与收入待遇直接挂钩，因而工作积极性较高。可见，绩效工作最终必须落实在合理的分配上，才能引导医院各部门员工不断改进行为，发挥主观能动性，提高工作绩效[1]。

（3）医护人员短缺和"人浮于事"现象并存

根据现医疗机构工作量及安全排班制，被调查的公立医院医护人员存在缺口，但后勤及行政管理人数较为富裕。调查显示：47.8% 的医务人员称本单位"需要的人才进不来，富余的人流不出"现象严重，50.5% 的人称不严重，1.7% 的人说不清。二甲综合医院医务人员感到本院"需要的人才进不来，富余的人流不出"现象严重的比例最高（54.3%），其次为中医医院（49.5%）、三甲综合医院（46.0%）、民营医院（36.0%）。二甲综合医院和中医医院"人浮于事"的现象严重，同样，这两类医院医务人员感到才能得不到发挥的比例也最高。同民营医院相比，公立医院后勤行政机构臃肿。因为留恋编制，想走的人才又不愿意走；因为人员编制受限，想引进的人才难以保质保量地引进。医生群体中称本院"人浮于事"现象较为严重的人占 49.6%，管理人员占 44.8%。经过秩和检验可知，在 0.05 的检验水准下，尚不能认为不同医务人员"人浮于事"现象有差别。由于医疗机构"人浮于事"现象的存在，有些人占据了某个临床、医疗或管理岗位，制约了真正

---

[1]　韩翠娥，樊荣，郎淑敏. 绩效考核的问题与改革 [J]. 中国卫生人才，2014（1）：31 ~ 33.

有才华又有工作积极性的医务人员的职业发展和才能发挥。因此，有必要研究公立医院人才退出机制。①

表5-19 不同医院类型的"人浮于事"情况

医院类型	本单位"需要的人才进不来，富余的人流不出"现象严重吗			
	不严重（%）	严重（%）	说不清（%）	秩均值
三甲综合	52.1	46.0	1.9	2882.84
二甲综合	44.4	54.3	1.3	3094.89
中医医院	48.0	49.6	2.5	3009.50
民营医院	63.2	36.0	0.9	2549.02
χ^2	63.64			
p	0.00			

医生群体中称本院"人浮于事"较为严重的比例为49.6%，在管理人员中占44.8%。经过秩和检验可知，在0.05的检验水准下，尚不能认为不同医务人员类型认为"人浮于事"的现象有差别。

表5-20 不同医务人员类型的"人浮于事"情况

人员类型	本单位"需要的人进不来，富余的人流不出"现象严重吗			
	不严重（%）	严重（%）	说不清（%）	秩均值
医生	48.7	49.6	1.7	2925.77
护士	51.6	46.4	2.0	2874.03
医技人员	49.8	49.1	1.1	2912.99
管理者	54.3	44.8	0.9	2780.62
χ^2	3.81			
p	0.28			

（4）医生群体自由流动受限

原卫生部在2009年颁发的《关于医师多点执业有关问题的通知》对医师多点执业做出规范。截至2013年8月，除西藏、青海外，我国29个省份共有4.1万名医师进行了有效的多点执业注册。本次调查结果显示：在被调查的2777名医生中，6.9%的人参与了院外会诊，2.2%的人参与了多点执业。而医院中除医疗之外的药、护、技、卫、管专业还未提及多点执业问题。在不同医疗机构之间的自由流动是医生才能

---

① 史忠. 公立医院人才退出机制的探讨［J］. 中国卫生人才，2014（1）：76~78.

自由发挥的一个重要前提。医生不能自由流动，其专业自主性和主动性难免受到一定限制。

5.3.3 对策

一是公立医院去行政化，提高医疗服务效率。逐步取消公立医院行政级别和事业单位的运行方式，从行政化的单位人向职业化的社会人转变，实行全员聘用制。撤销多余的医院行政后勤人员，进行扁平化管理，消肿瘦身，实施精细化管理，优化人力资源结构。实行全院岗位管理，以岗定人，能上能下，能进能出。在人才培养、聘用、干部提拔上做到条件公开、平等竞争、双向选择、择优聘任。公立医院人员的责权与工作绩效联系起来，优胜劣汰，奖惩分明。

二是加强政府引导，促进人才合理流动。对医师多点执业实行分类管理，针对医师在对口支援、在医疗联合体内进行多点执业提出不同管理方法。修订《执业医师法》，为医师人才流动提供法律依据和执法保障。加大医生职业身份的改革推进力度，尝试将医务人员工资关系、人事档案由医院管理改为由社会保障部门管理，提升医生职业身份的自由度，使其能在医院间自由流动；准许获得资质者自由申请办医，行政管理部门负责指导和督导。

三是合理分流患者，促进各层次人才的才能发挥。加速构建跨区域医联体，落实分级诊疗制度，开展公立二级医院试点转型，促进大医院患者向基层的合理分流，实现患者就近就医，带动基层医疗卫生机构服务能力的提高，最大限度发挥基层医务人员人才的作用。着力减轻三甲医院医生的工作负荷，提高疑难杂症、重症的诊断和治疗能力。

5.4 职业发展规划

5.4.1 医务人员的职业发展规划有差异

总体而言，职业发展首要选择排在前两位的分别是：进修或攻读学位（46.8%）和提高专业技能（43.6%）。年龄在45岁以上的人中，没有具体安排的占27.4%。这个年龄段的医务人员几乎没有考取专业证书或攻读学位的外在要求或内在需求，临床操作技能基本上不再是问题。年龄在25岁以下的医务人员则不同，该年龄组人群中未来几年内的首选是"考取专业证书"（62.2%）和"进修或攻读学位"（58.4%），年龄在25~34岁或35~44岁的对这两方面的需求略有下降。医疗行业特别注重理论与实践的有机结合。所谓"活到老，学到老"在医务人员身上最为贴切。

不同学历的医务人员的职业发展规划不同，研究生学历者选择参与课题研究的占47.1%，而大专及以下者中仅占10.5%，二者相差悬殊。不论学历状况如何，均有超过四成的人称要提高操作技能。也就是说，即便是那些获得了硕士或博士学位的人，其临床经验也需要不断提高，丰富的理论知识不能直接转变为操作技能。同时，我们也看到，不论年龄如何，也不论学历如何，均有近三成的人称提高人文素养是职业发展的首选。医乃仁术，较高的人文素养及和蔼可亲的服务态度是医疗行业的内在道德要求。

表 5-21 不同性别、年龄、学历医务人员的职业发展首要选择情况

选　项		在未来几年内，您在职业发展上的首要选择是什么					
		无具体安排（%）	考取专业证书（%）	进修或攻读学位（%）	参与科研（%）	提高操作技能（%）	提高人文素质（%）
年龄（岁）	<25	12.5	62.2	58.4	15.4	52.3	32.8
	25~34	12.8	46.3	56.5	25.0	49.5	30.4
	35~44	15.5	28.1	38.4	33.3	39.0	35.6
	>45	27.4	18.0	19.1	26.4	24.4	35.4
学历	大专及以下	17.0	49.5	40.5	10.5	44.0	35.0
	大本	17.6	40.9	48.1	24.1	43.4	33.5
	研究生	10.0	26.5	52.0	47.1	43.5	27.8

5.4.2 不同医院的职业发展规划有差异

（1）中医医院和民营医院医务人员对"进修或攻读学位"的需求高

调查显示：中医医院医务人员中，54.8%的人称未来的计划是"进修或攻读学位"，在民营医院中占53.4%，高出二甲、三甲综合医院的水平。随着社会的进步，高等教育的普及，医院年轻人高学历比例增加，这对中医医院和民营医院在岗本科或大专学历的人而言就是较大的心理压力，迫使这些人设法去进修或攻读学位。毕竟，在医务综合考核指标、医务人员晋升、工资、提干等诸多方面都会考虑学历的高低。民营医院和二甲综合医院医务人员中称要"考取专业证书"的比例最高，分别占51.0%和41.8%。

表 5-22 不同医院类型医务人员的职业发展首要选择情况

医院类型	在未来几年内，您在职业发展上的首要选择是什么					
	无安排（%）	考取专业证书（%）	进修或攻读学位（%）	参与科研（%）	提高操作技能（%）	提高人文素质（%）
三甲综合	16.6	36.1	48.3	33.4	40.0	32.7
二甲综合	11.5	41.8	36.3	14.6	48.0	34.6
中医医院	17.4	39.7	54.8	27.1	47.1	30.2
民营医院	17.1	51.0	53.4	19.5	42.5	30.5

调查显示：三甲综合医院医务人员中，称职业发展首选是"进修或攻读学位"者占48.3%，而对其他职业发展选项的选择均不超过四成。在2012—2013年丁香园推出的医疗机构最佳雇主排行榜，与青年医生关系最密切的"个人晋升发展"单项评比中，

北京协和医院和上海中山医院分获前两名。这两家医院分别启动了大规模资助青年教师出国深造的机会。北京石景山医院为二甲医院，1000 名医务人员中三成有硕士学位，有硕士学历的年轻医生希望在职攻读博士学位，但医学院校招收同等学历攻读博士学位的人仅限三级医院的在职人员，二甲医院被排除在在职攻读博士学位之外。医学院校在招收同等学历攻读博士学位时，应采取宽进严出的机制，给二甲医院年轻医生一些公平竞争的机会。

（2）护士群体中无职业发展规划的比例最高

调查显示：52.4% 的医生称在未来几年内自己要进修或读学位，医技人员（46.2%）对此也有较高的需求。45.8% 的护士选择了考取专业证书。对管理者而言，44.0% 的人选择要提高人文素质，高出医生群体 18 个百分点。在护士群体中，仅有 18.3% 的人希望未来几年参与科研，低于医生群体 14 个百分点。在所有医务人员中，只有一成多的人称自己未来几年无具体安排，其中护士群体占 18.2%，高于医生（14.4%）、医技人员（10.1%）和管理人员（15.9%）的水平。护士和医技人员中希望考取专业证书的比例最高。医生（47.5%）和护士（42.3%）对提高操作技能有较高的需求，而管理人员（26.8%）水平偏低。

表 5–23 不同类型医务人员的职业发展首要选择情况

人员类型	在未来几年内，您在职业发展上的首要选择是什么					
	无具体安排（%）	考取专业证书（%）	进修或读学位（%）	参与科研（%）	提高操作技能（%）	提高人文素质（%）
医生	14.4	33.3	52.4	32.6	47.5	26.6
护士	18.2	45.8	41.2	18.3	42.3	38.5
医技人员	10.1	52.5	46.2	24.1	39.7	34.0
管理人员	15.9	31.3	37.5	25.1	26.8	44.0

东部地区医务人员中没有具体安排的占 1/4，远高于中部（11.4%）和西部（8.4%）的水平。东部地区医务人员中称要"考取专业证书"或"进修或读学位"的各占五成。东中西部省份的医务人员中均有超过四成的人称要"提高操作技能"，三成的人称要"提高人文素养"。

表 5–24 不同区域医务人员的职业发展首要选择情况

区域分布	在未来几年内，您在职业发展上的首要选择是什么					
	无具体安排（%）	考取专业证书（%）	进修或读学位（%）	参与科研（%）	提高操作技能（%）	提高人文素质（%）
东部	25.0	48.8	50.1	23.2	42.1	31.6
中部	11.4	33.9	40.5	24.2	40.8	31.8
西部	8.4	35.0	50.3	31.8	48.8	34.7

5.4.3 五年间医务人员职业发展规划变化

对数据进行统计分析可得，五年间医务人员职业发展的首要选择分布有差异。选择"无具体安排"、"进修或读学位"的频率上升，选择"考取专业证书"、"参与科研"、"提高操作技能"、"提高人文素质"的频率下降。

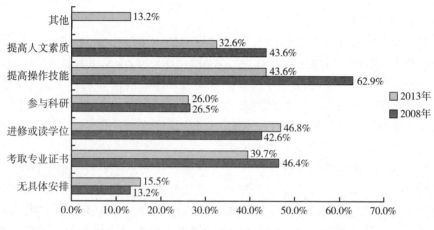

图 5 - 1 五年间医务人员职业发展首要选择情况

同 2008 年的调查相比，医务人员中称未来职业发展规划首选"提高操作技能"的比例从 62.9% 下降到 43.6%，二者相差 19 个百分点。为何医务人员对"提高操作技能"的选择有显著下降呢？一种可能的原因是：近年来国家和医疗机构加强了行为规范的宣传、培训和监督，医务人员业务水平整体得到提高，临床操作技能已经得到较大幅度的提高。这是一种较为乐观的猜测。另外一种较为消极的推测是：近年来，受国家的人事管理体制、职称晋升、职务任命、竞争机制的影响，医务人员不得不将更多的精力用在考取学位及发表文章上，忽视了对技术职称晋升、科研项目申请和绩效工资评定关系不大的操作技能。

同 2008 年的调查相比，医务人员中称未来职业发展规划首选"提高人文素养"的比例从 43.6% 下降到 32.6%，二者相差 11 个百分点。究其原因：一方面，部分医务人员忽视了自律，认为只要自己看好病就行了，不需要人文素养的提高。另一方面，医疗机构忽视了医务人员人文素质的提高，认为人文素质培养不实际，未能给医院创造经济效益。

5.5 多点执业遭遇冷落

内容提要

- 截至 2013 年 8 月，我国 29 个省份共有 4.1 万名医师进行了有效的多点执业注册。
- 6.9% 的被调查医生参与了院外会诊，2.2% 的人参与了多点执业。

多点执业区别于医师外出会诊，会诊制度只是在医疗机构统一下安排医生针对某个患者的某种疾病去针对性的治疗。多点执业与医生"走穴"也有本质的不同，"走穴"往往是医生做完手术就拿钱走人。多点执业不是点对点的关系，而是点对面的关系，与过去的行政派遣也有本质的不同。

5.5.1 医生多点执业政策尚未落到实处

（1）政策设计理念

国际上对医师多点执业的管理类型可以分为禁止多点执业、准许多点执业但有限制、无限制多点执业。加拿大成功运用经济限制手段，减少私人执业的吸引力。美国、英国、印度、巴西等国家准许多点执业但有限制。印度尼西亚和埃及医生的数量相对过剩，公立医院无法充分吸纳，因而政府也就没有限制多点执业。在欧美国家，执业医师自主设置诊所，自己雇用员工，如同中国传统社会中的郎中。在澳大利亚，公立医院的医生可以开诊所或受雇于私人医院。

允许医生多点执业是国家优化医疗卫生资源配置的一项重要举措。2009 年《中共中央　国务院关于深化医疗卫生体制改革的意见》提出要稳步推动医务人员在医疗机构之间的合理流动和交流，探索注册医师多点执业。2009 年原卫生部发出《关于医师多点执业有关问题的通知》，对医师多点执业做出了更为明确的规范，各省市也陆续制定了实行办法并从试点地区扩大至全国。多点执业有助于缓解我国大中城市大中型医院人才严重饱和并出现过剩，防止基层医院人才需求迫切的医师人才配置失衡，提高基层医疗水平。

我国优质医疗资源的合理流动机制体现了行医自主性，增进基层医疗机构的诊疗能力，促进优质医疗服务的可及性，推动社区首诊的开展。国家建立以多点执业为基础的内在联动机制，专家名医的医疗团队在社区进行首诊和分诊，才可能形成分级诊疗、双向转诊所需的条件和动力，从而体现医生的价值，履行社会职责。①

（2）各省份多点执业试点不畅

2010 年深圳市试点医师多点执业，到 2012 年年底从市卫人委申请获批多点执业的医师只有 36 人。2013 年 7 月深圳卫人委出台医师多点执业实施细则，打破医师执业地点不得超过 3 个的限制；但广东省卫生厅批准该方案后不久，深圳方面却发文撤销了该方案，就连一贯处于改革最前沿的深圳都觉得"步子迈得太大"。截至 2012 年 7 月，昆明多点执业登记医生数量不多，办理医师多点执业的仅 1765 人次。到 2013 年下半年各地试点结束，当初期待的"人才横向和纵向交流"局面未真正实现。截至 2013 年 8 月，除西藏、青海外，我国 29 个省份共有 4.1 万名医师进行了有效的多点执业注册。政策设计之初所担心的"一放就乱"或"多点开花"的局面并没有出现。中国医院协会常务副会长李洪山称："放开医师多点执业本身是顺应发展潮流的，但现行公立医院的管理体制和人事、保障等制度的制约限制了多点执业。"为此，2014 年 1 月国家卫生计生委发布了《关于医师多点执业的若干意见（征求意见稿）》。美国的所有麻醉科医生隶属于各级麻醉医师协会，不属于任何医院，哪家医院手术需要什么样的麻醉师，

---

① 孔辉. 我国医师多点执业的现状及政策问题确认 [J]. 中国医院管理杂志，2011（12）.

只需向麻协申请，再由麻协指定。美国、澳大利亚多点执业到各种私人诊所，又与大医院挂钩。我国新的政策措施是否有效，有待进一步的观察。

（3）医生多点执业的比例不及院外会诊

在被调查的 2777 名医生中，6.9% 的人参与了院外会诊，2.2% 的人称参与了多点执业。为引导医务人员合理流动，2005 年原卫生部发布《医师外出会诊管理暂行规定》，规定医师经所在医院批准进行院外会诊。医生既不用办理执业地变更手续，又能得到多点执业的实惠，不会再增加注册地了。因而，会诊对医生的吸引力大于多点执业。同时规定，医师经所在医疗机构批准，可以在两个以上医疗机构从事诊疗活动，即将多点执业引导医务人员合理流动列入了"改革公立医院内部运行机制"的内容。

5.5.2　"多点执业"遭冷遇的诱因

（1）现行医院的人事管理制度不完善，缺乏对于多点执业的配套政策

卫生行政主管部门对医生多点执业行为的约束、规范和监管制度不健全，对于医生多点执业的行为笼统且缺乏操作性规定，关键细节缺失。工作模式、方式方法以及出现医疗纠纷后的查处程序等都需要跟进和配套。现有的人事制度和保障制度等让医生很难自由起来。基层医疗机构难以保证医疗质量与医疗安全。监管机构难度大，医疗安全隐患多，医疗纠纷的责任单位认定复杂。虽然各省份均出台了允许医生多点执业的政策文件，但由于缺乏配套实施文件和执行力，实施效果不佳。我国注册多点执业的医师主要来自公立大型医院，总体数量不多，退休医师比例高，半数以上的多点执业仍以对口支援等政府指令任务为主。截至 2013 年 11 月，北京共有 1355 名主治医师以上的医生登记多点执业，六成以上到基层和民营医疗机构多点执业。

（2）公立大医院院长有顾虑

医院要培养和使用一名合格的医务人员，要为其支付工资、福利、各种保险等，承担行政和人事管理责任，需要付出大量成本。医院不愿意让骨干医生到其他医疗机构执业。医生也不会为利益而舍本逐末，耕别人的田荒自己家的地。事业单位的人，一举一动都要考虑单位的影响。如果领导不同意，谁也不会去。北京肿瘤医院一位接受访谈的业务院长说，如果知名专家都去多点执业，会对医院造成影响。"谁培养谁受益"的用人准则、职称聘任制、编制和补贴都限制多点执业实行。只有当医生的身份由"单位人"向"社会人"转变后，才能促进人才流动。[①]

（3）大医院医师收入稳定且工作繁忙

医生的身份由"单位人"向"社会人"转变。医生一旦能够自由流动，医院必定会善待医生，不然医生留不住。大医院医师收入稳定且工作繁忙。多点执业听起来是好事，但工作性质是 24 小时听班制，随时要听候医院的召唤。目前的人事制度、劳动制度和保障制度等让医生很难自由起来。我国医师多点执业政策的推行需要调整现有的人事制度，探索新的医疗质量保障机制和医疗风险分担体制，同时需要加强监督。在实施医师多点执业过程中，要理清利益和风险的分担机制；建立全方位的绩效考核体系，创造人才成长氛围；探索医疗集团化的多点执业，实现多赢局面；完善双向转

---

① 岳树霞，孙福川. 注册医师多点执业：患者的期待与担忧［J］. 医学与哲学（人文社会医学版），2010 (9).

诊机制，确保医疗安全。① 民营医院早就虚位以待，但也深知玻璃门还在。北京三博脑科医院院长说：本院已经计划聘请一批神经外科、神经内科专家定期来坐诊，我们会有一个团队，包括麻醉、护理、检验等全力配合。通过医师多点执业，可以方便各医院之间的交流，提升民营医院的技术水平，提高相关科室的水平。

5.5.3　五点建议

一是修订《执业医师法》，改变"一地一执业，一地一登记"。建立全国执业医师网上查询系统，突破只能在注册地行医的限制，为多点执业提供法律保障；明确医师多点执业的准入制度，界定兼职医师与医疗机构的法律关系和法律责任；规范医生走穴行为，处理好多点执业与外院会诊、医联体内部行医之间的关系，建立兼职执业制度。医师必须在受聘医院购买医师责任险，提交医师协会备案。兼职医师所取得的收入要透明化，要接受税务部门的监督。各省市医师协会应定期对有资格的执业医生进行考评和年检，若治疗成功率、死亡率、并发症率达不到省标准的应不予年检。

二是实行激励措施，让退休专家成为多点执业的主力。提高返聘退休医生的待遇。卫生主管部门给社区卫生服务中心一定的分配自主权，对一些老中医及知名专家要放宽年龄规定，放宽职称的限制。社区要想留住专家，主管部门必须考虑老专家的待遇问题。通过协议形式商定待遇标准，在市、区拨款的大盘子里，根据专家的实际情况进行分配。每名受聘对象经录用后，可享受财政专项补助津贴，由市财政列支。

三是卫生行政主管部门加强对医生执业行为的约束、规范和监管。医师多点执业的顺利开展离不开有效的监督管理，明确相关主体在监管过程中的职责和作用，按照"社会管理"的思路构建一个"精细化、信息化、动态化、社会化"的医师多点执业监管模式。② 通过机制调整，使公立医院人员的责权与其工作绩效联系起来，优胜劣汰，奖惩分明。完善配套的工作模式、方式方法以及出现医疗纠纷后的查处程序，以保证"多点执业"的可操作性，打破原有的医疗资源按行政区域配置。推行医疗赔偿第三方支付制度。

四是加强政府引导，促进人才流动。公招医务人员待达到最低服务年限后，优秀人员可直接回到上级医院工作。组建医联体，负责片区内所有政府办医疗机构人、财、物的统一管理，实现资源利用最大化。实现上下级医院间人才的互帮互助，逐步取消公立医院行政级别和事业单位的运行方式，实行全员聘用制。改革公立医院管理体制，消肿瘦身，令人才流动。对医师多点执业实行分类管理，针对医师执行对口支援任务、医师在医疗联合体内医疗机构多点执业以及其他申请多点执业的情况提出不同管理方法。修订《执业医师法》，完善相应的许可制度，为医师人才流动提供法律依据和执法保障。

五是保障执业医师的权益和责任。医师申请多点执业，应当征得其第一执业地点的书面同意，与第一执业地点签订聘用合同。推行多点执业，要保证第一执业地点工

---

① 林凯程，耿仁文. 从公立医院角度探讨注册医师多点执业 [J]. 中国医院管理杂志，2011 (12).
② 陈秉喆. 医师多点执业监管体系的构想 [J]. 中华医院管理，2012 (4).

作的质和量。医生和其他医疗机构签订多点执业协议，约定医师在该医疗机构的工作期限、工作任务、医疗责任、时间安排、考核方式、薪酬、保险、福利待遇等。① 多点执业协议要明确多点执业过程中发生医疗事故或纠纷时，医师和当事医疗机构应当承担的责任及解决方法。多点执业过程中发生医疗纠纷时，应由该当事医疗机构和该执业医师按照有关法律法规和协议负责处理。大力推进医疗责任保险制度，为医院和医师解决后顾之忧，也使患者的合法权益得到保障。

① 李筱永. 医师多点执业的法律风险及其防范机制初探 [J]. 医学与社会，2010 (10).

第六章　医患关系紧张的诱因与对策

医患关系和谐与否直接影响着医疗服务的效率及医疗机构的运转。医患关系的好坏也直接关系到医务人员的工作积极性。医患关系处理得当，病人的身心舒适，医嘱遵从性强，促进患者康复。医患关系紧张，则医务人员工作积极性受挫，离职意向升高，医疗质量难以保证。新医改方案实施以来，在一定程度上缓解了"看病难、看病贵"的问题，国家出台的一系列政策法规也改善了从业环境，我国医患关系紧张状况有所缓和。但本次调查发现：当前我国医患关系紧张状况并没有得到根本性好转，针对医护人员的暴力伤医事件仍然时有发生，对其从业态度和从业行为产生恶劣影响。为此，本章将考察构建和谐医患关系进程中所面临的新问题、新情况并给出对策建议。

6.1　当前我国医患关系较为紧张

内容提要

- 74.9%的医务人员称当前我国医患关系紧张，比5年前降低了5个百分点。23.8%的患者称医患关系紧张，比5年前增加了20多个百分点。
- 61.4%的患者感到焦虑，42.9%的人感到恐惧，31.5%的人感到怀疑。在间隔5年的两次患者调查中，患者的焦虑症均最高，且5年间下降了15个百分点。
- 75.2%的医务人员称，因医方而诱发医患冲突的根本原因是"与患者沟通不到位"，其次是"医学局限性"（42.6%）和"人员缺、工作量大"（41.2%）。

"医患关系"是指医患双方在诊断、治疗及术后等医疗实践中产生的一种人际关系。医方包括医疗机构、医务人员，有时也包括卫生主管部门，患方包括患者及家属。因此，摆在各级政府及卫生主管部门面前的一项重要课题是：如何在深化公立医院医改中妥善解决医患矛盾，提高服务质量和服务水平，保障医务人员的正当权益，构建和谐医患关系?[1][2] 本章将在医患双方调查数据分析之上，考察当前我国医患关系的紧张程度、表现和诱因并提出对策建议。

6.1.1　当前我国医患关系总体状况

（1）四分之三的医务人员称当前我国医患关系紧张

2007年一项十城市调查结果显示，有31.2%的被调查医务人员（$n = 1960$）认为

---

① Truog RD. Patients and doctors—evolution of a relationship. N Engl J Med. 2012 Feb 16；366（7）：581～585.
② 吴薇，王勇，倪杰. 医患关系影响因素比较分析［J］. 中华医院管理杂志，2013（9）.

医患关系"差"[1]。徐双燕等人对成都市公立医院医务人员（$n = 1759$）和患者（$n = 1404$）的调查显示：52.8%的患者称医患关系较好或很好，优于医务人员的35.4%；在40%的医务人员看来医患关系紧张。[2] 按常理，伴随着医疗卫生体制改革方案的具体实施，我国医患关系紧张状况应得到有效缓解，并得到广大医务人员的认同。那么，5年来，我国医患关系紧张状况是否得到有效缓解呢？

本次调查显示：74.9%的医务人员认为当前我国医患关系紧张，21.5%的人感到一般，感到和谐的占3.6%。我国医患关系的和谐状况不容乐观。75.3%的男性医务人员称医患关系紧张，74.7%的女性有同样回答。女性中4.2%的人称医患关系和谐，略高于男性的2.6%。年龄在25～34岁和35～44岁的医务人员感受到的医患关系最紧张，分别为76.8%和76.6%，高于25岁以下者（73.0%）和年龄在45岁以上（67.3%）的水平。

三甲综合医院中有76.1%的人感到医患关系紧张，高出中医医院和民营医院5个百分点。中医医院中有5.1%的医务人员认为医患关系和谐，其他医院的比例则更低。相对而言，公立医院严重比民营医院的医患关系紧张。2008年数据显示：在三甲医院中，认为医患关系紧张的比例最大（87.8%），其中认为医患关系"非常紧张"的人占46%；二甲医院为81.5%。对其进行 Kruskal-Wallis 秩和检验可知，不同类型医院的医患关系紧张状况不全相同。使用 Bonferroni 法两两比较后，可知二、三甲综合医院的医患关系状况比中医医院、民营医院差，但尚不能发现中医医院与民营医院在医患关系之间的差异。

表6-1 不同类型医院医患关系紧张状况比较

医院类型	您觉得当前的医患关系状况如何			
	紧张（%）	一般（%）	和谐（%）	秩均值
三甲综合	76.1	21.2	2.6	2885.85
二甲综合	75.7	19.5	4.8	2914.00
中医医院	72.1	22.8	5.1	3017.04
民营医院	72.4	24.7	2.9	2991.99
χ^2	9.59			
p	0.02			

注："很紧张"和"紧张"合并；"和谐"和"很和谐"合并；$p < 0.01$，有统计学意义。

（2）医生群体更加感到医患关系紧张

医护人员、医技人员和管理人员对医患关系紧张状况的判断有差异（$p < 0.01$）。

[1] 吕兆丰，王晓燕，张建，等. 医患关系现状分析研究：全国十城市典型调查［J］. 中国医院，2008（12）：25～31.

[2] 徐双燕，欧志梅，苏维. 成都市公立医院医患关系普遍认知调查分析［J］. 中国卫生事业管理，2009，258（12）：806～808.

在医生中，认为医患关系较为紧张的占 77.4%，高于护士 5 个百分点。不论医护人员、医技人员还是管理人员，均有超过七成的人称当前我国医患关系紧张，均有不超过一成的人称和谐。对其进行 Kruskal-Wallis 秩和检验可知，不同医务人员认为的医患关系紧张状况不全相同。使用 Bonferroni 法两两比较后，可知医生群体感受的医患关系差于护士、医技人员，护士群体感受的医患关系优于医技人员。

表 6-2　不同类型医务人员对医患关系紧张状况自评状况

人员类型	您觉得当前的医患关系状况如何			
	紧张（%）	一般（%）	和谐（%）	秩均值
医生	77.4	20.0	2.6	2826.85
护士	72.2	23.1	4.7	2986.08
医技人员	75.1	21.1	3.7	2898.29
管理人员	74.3	19.8	5.9	2935.78
χ^2	19.27			
p	0.00			

注："很紧张"和"紧张"合并；"和谐"和"很和谐"合并；$p < 0.01$，有统计学意义。

调查揭示了医生群体对医患关系紧张状况的自评结果最差。可能的原因是：①医生是患者的直接责任人，当发生医疗差错时，患者及家属难免首先归咎于医生；②医生工作强度大，工作倦怠感强，医患沟通少，易引发患者不满；③部分医生责任心不强、服务态度不佳，甚至收受红包、拿回扣，得不到患者的信任和尊重。由于我国医疗资源配置不均，大医院集中了一流的专家教授，患者纷至沓来，人满为患，"看病难、看病贵"现象突出，引发医疗纠纷的因素在大医院均能体现出来。

调查显示：西部医院的医务人员中选择医患关系紧张的占 77.9%，略高于东中部地区。不论东中西部地区，均有不超过 5% 的人称医患关系和谐。

表 6-3　不同区域医务人员的医患关系紧张自评状况

区域分布	您觉得当前的医患关系如何		
	紧张（%）	一般（%）	和谐（%）
东部	74.2	23.9	1.9
中部	73.3	22.4	4.4
西部	77.9	17.1	5.0

注："很紧张"和"紧张"合并；"和谐"和"很和谐"合并。

（3）医患关系紧张状况比五年前有所缓和

调查显示：74.9% 的被调查医务人员认为当前我国医患关系紧张，而 2008 年的调查结果为 80.1% 。5 年间，医患关系紧张状况降低了 5 个百分点。

不同科室的被调查者之间存在显著差异（$p < 0.05$）。医患关系最为紧张的四个科室分别是急诊科（89.5%）、大外科（84%）、大内科（81.5%）和儿科（80.1%），而管理部门（78%）、妇产科（76.9%）、其他临床科室（74.3%）、辅助科室（76.8%）略低一些。2008 年的调查显示：80.1% 的医务人员认为我国医患关系紧张；15.4% 认为一般，4.5% 的人认为和谐的。5 年来我国医院医患关系总体紧张态势有所缓和。

（4）医患双方对医患关系紧张的程度认知有显著差异

本次患者调查显示：23.8% 称医患关系紧张，45.4% 感到一般，30.8% 认为和谐。2008 年数据显示：近半数的患者认为医患关系和谐。本体调查和国内其他同类调查结果有共同之处，即被调查的患者群体往往对医患关系和谐状况有较高的评价。对北京、武汉和成都的 6 家医疗机构的 375 名医务人员和 702 名患者进行问卷调查结果发现：医方认为医患关系紧张的比例明显高于患方。医患双方均认为医疗体制、媒体舆论是医患关系的主要影响因素，医患双方对现行医患纠纷的防范和解决措施认可度均较低。[1]

同全国医疗机构每年提供的医疗服务多达 20 多亿人次相比，我国医患冲突事件发生的比例仍很小。医患之间的和谐是主流，不和谐是支流。绝大多数医务人员遵循了"救死扶伤，治病救人"的宗旨，竭力为患者服务，赢得了患者的尊敬；患者对医务人员是信任的、理解的、支持的，这是我国医患关系的主流；在主流和谐之中也存在局部的不和谐，大的和谐之中存在小的不和谐。总之，对医患关系总体形势的分析应把握好两点：一是科学、准确地审视医患关系，看本质、看主流，不要盲目扩大、过分渲染医患关系中的紧张和矛盾，必须坚持实事求是；二是不掩饰、不回避医患不和谐。

6.1.2 医患关系紧张诱因的总体评价

（1）医务人员对医患纠纷诱因的自评

影响医患关系状况的因素有社会、政府、媒体、患方、医方 5 个方面[2]。引发医患关系不和谐的宏观因素有：医疗保障制度不完善、政府财政补助不足、医疗资源分布不合理、政府监管不到位、医疗服务补偿不合理、法律制度不健全等。[3] 医患关系紧张的真正症结在于制度伦理失序，表现在：民众缺乏医疗服务购买力，医生群体薪酬过低，缺乏严格的医疗行业管理规则，未建立起真正的医疗服务市场[4]。在文献分析和访谈基础上，课题组识别了如下方面的医患纠纷诱因：医患沟通不到位、多开药或多检查、漏诊或误诊、医学局限性、服务态度差、工作压力大。

在三甲综合医院的调查显示：79.2% 的医务人员称"医患沟通不到位"，45.3% 的

① 乐虹，魏俊丽，向雪瓶. 医患关系双方认知差异比较研究 [J]. 中国医院管理杂志，2011（1）.
② 戴倩丹. 现阶段医患关系的问题与对策 [J]. 中国卫生事业管理，2008（4）：237~238.
③ 马竞. 构建和谐医患关系中不可忽视的第三方 [J]. 中国卫生事业管理，2008（6）：383~385.
④ 王云岭. 制度伦理视阈中的医患关系难题 [J]. 山东社会科学，2013（7）.

人称"人员缺、工作量大",这两个选项均高出其他类型医院的水平。公立三甲综合医院人满为患,人均次就诊时间短,医患沟通时间有限,加之前来就诊的"疑难杂症"者较多,因而造成医患纠纷突出。2013 年美国医生薪酬报告揭示:花在每个病人身上的时间小于 10 分钟的占 5%,9 ~ 12 分钟的占 20%,13 ~ 16 分钟的占 30%,16 分钟以上的占 42%;每周用在病案和管理工作在 1 ~ 4 小时的占 20%,5 ~ 14 小时的占 51%,14 小时以上的占 27%。

中医医院"多开药或多检查"(38.9%)和"服务态度差"(44.4%)等问题较为突出,医患冲突难以避免。民营医院医务人员中选择"多开药或多检查"的人占25.5%,比公立医院低。

表 6-4 不同医院医务人员对诱发医患纠纷的原因分析

医院类型	您认为,因医方的原因而造成的医患纠纷突出表现在					
	与患者沟通不到位(%)	多开药或多检查(%)	漏诊、误诊或误治(%)	医学局限性(%)	服务态度差(%)	人员缺、工作量大(%)
三甲综合	79.2	27.1	24.6	22.4	44.6	45.3
二甲综合	70.2	26.7	23.6	17.9	37.0	42.8
中医医院	72.2	38.9	32.8	22.0	44.4	32.5
民营医院	75.2	25.5	31.3	19.2	44.9	33.2

79.7% 的护士将医患纠纷的诱因归为"医患沟通不到位",比医生群体高 8 个百分点;36.8% 的护士认为是"多开药或多检查",高出医生群体 15 个百分点。管理人员中认同"医学局限性"的人占 28.0%,低于医生群体 25 个百分点;36.3% 的管理人员称"服务态度差"是诱发医患冲突的突出原因,比医生群体高出 20 个百分点。

表 6-5 不同类型医务人员对医患纠纷诱因分析

人员类型	您认为,因医方的原因而造成的医患纠纷突出表现在					
	与患者沟通不到位(%)	多开药或多检查(%)	漏诊、误诊或误治(%)	医学局限性(%)	服务态度差(%)	人员缺、工作量大(%)
医生	72.0	21.4	25.9	53.4	16.8	40.6
护士	79.7	36.8	26.4	33.7	21.5	44.3
医技人员	73.0	35.9	28.8	33.7	27.6	37.1
管理人员	78.8	28.6	25.4	28.0	36.3	36.0

72.0% 的被调查医生称"医患沟通不到位"是造成医患纠纷的首因,护士群体、医技人员和管理人员的认同感更高。在医疗实践中,医患之间的情感交流较难。一名新疆

三甲综合医院的医生说："我们也希望一上午只看 10 个病人，平心静气地和病人好好沟通。但真要是这样做，门诊量没法保证，医院和科室的创收任务无法完成，你说能怎么办？"一位上海三甲医院的住院医生说："很多问题是医生无法解决的，但矛盾和压力都被转嫁给了医生。"对一所三级甲等大型综合教学医院 254 例医疗纠纷鉴定案件统计分析后发现：医疗纠纷涉及科室以骨科、妇产科为主，医疗事故鉴定率为 60.7%，医院负完全责任的占 8.8%。①

（2）诱发医患关系紧张的医方原因

一是医患沟通不到位。75.2% 的医务人员称，因医方而诱发医患冲突的根本原因是"与患者沟通不到位"，排在所有诱因的首位。79.2% 的三甲综合医院医务人员称"医患沟通不到位"。三甲医院人满为患，早上五点排队，看病三五分钟，医生无时间问诊，患者心理落差大，感到医生在敷衍了事，心生怨气。5 年前的调查中，"与患者沟通不到位"也排在首位，但比 2013 年的调查结果低 5 个百分点。总体讲，5 年来"与患者沟通不到位"始终是诱发医患冲突的首因。医患沟通不到位突出表现在：医患双方不能客观准确、有效、恰当地交流传递诊疗信息；在医患沟通中，医护人员与患者之间缺乏必要的情感交流，只看"病"，不识"人"；"医学局限性"和"人员缺、工作量大"也会影响到医患沟通的质量。

二是医学局限性和人员缺、工作量大。分别有 42.6% 和 41.2% 的医务人员称"医学局限性"和"人员缺、工作量大"为诱发医患冲突的首因。认为是"医学局限性"的比例比 5 年前下降了 11 个百分点；45.3% 的三甲综合医院医务人员称"人员缺、工作量大"为首因，高出其他类型医院的水平。"医学局限性"和"人员缺、工作量大"与"医患沟通不到位"之间有关联。因医学局限性，医护人员难以向患者准确解释病情和诊疗方案，导致医患沟通不到位；因医护人员缺口大，与患者的交流时间受限，影响了医患沟通的质量。在医学局限性方面，任何诊疗手段均有风险，医生只能尽可能在改善疗效时，降低并发症发生，降低合并症恶化；而病人期望则是低花费、彻底治愈、无并发症。医患双方对医学不确定性认识上的差异也会影响其行动。

三是部分医务人员过分看重经济利益，服务态度差。在医务人员看来，引发医患冲突的根本原因不是"多开药或多检查"、"漏诊、误诊或误治"或"服务态度差"等较为主观的原因。哈医大伤医案中，风湿免疫主任没有瞅爷儿俩一眼，说跟风湿免疫无关，该上哪儿上哪儿。对病人的痛苦、尊严的漠视，造成患者期望落差，受到奚落，情绪便容易失控。

四是医院管理不到位，追求经济效益，就医环境差。就医流程、就医秩序混乱，医疗服务质量不高，规章制度不健全。患者排队几个小时，到诊室看几分钟后又去排队做检查，心急火燎，情绪不好，一肚子怨气向医生发泄而发生医患关系紧张和冲突。医院为了追求经济效益，对医务人员的过度医疗、过度检查、过度用药、过度手术缺乏有效控制或不加控制，个别医院院长睁一只眼，闭一只眼，导致看病贵、费用高，患者有意见，加剧了医患矛盾和冲突。有些管理人员工作效率低，患者投诉迟迟得不到及时解决和回应。医院在解决医患纠纷问题上，不及时，不得力。"潜规则"是大闹

---

① 孔繁增，白日荣，崔志强. 254 例医疗纠纷鉴定结果分析 [J]. 中国医院管理杂志，2011（2）.

大赔，小闹小赔，不闹不赔。医院为了息事宁人，宁愿多赔点钱也不愿意与患者对簿公堂。结果是医院越想花钱买平安，"闹医"越猖獗，医院越不平安。安全保卫不到位，安全保卫人员没有和社会警力建立联动处置机制。

（3）诱发医患关系紧张的患方原因

一是部分患者及家属就医不文明。患者不文明就医行为可归纳为：伤害医方的行为、获利行为、伤害其他患者及公众的行为，认知偏差所致行为；[①] 不遵守就医道德规范，不遵守公共道德，不尊重医务人员的人格，出口伤人，侮辱人、诽谤人、污蔑人，打人骂人。有些患者认为，到大医院看病就应该治好，花了许多钱，病没治好或疗效不如预期，就认为医务人员没有尽到责任，心理不平衡，产生怨恨，导致医患冲突和暴力事件发生。另外，患者的不合理诊疗要求，如检查、开药、住院、出院、开据医疗诊断证明等得不到满足时，也易发生医患冲突。

二是患者缺乏法制观念。有的患者目无法纪，把打骂医生看成无事。有些医院规定，对患者要骂不还口，打不还手，导致医务人员不能解释，有理不能讲，有理不敢驳，只能被动挨打，忍气吞生，忍辱负重，助长了一些患者及其家属的嚣张气焰。在医患冲突中，有些执法人员把患方看成是弱势群体，同情患者，对医院和医务人员保护乏力，犯法的患者及其家属得不到法律制裁或处理较轻。

三是部分患者谋取私利。有的患者治疗效果不理想或死亡，患者及家属就认为是医疗事故、医疗差错而闹医院、闹医生，患者死亡了闹的更凶，其目的是为了得到更多的医疗赔偿。有的医院领导为了息事宁人，怕闹大就让步妥协。赔偿没有硬性标准，随意性比较大。

6.1.3 五年来诱发医患冲突的主因变化

（1）五年间诱发医患关系紧张的差异性认识

表6-6 五年间诱发医患关系紧张因素对比分析

选 项	因医方而诱发医患冲突的根本原因（%）	
	2008 年	2013 年
与患者沟通不到位	70.7	75.2
医学局限性	56.1	42.6
人员缺、工作量大	—	41.2
多开药或多检查	13.1	28.9
漏诊、误诊或误治	12.0	26.5
服务态度差	13.7	20.8
其他	8.8	15.3

① 李家伟，景琳，杨莉. 医患关系质量对患者不道德就医行为影响的实证研究 [J]. 中国卫生事业管理，2012（6）.

同 5 年前相比，认为是"与患者沟通不到位"的比例增加了 5 个百分点；认为是"医学局限性"的比例比 5 年前下降了 14 个百分点；认为是"多开药或多检查"、"漏诊、误诊或误治"或"服务态度差"的比例均有所增加。

第四次医师执业状况调研报告（2011）显示，医师普遍感到执业中人身安全和人格尊严得不到保障。82.6%的受调研医师认为目前医患关系仍然紧张主要是由体制原因造成的，该"体制"问题包括医院管理体制、补偿机制、医疗保障制度、法律法规等因素。2012 年中国医师协会调查显示，暴力伤医事件的直接原因是诊疗结果与患方期待落差大、医患沟通不到位、媒体报道不客观激化医患矛盾、诊疗费用高、医务人员服务态度差等。

（2）患病后的心态变化

深圳一患儿父亲因不满诊断结果，数次掌掴儿童医院一急诊医生，最终获行政拘留 3 天的处罚。网络舆论一边倒地站在了医生一方，纷纷斥责患儿家长的无知、蛮横与嚣张。为何这位家长会如此失去理性呢？这表明一个人或家属患病后的心理状态会发生微妙变化。

调查显示：61.4%的患者感到焦虑，42.9%的人感到恐惧，31.5%的人感到怀疑。在间隔 5 年的两次患者调查中，患者的焦虑症状均最高而且呈现上升趋势，2013 年比 2008 年下降了 15 个百分点。有攻击性心理的患者从 2008 年的 3%降低到 2013 年的 2.5%。

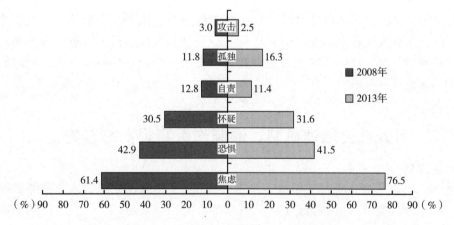

图 6 - 1　五年间患者群体心理症状情况

注：2008 年调查中有效回答的患者为 1155 名，2013 年为 1820 名；两次调查中该题均为多选。

当医护人员缺乏沟通和心理疏通时，急诊患者及其家属的心态难免会发生变化，产生强烈的心理应激反应，诱发医患关系紧张。[①] 恶性伤医事件呈现多发态势，对此医护人员有愤怒、有委屈，如果认识不到位就可能把个人情绪带到诊疗和护理工作中来。在医护交流中应始终保持稳定的情绪和积极的态度，让患者感到关怀。对疾病的诊断

---

①　刘涵. 医患关系紧张的心理成因探究——以急诊患者家属为例 [J]. 医学与哲学, 2013 (2).

和治疗思路要清晰，不要受外界环境的干扰而改变立场。医务人员每天所面对的是躯体和心理上存在各种障碍的特殊人群，经常处在疾病、伤残、死亡和悲伤等应急场景，患者及家属的痛苦、焦虑、绝望等负性情绪不断刺激医务人员的神经。加之经常面对患者、家属对疾病诊治期望过高而带来的压力，医务人员心理感受易大起大落，从而激发精神病性焦虑、抑郁等心理疾病。长期处在多种压力之下，医务人员易疲劳、精力涣散、心境恶劣、焦虑紧张，导致工作效率下降，影响对病情的判断和诊疗，医疗质量下降。

（3）倡导患者就医文明的策略

一是加强医患沟通、交流，促进医患互信。加强医患沟通，建立医患互信机制。医改政策设计者、公立医院院长要实施分级治疗，破除"以药养医"的机制，增加一线医务人员正当收入、减少过度医疗，消除红包回扣。为了构建和谐医患关系也要倒逼公立医院改革，构建医联体和医疗集团，促进区域医疗资源整合，消除实施分级诊疗的重重障碍，缓解"看病难、看病贵"。

二是统筹协调建立健全患者投诉管理系统，健全医患沟通机制。卫生主管部门要建立健全患者投诉管理系统，定期监督检查，定期汇总各级医院的患者投诉信息资料，通过官方网页和官方微博等方式及时向医疗机构和社会公众反馈纠纷与投诉的总体统计情况，作为政府信息公开的一项重要内容，保证病人和医院之间的沟通渠道通畅。对于那些患者投诉多又处理不善的医院，政府要对医院院长有告诫制度和处罚措施。

三是加强并改进医风医德教育，提高患者健康教育水平。教育部和国家卫生计生委共同加强医学人文教育教学，国家社科基金资助重大课题研究，组织专家编写新型的医学伦理学教材。加强广大患者健康教育，提高社会公众的科学素养，让患者理解医学的不确定性和局限性。

6.2 引入社会治理机制，遏制伤医案频发的态势

内容提要

- 66.0%的医务人员称去年遭到患者辱骂过，5年来遭受患者语言侮辱的医务人员比例增加了15个百分点。
- 14.3%的医务人员称去年与患者发生过肢体冲突，5年来上升了9个百分点。

医疗场所暴力行为包括：口头辱骂、威胁、言语性骚扰以及打、踢、拍、推、咬等身心方面的暴力，破坏医院或个人财产、干扰正常的医疗工作秩序等。医院工作场所暴力分为身体暴力和心理暴力。遭受暴力侵权的医务人员感到愤怒、耻辱、恐惧、自责、无助、丧失自尊、怀疑自己的专业能力，工作满意度降低。[①]本次研究获取这些工作场所针对医务人员暴力侵权及诱因信息的途径有：①医疗机构历年有关投诉、暴力侵权的记录；②媒体报道的内容分析；③医疗机构访谈和座谈；④中外文

---

① 世界卫生组织. 新的研究表明工作场所暴力威胁卫生服务 [J]. 世界卫生组织简报，2002（17）：7～8.

献检索和分析；⑤典型案例分析。2013年中国医院协会发布的《医院场所暴力伤医情况》调查显示，2003—2012年共发生导致医生残疾、死亡的恶性暴力伤医事件40起。其中，2012年针对医务人员的恶性攻击事件就达到11起，共导致7人死亡，28人受伤。2011年美国的一项调查结果显示：78%的急诊科医生在过去一年内在工作场所遭受一次及以上的言语或肢体冲突。

6.2.1 医疗场所暴力伤医状况总体评价

医疗场所针对医务人员的暴力是一个世界性的普遍问题。2013年被媒体曝出的伤医案件近30起。红十字国际委员会一项题为"影响医疗服务的暴力事件"的研究表明，2012年至少发生了921起针对医务人员、医疗设施和伤病员的暴力事件。在美国，2000—2011年发生百多起医院开枪事件，医护人员在工作时受到暴力攻击的比例是其他行业的2倍。

（1）年龄在25~44岁的医务人员遭受暴力侵权的概率最大

调查显示：34.0%的医务人员称去年未被患者辱骂过，22.1%称自己被辱骂过4次及以上。85.7%的人称自己去年未与患者发生过肢体冲突，11.1%的人称发生过1次肢体冲突，3.2%的人称发生两次及以上的肢体冲突，二者合计占14.3%。

年龄在35~44岁的医务人员中65%的人遭受患方语言侮辱过，而年龄在25岁以下或45岁以上的比例分别为59.3%和56.9%。在与患者发生暴力冲突方面，年龄在35~44岁的人中16.2%称与患者发生过肢体冲突，而年龄在25岁以下或45岁以上的比例分别为11.8%和10.6%。可见，年龄在35~44岁的医务人员最容易遭受来自患方的语言暴力和肢体暴力。

（2）暴力伤医的主要对象是医生

调查显示：68.7%的医生称去年遭受患方"语言侮辱"过，36.8%的人称被辱骂过3次及以上。管理人员中，47.7%的人称去年遭受患方"语言侮辱"过，比医生群体低21个百分点。医生群体中17.3%的人称去年患者与自己发生过肢体冲突，高出护士（11.2%）、医技人员（12.4%）和管理人员（9.7%）的水平。医务人员人身权益遭侵犯状况总体堪忧，尤其是医生群体遭受工作场所暴力侵袭的频率最高。

表6-7 不同医院类型医务人员工作场所暴力侵袭情况

人员类型	工作场所暴力侵权		
	遭受患方"语言侮辱"次数		与患方发生过肢体冲突
	1~2（%）	≥3（%）	（%）
医生	31.3	35.6	17.3
护士	32.7	31.0	11.2
医技人员	34.4	24.8	12.4
管理人员	22.9	18.3	9.7

2012 年，河北医科大学第三医院一位神经科医生被砍三刀；苏州一家医院因无法及时给一位患者安排床位，医生被扇耳光；辽宁医学院附属第一医院一名实习护士在病房走廊路过一名患者时，患者家属让她给患者吸痰，因为痰液黏稠没有一下吸出来，患者家属当场暴打实习护士头部，实习护士鲜血直流，被送进急诊室救治，被诊断为脑挫伤、耳膜穿孔，在急诊室住院观察治疗多日未能痊愈。

（3）二甲综合医院是暴力伤医的重灾区

二甲医院医务人员遭受过患方"语言侮辱"的占 70.9%，而三甲医院（60.8%）、中医医院（64.6%）和民营医院（63.4%）相对较低。不同类型医院医务人员中，与患方发生过肢体冲突的占一成多，二甲医院（17.5%%）最高，而民营医院（12.2%）最低。二甲综合医院肢体冲突最多，发生在浙江温岭和黑龙江齐齐哈尔的杀医案均发生在二甲综合医院。

表 6-8 不同医院类型医务人员工作场所暴力侵权情况

医院类型	工作场所暴力侵权		
	遭受患方"语言侮辱"次数		与患方发生过肢体冲突
	1~2（%）	≥3（%）	（%）
三甲综合	30.9	29.9	13.7
二甲综合	33.1	37.8	17.5
中医医院	33.1	31.5	13.3
民营医院	33.1	30.3	12.2

不同级别医院的被调查者中遭受人身攻击的次数或遭受患方"语言侮辱"的次数有差异，民营医院和中医医院中遭受患方"语言侮辱"的比例低于二甲综合医院的水平。公立综合医院的医患关系紧张的原因是：疑难、危重、重症、复杂病症的病人往往首先到大型公立综合医院就诊，病人期望值高，一旦治疗效果不理想，易激化医患矛盾和冲突。而民营医院医患关系和谐，主要在于不少疑难重症患者来民营医院时不抱太大期望，期望值较低，冲突的机率也相应降低。

（4）儿科和急诊科是暴力侵袭的高发科室

在遭受患者辱骂方面，不同临床科室之间有显著差异（$p<0.01$）。只有 22.5% 的门诊医护人员称没有被辱骂过，儿科为 29.7%，而管理科室有 55.8% 的人称没有遭到患者辱骂。门急诊医务人员与患者发生肢体冲突的机会多。急诊患者情况较危急，家人处于焦虑状态，易引发医患矛盾；外科手术风险大，手术费用高，手术红包的社会关注等都易使外科医生处在风口浪尖上。医务人员遭受患方人身攻击的数据要比医疗机构上报给卫生管理部门的数据要高。因为不少遭到患方人身攻击的医务人员并没有如实向科室或医院报告自己的遭遇。

表6-9　不同科室类型医务人员遭受暴力侵袭情况一览

科室类型	工作场所暴力侵权	
	没有遭到患者辱骂的比例 （%）	没有与患者发生肢体冲突的比例 （%）
大外科	29.6	82.2
大内科	32.2	76.2
妇产科	35.7	83.7
儿科	29.7	78.5
门急诊	22.5	73.7
其他临床科室	39.3	81.2
医技科室	36.6	85.5
管理科室	55.8	86.0

6.2.2　五年间暴力侵权状况对比分析

（1）五年间暴力伤医次数显著增多

2008年，49.5%的医务人员称没有遭受患者语言侮辱，5年后下降到34.0%。或者说，5年来遭受患者语言侮辱的医务人员比例增加了15个百分点。2008年，16.1%医务人员称去年遭受患者语言侮辱3次及以上，2013年为32.9%，5年间增加了16个百分点。[①]

表6-10　五年间遭到患方"语言侮辱"次数情况

年　份	遭到患方"语言侮辱"次数				
	0（%）	1~2（%）	3~4（%）	>4（%）	秩均值
2008	1813（49.5）	1260（34.4）	282（7.7）	308（8.4）	4106.5
2013	1990（34.0）	1937（33.1）	632（10.8）	1293（22.1）	5165.8
Z	-19.37				
p	0.00				

2008年，与患者发生过肢体冲突1~2次的医务人员占4.5%，2013年上升为11.1%，5年间增加了7个百分点。2008年与患者发生肢体冲突3次及以上的占0.9%，而2013年增长到3.2%。5年来暴力伤医频率大幅增加。

---

① 李骜懿，王志杰，张新庆，等. 暴力侵犯医生权利现状的原因分析［J］. 中国医学伦理学，2009，22（5）：103~105.

表 6－11　五年间发生"肢体冲突"次数情况

年　份	与患方发生"肢体冲突"次数			
	0（％）	1~2（％）	>3（％）	秩均值
2008	3464（94.6）	165（4.5）	33（0.9）	4346.0
2013	4723（85.7）	749（11.1）	380（3.2）	5014.9
Z	－19.21			
p	0.00			

2008 年的数据显示：三甲医院医务人员与患者发生肢体冲突的占 3.9％，2013 年上升到 13.7％；二甲医院从 3.0％ 上升到 17.5％。2008 年三甲医院中被患者辱骂过的占 52.4％，5 年后上升到 60.8％，2008 年二甲医院中被患者辱骂过的占 50.8％，5 年后上升到 70.9％。5 年后，公立综合医院针对医务人员的暴力侵权状况更加严重。

同 2008 年相比，2013 年的各项数据均朝着恶化的方向发展。2008 年，43.8％ 的医生称被患者语言侮辱过，2013 年上升到 66.9％。同样在临床一线的护士和医技人员，5 年间遭受患者语言侮辱的比例上升了 10 多个百分点，管理人员中被辱骂的比例有所下降。

表 6－12　五年间对患者辱骂过的医务人员比例对比

人员类型	被患方辱骂过的比例			
	2008（％）	2013（％）	Z	p
医生	1604（43.8）	4020（66.9）	151.91	0.00
护士	1794（49.0）	3921（63.7）	241.81	0.00
医技人员	1688（46.1）	3646（59.2）	65.71	0.00
管理人员	1641（44.8）	2791（41.2）	50.62	0.00

2008 年，6.0％ 的医生与患者发生过肢体冲突，2013 年为 17.3％，其他医务人员遭受患者肢体冲突的比例也增加了 10 个百分点。对数据进行统计学检验可知，5 年间不同类型的医务人员在工作场所肢体冲突的频率都有所上升。

表 6－13　五年间与患方发生肢体冲突的医务人员比例

人员类型	与患方发生肢体冲突的比例			
	2008（％）	2013（％）	Z	p
医生	220（6.0）	1235（17.3）	4788.06	0.00
护士	110（3.0）	1030（11.2）	5687.19	0.00
医技人员	73（2.0）	878（12.4）	6230.53	0.00
管理人员	88（2.4）	831（9.7）	6300.88	0.00

（2）五年来恶性伤医事件愈演愈烈

卫生部统计资料显示，2006 年全国医疗暴力事件共发生 10248 件，到 2010 年陡增至 17243 件，比 5 年前多了近 7000 起。70% 以上的医院发生过患者殴打、威胁医务人员事件；60% 的医院发生过患者死后家属在医院内摆花圈、拉横幅、设灵堂等。2010 年南昌市就发生医疗纠纷 315 件，其中采取"医闹"、"群访"和"暴力索赔"的有 278 件，占医患纠纷总件数的 88%。2010 年 8 月，《柳叶刀》发表文章——《中国医生：威胁下的生存》称："中国医生经常成为令人惊悚的暴力的受害者"，"医院已经成为战场，因此在中国当医生便是从事一种危险的职业"。

2013 年中国医院协会发布《医院场所暴力伤医情况》报告显示，2003—2012 年共发生导致医生残疾、死亡的恶性暴力伤医事件 40 起。2012 年达到顶峰，共 11 起。医务人员躯体受到攻击、造成明显损伤事件的次数逐年增加，发生医院的比例从 2008 年的 48% 上升至 2012 年的 64%。40 起恶性暴力伤医事件的肇事者以 30～50 岁男性居多。

2011 年 1 月上海新华医院心胸外科死亡患者家属在急诊楼及门口设灵堂、拉横幅，严重影响正常医疗秩序。医院报警后，"110"及时出警但劝说无果。患者家属约 20 人直接冲入该院心胸外科病区，围殴病区医务人员，6 位医生伤情严重住院治疗且均非该患者的经治医生。1 月，南昌市第一医院患方家属与医院保安共 100 余人互殴，致 15 人受伤、3 辆面包车被毁；5 月，江西省上饶市人民医院发生医患冲突事件，患者家属纠集近百人封堵医院，一名医生下肢被打残。8 月，江西南昌市第一医院发生一起血腥械斗，上百人手持棍棒、渔叉、钢管到医院闹事，与保安发生冲突。8 月，广东东莞市长安医院一名男子因治疗后病情不见好转，持菜刀冲入诊室，致医生一死一伤。9 月，北京大学人民医院医生在医院被肺癌晚期患者家属殴打，致颈部受伤、左胫骨骨折。9 月北京同仁医院耳鼻咽喉科主任被患者砍 17 刀。

2011 年，武汉协和医院 21 日晚上因一名患者"抢救无效死亡"，发生了严重的医患冲突，三四十名死者家属"带着钢管"到医院"闹事"，产生了强烈的负面影响。七旬老人死亡，有权势的家属让医院院长及全院医生去灵堂集体下跪。一个因酒后驾车交通肇事重伤者被送到医院抢救无效死亡，家属竟纠集上百人围堵医院，把医院的所有出口全用小车堵死，向医院索赔 100 万元。

2012 年 11 月 29 日，1 名中年男子冲进天津中医药大学第一附属医院 2 楼诊室，用斧子砍死 1 名当班医生。被害医生为女性，40 多岁，为针灸科主任医师。凶手行凶后跳楼受伤被警方控制。2013 年 1 月 19 日，包钢医院值班女医生凌晨 1 时在急救现场被杀害。犯罪嫌疑人当场被擒。犯罪嫌疑人因上网购物与妻子发生口角冲突。待妻子熟睡后施暴，将妻子殴打致伤，其子将母亲送往医院救治。李兴龙手持事先准备好的菜刀对医护人员追砍。

郑州市 6 所综合医院医务人员（$n = 1317$）调查结果显示：其在 1 年内医务场所暴力发生率为 45.6%；30～40 岁的医护人员最易遭受暴力攻击（$p < 0.05$）；门急诊科室暴力发生率最高（$p < 0.05$）。施暴者主要是家属或探视者；施暴原因为候诊时间或等待治疗时间过长以及施暴者要求未得到满足；医务人员的应对方式选择了与对方讲道

理的占 67.2%。① 陈祖辉等人对医务人员（$n = 4062$）的调查表明，一年内遭受过工作场所暴力者达 64.48%。② 2008 年中国青年报和丁香园网网络调查中，在 4353 名被调查医务人员中，有六成声称每年都会经历或见到同事经历被患者殴打的情况。2008 年我们的调查显示：被患方打过的医生占 6.0%；被患方打过的护士占 3.0%；被患方打过的医技人员占 2.0%；被患方打过的管理人员占 2.4%。医生群体最容易遭到患方的人身暴力侵袭，有 53.8% 的医生被患方辱骂过。

医院是履行救死扶伤责任、保障人民生命健康的重要场所。任何人不得以任何理由、手段扰乱医院正常医疗秩序，危害医务人员人身安全、破坏医院财产，侵害患者权益。近年来，全国公安机关高度关注医院安全保卫工作，建立健全了医警联动机制，积极推动有条件的医院设立警务室。2013 年 1 月到 11 月，各地公安机关发现、有效制止侵害医务人员现行犯罪 200 起，协助排查化解矛盾 9700 起。各地公安机关要对暴力伤医的违法犯罪行为依法给予严惩，对正在实施的暴力犯罪要采取果断措施，依法坚决制止。同时加快医疗卫生体制改革，当这些医疗体制的弊端没有解除时，相当多的问题都推到医生身上，医生成为推迟改革的"替罪羊"。

6.2.3 频发伤医事件的消极影响

语言侮辱和肢体冲突会导致医务人员工作不满意，产生消极情绪，医院场所伤医事件对医务人员的工作满意度有显著影响。

（1）遭受患者暴力侵权医务人员的工作满意度低

在过去一年中，与患者发生肢体冲突的医务人员中，34.8% 的人感到工作不满，而没有发生肢体冲突的人这 比例为 21.9%。那些曾经遭受患者 3 次及以上辱骂的人中，33.2% 的工作满意度不高，而没有遭受辱骂过的人中 18.7% 感到工作不满意。不过，即使没有遭受过患者辱骂或躯体攻击，工作满意的人群比例也不超过三成。经过 Spearman 相关性检验显示，工作场所暴力侵权情况与工作满意度呈负相关，即与患者肢体冲突情况越严重、遭到患者语言辱骂次数越多，工作满意度越低。这说明，医务人员工作满意度高低的成因是多种因素综合作用的结果。减少伤医事件会缓解医务人员的不满情绪，但不必然提高其工作满意程度。一位接受访谈的年轻女医生说："里面有个大桌子，我背对着门口。我有点忐忑，如果听见开门的声音，我就扭头去看一眼谁进来了。哈医大的那个事件，医生就是背对着门坐着，凶手进来就把他捅死了。现在自己穿着白大褂在医院里走来走去都会有所提防。对受害者的身体、心理和职业态度上的消极影响有：①委屈、焦虑、忧郁，甚至产生自杀的念头；②缺勤、伤害、残疾；③失去工作热情，工作满意度降低、职业安全感偏低。

---

① 朱伟，杨力沣，娄小平，等. 郑州市综合医院医务场所暴力现状调查 [J]. 中国卫生事业管理，2011（5）：334～336.

② 陈祖辉，王声，卢业成. 医院工作场所暴力的流行病学特征及危险因素分析 [J]. 中华流行病学杂志，2004，25（1）：3～5.

表 6 – 14 工作场所暴力侵权状况对工作满意度的影响

选 项		您对当前工作的满意程度如何		
		不满意（%）	一般（%）	满意（%）
与患者肢体冲突	无	21.9	57.1	21.0
	有	34.8	53.7	11.5
	r_s	– 0.17**		
	p	0.00		
遭到患者语言辱骂	0	18.7	56.0	25.3
	1 ~ 2	21.7	58.1	20.2
	>3	33.2	55.1	11.7
	r_s	– 0.13**		
	p	0.00		

注：* 表示 $p < 0.05$，** 表示 $p < 0.01$。

（2）医务人员丧失了人身安全感和人格尊严

暴力事件及侮辱伤医行为使医务人员丧失了人身安全和人格尊严。西昌市人民医院急诊科医生被前来就诊的中年女子两次殴打，脸部、口唇有裂伤。护士报了警，派出所民警赶到，只是将打人者带走。医院行政领导不会为自己撑腰，感到孤独无助，人身攻击给医务人员带来的身心创伤无法在短时间内消除。一位医生在巡房后被产妇的丈夫尾随至治疗室殴打。暴力冲突事件令人忧心，这种不安感在医务人员群体中扩散。贵阳市卫生局要求医生打不还手，骂不还口。老医生告诫年轻医生不要对患者太好。现在患者动不动就把"医师就是应该为病人服务的"挂在嘴边。医院蜕变成暴力、无礼且不安定的场所，但医务人员能做的只是忍耐、沉默或选择离职。

（3）遭受患者暴力侵权者的职业忠诚度低

经过 Spearman 相关性检验表明，工作场所暴力侵权情况与再次从医呈负相关，即与患者肢体冲突情况越严重、遭到患者语言辱骂次数越多，选择再次从医的频率越低。

表 6 – 15 工作场所暴力侵权对离职意向的影响

选 项		若有再次择业机会，您还会选择当前职业吗		
		不会（%）	会（%）	说不清（%）
与患者肢体冲突	无	57.5	19.3	23.2
	有	70.9	13.1	16.0
	r_s	– 0.16**		
	p	0.00		
遭到患者语言辱骂	0	50.5	23.2	26.2
	1 ~ 2	58.5	19.1	22.4
	>3	71.6	11.9	16.5
	r_s	– 0.09**		
	p	0.00		

注：* 表示 $p < 0.05$，** 表示 $p < 0.01$。

在过去一年曾经遭受患者 3 次及以上辱骂的医务人员中，71.6% 的人称若有再次择业机会将不会选择当前职业，而没有遭受辱骂过的人中 50.5% 有同样的选择。与患者发生过肢体冲突的人中，70.9% 的人称若有再次择业机会将不会选择当前职业，而没有发生过肢体冲突的人中 57.5% 有同样选择。

遭受过患者辱骂 3 次及以上的人中，79.9% 的人不希望子女学医；没有遭受过患者辱骂的人中，62.3% 的人不希望子女学医。与患者发生过肢体冲突的人中，76.7% 的人称不希望子女学医，没有类似经历的人中，68.9% 的人有同样的选择。经过 Spearman 相关性检验表明，工作场所暴力侵权情况与希望子女学医呈负相关，即与患者肢体冲突情况越严重、遭到患者语言辱骂次数越多，希望子女学医的频率越低。

表 6 - 16　工作场所暴力侵权对是否希望子女学医意向的影响

选　项		您是否会希望自己的子女学医		
		不会（%）	会（%）	说不清（%）
与患者肢体冲突	无	68.9	10.7	20.4
	有	76.7	6.2	17.1
	r_s	-0.13**		
	p	0.00		
遭到患者语言辱骂	0	62.3	12.8	24.8
	1~2	69.2	10.3	20.6
	>3	79.9	6.3	13.8
	r_s	-0.03**		
	p	0.00		

注：* 表示 $p < 0.05$，** 表示 $p < 0.01$。

在医患冲突愈演愈烈的今天，医生承受着前所未有的职业压力。司法和行政等解决医疗纠纷的方式缺乏人文关怀，进一步增加医生的职业倦怠。[①]

（4）诱发防御性医疗行为

频发的暴力事件和人格侮辱使医生胆战心惊、恐惧心理蔓延。医务人员在紧张工作的同时，还得时时处处、小心翼翼地提防来自患方的暴力袭击和人格侮辱，由此形成了防御意识，出现了消极防御性医疗。防御性医疗的形成，损害患者利益，致使带有风险性的手术可做可不做的就不做了，带有风险性的治疗就不治了，应该进行探索和创新的治疗技术不再进行。像过去有百分之一的希望，做百分之百努力的手术的这样的医生可能会越来越少，这样发展下去，其直接结果是危重病人丧失了抢救和手术治疗的最佳机会。由于医务人员处于消极防御的心理和医疗行为，不再进行科学实验和探索，不再进行科学技术的攻关，进而会阻碍医学科学技术的进步和发展。

① 宋红，徐连英，任华玉. 对医生人文关怀的价值思考与对策 [J]. 中国医院管理杂志，2013（1）.

6.2.4 暴力伤医事件屡禁不止的复杂诱因

（1）残忍杀害医护人员的凶手多为成年男性患者且有复杂的动机

调查显示：对医疗服务过程或结果不满意时，73.7%的患者选择"与医方沟通"，19.9%选择"投诉"，12.6%选择"抱怨"，11.6%选择"沉默"，仅有3.0%选择"医闹"。5年来发生的恶性暴力伤医事件的肇事者以30～50岁男性居多。行凶原因多是久病不愈或怀疑医生没有尽力医治而怀恨在心，蓄意要报复医方，而较少的案例是缘于医疗纠纷。施暴原因为候诊时间或等待治疗时间过长，以及要求未得到满足。家庭不幸，父母离异，从小缺少关爱；也有性格内向、孤僻、偏执，甚至有精神病史的。如果不问青红皂白，一股脑地把引导医患纠纷的责任推到医院或医生身上，让医生成为受害者或替罪羊，那是不公平的。

（2）群体性医闹事件凸显了医警协防机制的缺失

虽然《职业医师法》规定了医生在执业活动中"人格尊严、人身安全不受侵犯"，但一旦出现暴力侵权，司法和公安机关对医务人员保护乏力，通常只是依照治安管理处罚条例规定处罚。医院属于事业单位，在安保上属于内勤保障而非公共场所安保，只有当医患双方发生身体冲突时警方才会出面处理。2013年1月到11月，各地公安机关发现、有效制止侵害医务人员现行犯罪200起，协助排查化解矛盾9700起。不过，全国各地的公安部门打击医闹的力度有轻有重，有些人为了当下能够维稳，抱着和稀泥的态度消极处理医闹。公安部下发通知，要求公安部门坚持"零容忍"，对任何暴力伤医的违法犯罪行为依法给予严惩，对正在实施的暴力犯罪要采取果断措施，依法坚决制止。

（3）公立二三级综合医院是暴力伤医事件频发的重灾区

不同类型医院医务人员遭受患方"语言侮辱"的次数有差异，民营医院和中医医院医务人员中遭受患方"语言侮辱"的比例低于二甲综合医院的水平。针对医务人员的人身攻击给当事人及其同事带来的负面影响是巨大的，在身体、精神、心理上的创伤无法在短时间内消除。

6.2.5 医患沟通、互信

中美在是否告之患者医疗差错信息问题上的态度不同。在我国，当揭示医疗差错会对患者造成更大伤害时，94.9%的医生选择不告知患者实情，把不伤害原则放在了优先位置。[1] 被调查的美国医生（$n=1891$）中，绝大多数被调查者完全同意医生应该完全告知患者医学干预的风险和收益，而不应该向没有授权的第三方泄露机密信息。1/3的医生不完全同意向病人透露严重的医疗差错，20%的人不完全同意下列说法：医生永远不应向患者说谎，有40%的人不完全同意下列说法：医生应该向患者透露自己与药厂或医药器械公司之间的经济利益关系。这意味着有些患者可能没有能够从医生

---

① Roland M，Rao S R，Sibbald B，Hann M，Harrison S，Walter A，Guthrie B，Desroches C，Ferris TG，Campbell EG，Professional values and reported behaviours of doctors in the USA and UK：quantitative survey. BMJ Quality and Safety. 2011（20）：515～521.

那里获得全部的和准确的信息。①

（1）医患互信程度偏低

调查显示：26.0%的医务人员称患者信任自己，12.1%的人反对，61.9%回答"一般"；46.4%的患者称自己信任医务人员，只有9.1%的人称不信任，44.5%的人回答为"一般"。

表6-17　医患互信状况对比

选　项	不信任（%）	一般（%）	信任（%）
患者对您的信任程度如何	12.1	61.9	26.0
患者对医务人员的信任程度	9.1	44.5	46.4

女性医务人员中称患者信任自己的占25.4%，接近男性的26.9%；不过，只有一成的男性（13.3%）和女性（11.5%）认为患者不信任自己。六成的男性和女性医务人员称患者对自己的信任程度为"一般"。在患者对自己的信任程度方面，不同性别的医务人员之间没有显著差异。年龄越大，越感到患者对自己的信任程度增加。年龄在25～34岁的人中，21.7%称自己得到患者的信任，年龄在45岁以上的人中39.5%有同样判断。随着技术职称的增加，赢得患者信任的程度越高。初级职称者中，21.3%称自己得到患者的信任；在高级职称者中，这一比例达到40.4%。

表6-18　不同性别、年龄、技术职称医务人员自评患者对自己的信任程度

个人信息		患者对您的信任程度如何		
		不信任（%）	一般（%）	信任（%）
性别**	男	13.3	59.8	26.9
	女	11.5	63.1	25.4
年龄**	<25	11.5	64.4	24.1
	25～34	12.9	65.3	21.7
	35～44	12.3	60.1	27.6
	>45	9.7	50.8	39.5
技术职称**	初级	12.7	65.9	21.3
	中级	13.5	62.4	24.0
	高级	9.6	50.0	40.4
	未定级	9.5	68.7	21.8

注：* 表示 $p < 0.05$；** 表示 $p < 0.01$。

---

① Lisa I. Iezzoni, Sowmya R. Rao, Catherine M. DesRoches et al, Survey Shows That At Least Some Physicians Are Not Always Open Or Honest With Patients Health Aff February 2012 vol. 31 No. 2383～2391.

民营医院医务人员中，34.2% 的人称患者信任自己，高出公立二甲综合医院（21.3%）13 个百分点，也比公立三甲综合医院（26.6%）和公立中医医院（26.5%）水平高。

表 6–19　不同医院类型医务人员自评患者对自己的信任程度

医院类型	患者对您的信任程度如何		
	不信任（%）	一般（%）	信任（%）
三甲综合	12.1	61.2	26.6
二甲综合	12.0	66.7	21.3
中医医院	14.2	59.3	26.5
民营医院	8.6	57.2	34.2

医生群体中，26.9% 的人表示患者信任自己，略高于其他类型的医务人员水平。不论医务人员类型如何，均有一成左右的人称患者不信任自己。

表 6–20　不同类型医务人员自评患者对自己的信任程度

人员类型	患者对您的信任程度如何		
	不信任（%）	一般（%）	信任（%）
医生	13.1	60.0	26.9
护士	11.8	63.4	24.9
医技人员	9.3	65.4	25.4
管理者	10.3	64.3	25.4

中部省份的医务人员中，认为患者信任自己的占 31.5%，高出东部省份 12 个百分点，西部省份在信任程度上居中。

表 6–21　不同区域医务人员自评患者对自己的信任程度

区域分布	患者对您的信任程度如何		
	不信任（%）	一般（%）	信任（%）
东部	17.8	62.8	19.4
中部	7.8	60.7	31.5
西部	10.0	62.2	27.8

（2）五年间患者对医务人员的信任程度大幅降低

2008 年的调查显示：48.2% 的医务人员称患者信任自己，2013 年降低到 26.0%。

经过秩和检验可得，在 0.05 的检验水准下，5 年间医务人员自认为患者对其的信任程度降低。

2008 年的患者调查显示：74.1% 的人表示信任医务人员，24.0% 的人称对医务人员的信任程度为"一般"，仅有 2.0% 的人表示不信任。29.3% 的患者称，当出现医疗差错时，医护人员会如实告知患者医疗差错信息，25.7% 的人反对，45.0% 的人不置可否。2013 年的调查显示，仅有 46.4% 的患者明确表示信任医务人员。5 年间患者群体对医务人员的信任程度下降了 28 个百分点。医患双方在评估"医患互信程度"方面有较大的差异。

表 6 - 22　五年间医务人员互信状况对比

年　份	患者对您的信任程度如何			
	不信任（%）	一般（%）	信任（%）	秩均值
2008	300（8.2）	1597（43.6）	1765（48.2）	5412.78
2013	708（12.1）	3622（61.9）	1522（26.0）	4347.44
Z	- 20.67**			
p	0.00			

注：* 表示 $p < 0.05$，** 表示 $p < 0.01$。

徐双燕等人的调查显示：70% 的患者称信任医务人员，45.9% 的医务人员称患者信任自己。[1] 对北京市 5 家三甲医院医务人员和患者共 1010 人进行的问卷调查结果显示：医方对于医患关系的评价低于患方。医患不信任已经对医疗行为造成了不良影响。[2]

（3）诱发医患不信任的原因

诱发医患信任危机的原因有：①国家对医疗的投入少，需要医院自负盈亏，导致医院过分强调经济利润，公益性下降；②快速社会转型过程中，不良的社会风气助长了人与人之间的猜忌心理；③患者的自我法律保护意识日渐增强，对医疗服务的要求或期望更高，没有认识到医学局限性和不确定性；④媒体的舆论导向偏颇。

医患不信任则具体表现在：不信任基层医院医生的医术，有病就去大医院就诊，即使是小病或处于康复期也不愿意转到下级医院；有些人不相信专家会尽力看病，除非送红包；不信任大医院的年轻医生或进修医生；尽管药监部门为降低药价做出了不懈努力，但不少人仍认为政府不作为；当出现医患纠纷时，患者不是选择政府管理部门的行政调解，而是乐意采取"私了"或"医闹"的方式解决问题。

患者到医院看病，是购买一种高技术高风险的服务，医和患之间存在信息不对称：

① 徐双燕，欧志梅，苏维. 成都市公立医院医患关系普遍认知调查分析 [J]. 中国卫生事业管理，2009，258（12）：806～808.

② 李珑，王晓燕，王辰. 医患不信任问题对医方医疗行为的影响及对策分析 [J]. 中国医院管理杂志，2012（1）.

患者难以判断病因、诊疗方法是否安全有效、医疗费用是否合理。在医院、患者和第三方付费人的多重委托关系中，患者作为委托者，其就医吃药的选择既要依赖医生的建议，又要依赖第三方付费人的医疗费用约束。在现行的公立医院运行模式下，患者所体会到的公益性在降低，对医生开药、开检查单的动机有所怀疑。医患不信任会阻碍患者获得恰当的医疗服务，依从性降低。[①] 面对医疗中的诸多不确定性，医生应主动和患者沟通，努力降低患者不切实际的期望值。

（4）健全医患之间的沟通互信机制

《黄帝内经》中的《疏五过论》和《徵四失论》中说：医生看病前要了解病人的社会经济状况、饮食起居、心中苦乐后再做诊断、治疗；阴阳表里及用药放在最后。这些做法有助于患者提高依从性、树立战胜疾患的信心，更有助于医患信任的建立。Kleinman 等人早在 1978 年就指出：当代医生假定生物学检查、诊断比心理和社会文化因素更基本、更具有真实的临床意义。[②] 由生物医学模式向社会·心理·生物医学模式转变，是向医学本质的"回归"。

构建和谐医患关系需要医院、医护人员、患者和政府等利益相关者的共同努力。尽管缓解医患关系紧张状况离不开对现行医疗体制的改革，但不可把医患矛盾简单归结为医疗体制之弊端。在日常临床实践中，医患双方沟通不畅，缺乏情感交流，忽视患者在就诊时的心态变化，乃诱发医患关系紧张的主要因素。有效的医患沟通可把很多医患矛盾和冲突消灭在萌芽状态。一方面，医护人员应充分考虑到患者在就医时的心理变化，理解患者的恐惧、焦虑、烦躁心情，通过情感交流，尽快帮助患者从焦虑、恐惧、孤独、怀疑等不良心理症状中解脱出来。另一方面，患者也要理解医护人员的难处。[③] Emanuel 和 Dubler 建议理想的医患关系包括 6 个 C：选择（Choice），胜任力（competence），沟通（communication），同情（compassion），连续（continuity）和无利益冲突（no conflict of interest）。[④]

随着患者维权意识和医学知识的增强，患者主动参与临床决策的意识和能力在增强。医护人员要尊重病人的意愿，并给病人以充分的知情权和决策权。医患关系应该是相互参与的，医者与患者置于平等的地位，医方必须尊重患者，平等相待。[⑤]

6.3　构建和谐医患关系的策略

社会治理是基于对社会管理过程中权力格局分析与判断，在政府、市场、社会与

---

① Judy A. Shea，Ellyn Micco，Lorraine T. Dean，Development of a Revised Health Care System Distrust Scale，J Gen Intern Med. 2008，23（6）：727～732.

② Kleinman A，Eisenberg L，Good B，Culture，illness，and care：clinical lessons from anthropologic and cross-cultural research. Ann Intern Med. 1978，88（2）：251～258.

③ Amitav Banerjee and Debmitra SanyalDynamics of doctor-patient relationship：A cross-sectional study on concordance，trust，and patient enablement J Family Community Med. 2012 Jan-Apr；19（1）：12～19.

④ Preserving the physician-patient relationship in the era of managed care. Emanuel EJ，Dubler NN，JAMA. 1995 Jan 25；273（4）：323～329.

⑤ Ryan J，Sysko J. The contingency of patient preferences for involvement in health decision making. Health Care Manage Rev. 2008，32（1）：30～36.

公民基本关系明确定位的前提下倡导的新型公共管理模式。由于其对公众利益和责任表达、解决突出社会矛盾问题具针对性和优越性，已得到普遍促进和应用。①

6.3.1 医患双方对医患纠纷调节方式的认知

暴力伤医事件频发表明，近年来我国医患关系呈现出高风险、高关注度、高扩散性等特点，加强医院危机管理势在必行。② 作为化解医患矛盾、调处医疗纠纷的重要手段之一，医疗责任保险的推广采取的是自愿投保方式，医方的投保率明显偏低，难以满足保险方的基本需求，更难以发挥该险种的社会管理功效。为此，相关部门有必要创新医责险的实施与推广模式，采取一定的措施鼓励甚至强制医方投保。③

（1）"医患协商"是解决医患冲突的最常见方法

调查显示：35.8%的医务人员称妥善解决医患纠纷的最佳方法是医患协商，31.7%的人称是第三方调解。53.5%的患者称解决医患纠纷的最佳方案是"医患协商"。医患双方均不把"行政调解"视为解决医患冲突的根本手段。在男性医务人员中，31.6%的人首选医患协商，而女性这一比例为38.0%；男性中主张走法律诉讼途径的占28.7%，高出女性4个百分点。

表 6－23　医患双方对解决医患冲突的看法

妥善解决医患纠纷的最佳方法	医务人员（%）	患者（%）
医患协商	35.8	53.5
法律诉讼	25.8	36.6
第三方调解	31.7	22.0
行政调解	11.0	17.7
其他	12.8	5.4

调查显示：73.7%的患者：对医疗服务过程或结果不满意时，最可能采取的应对措施是"与医方沟通"，19.9%选择"投诉"，12.6%选择"抱怨"，11.6%选择"沉默"，3.0%选择"医闹"，6.0%选择"其他"。

国内同类调查结果与本次调查得出的结论相似。对403名患者的调查显示：看病过程中发生了医疗纠纷，72.2%的患者称通过正常渠道解决纠纷；19.9%的患者称找医院理论；7.4%的患者称可能会采取过激言行来维权。④ 相比较而言，医患协商的程序简单、自愿，效率较高，对不太严重的医疗纠纷解决有很大的帮助。但在协商的过程中，医患双方的地位是不平等的，患方处于协商的不利地位。患方多不愿选择向卫生行政部

---

① 王小合，黄仙红，李瑞. 基于社会治理视角的公立医院社会评价策略及研究框架构建 [J]. 中华医院管理，2011（4）.

② 高凯. 中国医患关系危机管理体系研究 [J]. 医学与社会，2013（3）.

③ 吴海波，江乐盛. 医疗责任保险实施模式创新研究 [J]. 中国卫生事业管理，2012（1）.

④ 刘群男，喻丹. 我国社会转型期患者对医疗纠纷的认知和态度调查分析 [J]. 中国卫生事业管理，2010，264（6）：377～379.

门求助，卫生行政部门也不愿参与医疗纠纷的调解。法律诉讼程序复杂、耗时较长。医院为了息事宁人，宁愿多赔点钱也不愿意与患者对簿公堂。[①]

（2）"第三方调解"尚没有得到医患双方的普遍认可

以国家为主导，从制度层上进行防范，完善医疗事故处理法规，健全第三方调解机制。[②] 2011 年 1～10 月，全国医疗纠纷人民调解专门组织共调处医疗纠纷 14976 起，调处成功率 81.6%，调解满意度在 95% 以上。截至 2011 年 4 月底，各地共成立各级医疗纠纷人民调解专门组织 1139 个。北京、天津、山西等 16 省份实现了医疗纠纷人民调解制度的全覆盖。北大人民医院院长王杉说："建立具有公信力的第三方调解机制，让医院从医疗纠纷中解脱出来，有效改善执业环境。"人民调解为医患双方提供了一个具有公信力的缓冲带，提高了医患双方的接受度。2011 年 6～12 月，北京医调委受理调解申请 994 件，结案 571 件，调解成功 513 件，调解成功率为 89.8%，实现了医患共赢。截至 2011 年 10 月，海南省医调委共受理医疗纠纷 167 例，成功调解医疗纠纷 123 例，调解满意度达 95% 以上。全省医疗卫生机构医疗纠纷比往年减少约 50%，患方上访人数明显减少。

调查还发现：医患双方并没有充分认识到第三方调解的重要性。男性和女性中分别有 30.9% 和 32.0% 的人首选第三方调解，双方均有一成的人选择行政调解。医务人员并没有一个统一的认识，对政府大力推广的"第三方调解"也没有特殊的青睐，而且患者中仅有 22.0% 的人有同样的选择。

表 6 – 24　医患双方认为解决医患纠纷最佳方法的情况

医患类型	医患协商（%）	法律诉讼（%）	第三方调解（%）	行政调解（%）	其他（%）
医务人员	35.8	25.8	31.7	11.0	12.8
患者	53.5	36.6	22.0	17.7	5.4

三甲综合医院的医务人员中，38.7% 的人称妥善解决医患纠纷的最佳方法是"医患协商"，其次是"行政调解"（33.7%），其他类型医院的医务人员也有类似选择。值得注意的是，仅有一成左右的医务人员认为"第三方调解"是妥善解决医患纠纷的最佳方法。

表 6 – 25　不同医院类型医务人员认为解决医患纠纷最佳方法的分布情况

医院类型	医患协商（%）	法律诉讼（%）	第三方调解（%）	行政调解（%）	其他（%）
三甲综合	38.7	24.8	11.2	33.7	38.7
二甲综合	31.8	29.0	10.4	31.0	31.8
中医医院	33.3	22.5	12.4	27.8	33.3
民营医院	37.0	27.7	9.4	30.3	37.0

---

① 方鹏骞，王桂秀. 医疗纠纷解决机制的现状与制度构建［J］. 中国卫生事业管理，2010，261（3）：178～179.

② 周国朝，金萍，陆庆艳. 医疗纠纷的多重性研究与思考［J］. 中国卫生事业管理，2012（9）.

在管理人员中，37.2%的人认为妥善解决医患纠纷的最佳方法是"第三方调解"，其次是医患协商（34.5%）。在医护人员和医技人员看来，第三方调解和医患协商也是主要的选择。四类医务人员对"行政调解"的认可程度最低，其次是法律诉讼。法律诉讼、行政调解、医疗事故鉴定等耗时长、成本高、难度大。患方大多数选择"私了"，而"私了"的"潜规则"是"大闹大赔、小闹小赔、不闹不赔"。医院越想"花钱买平安"，"医闹"越猖獗，医院越不平安。

表6-26 不同医务人员类型认为解决医患纠纷最佳方法的分布情况

医务人员类型	医患协商（%）	法律诉讼（%）	第三方调解（%）	行政调解（%）	其他（%）
医生	32.0	27.9	30.4	9.6	32.0
护士	39.9	25.4	32.4	13.5	39.9
医技人员	40.8	19.5	31.9	8.3	40.8
管理人员	34.5	19.8	37.2	12.1	34.5

根据财政部、司法部《关于进一步加强人民调解工作经费保障的意见》规定，专业性人民调解组织的运行经费应纳入财政预算。天津市政府每年向调解委员会投入200多万元。但各地对于医调委的经费获得没有统一标准，落后地区财政紧张难以保障调解机制的运行费用。

医疗纠纷人民调解工作流程有待规范化和制度化。医疗纠纷主要由作为第三方的医学会出具鉴定结论，但医患间信息不对称，患方容易怀疑鉴定结果偏向医院。医疗纠纷的第三方调解需要与医疗责任保险相配合，由承担医疗责任保险的公司负责医疗纠纷赔偿，减少医院成本，使第三方调解效果最佳。司法行政机关要大力推动医疗纠纷人民调解委员会建设，建立一支既懂医又懂法、专兼职相结合的医疗纠纷人民调解员队伍。

6.3.2 解决医患纠纷的多种尝试

由于侵权法比较健全，美国医疗诉讼成为解决医疗纠纷的主要途径。然而，通过民事法律途径解决医疗纠纷，需要医院、医生在患者服务上投入大量资源，设立繁琐程序，而且医疗伤害案件动辄数百万美元的赔偿。诉讼和高额赔偿在保护患者、提供更优质医疗服务的同时也极大地推高了医疗费用，导致了医疗资源的巨大浪费。针对医疗诉讼的负面效果，近年来美国开始尝试调解、仲裁等其他方式解决医疗纠纷。2007年日本修改医疗法，加强对医院的管理，半数的医疗纠纷事件通过调停和解。

国际社会的经验表明：医患暴力事件不是单纯的医患矛盾，还需要社会各方形成合力。要从根本上杜绝暴力事件的发生，关键在于完善法律法规，建立良好的医患协商机制。创新解决医患矛盾的社会治理机制，改进社会治理方式，着眼于维护医患双方的根本利益，确保医务人员和医院财产安全、社会安定有序，构建医患和谐。健全重大医疗卫生决策的社会稳定风险评估机制。建立畅通有序的患者诉求表达、开展心理干预、矛盾调处、权益保障机制，使广大患者在就医中存在的突出问题能反映、矛盾能化解、权益有保障。完善人民调解、行政调解、司法调解联动工作体系，建立调处化解矛盾纠纷综合机制。医患双方要协商共同解决医疗纠纷。在指导思想、评估决策机制、协商流程和赔偿计算方法等方面进一步规范医患协商的机制，实现指导思想统一化、评估决策机制第三方化、协商流程标准化、赔偿标准单一化作为提升医患协商机制的关键对策。①

对北京市的二级和三级医院医务人员（$n=1100$）的调查显示：对于医疗过错损害责任的认知正确率为 16.9%，对于《侵权责任法》的知晓率为 36.3%。② 我国要加强法治保障，运用法治思维和法治方式化解医患矛盾。坚持综合治理，强化道德约束，规范患者的社会行为，调节医患双方的利益关系，协调社会关系。坚持医患矛盾的源头治理，标本兼治、重在治本。以网格化管理、社会化服务为方向，建立健全医院社会工作服务部，及时反映和协调患者各方面各层次利益诉求。加强医务社会工作的普及。在医疗机构，社会工作者通过提供各种辅导和服务，协助患者及其家属与医方进行有效的沟通，促使医疗技术和服务更人性化地满足患者的需要，从而构建和谐的医患关系。③④

6.3.3　对策建议

一是建立政府主导的医警联动机制，确立应对恶性伤医事件的应急预案。各级政府要承担社会责任，整合公安、司法、民政、保险机构和医疗机构等各个环节。按照 2013 年国家卫生计生委和公安部共同下发的《关于加强医院安全防范系统建设的指导意见》，建立二级及以上医院要完善入侵报警系统、出入控制系统，加强重点区域监控等，形成预防暴力伤医的处置预案，建立健全医患危机防范机制。分清不同类型医闹的性质，设置分级响应机制。对患方重点盯防，对医务人员重点保护，医警联动。若能明确判断患方无精神心理疾病、确属恶意威胁医方安全的，医院要有合法预案和正当防卫措施，将行凶者绳之以法。

二是加强医院安全性评估，加强医院管理。健全规章制度，提高医疗服务质量，建立科学的就医流程，改善就医秩序和就医环境。建立医患信息沟通渠道，及时化解医患矛盾，完善医院服务设施，提高管理人员的工作效率。政府通过舆论宣传向社会传达正向信息，增加社会公众的懂法守法意识。儿科、急诊科、ICU 要在患者家属等候区和诊疗区之间设有门禁，对医务人员的工作环境加以保护。医疗机构要营造良好的工作氛围，开展心理调适、心理疏导、预防性的保护措施和程序。对高发科室、高发人群，医院要开展应对暴力事件的预防、报告、支持系统流程的培训。医生或医院要购买医疗过失责任险。

三是立法部门就医疗机构安全条例明确相应的处罚细则，严格执法。修改《治安

① 刘宇，魏亮瑜，陈建强. 医患自我协商解决医疗纠纷的影响因素分析与对策研究 [J]. 中华医院管理杂志，2011（4）.
② 张博源，赵龙，范占明. 医务人员医疗损害责任制度认知状况的调查分析 [J]. 中国卫生事业管理，2014（4）.
③ 郭永松，周庆环，张斯琴. 社会工作理念与医患冲突调解机制的建立 [J]. 中国医院管理杂志，2010（5）.
④ 刘继同. 改革开放 30 年以来中国医务社会工作的历史回顾、现状与前瞻 [J]. 社会工作，2012（5）.

管理处罚条例》，将医疗机构列为公共场所，为医生提供安全的执业环境。医院是公共场所，保护医务人员人身安全、维护医院正常工作秩序是各级公安机关的法定职责。设立医疗公共场所预警及应急机制。条件成熟后，全国人大应尽快组织卫生计生委、公安部立法制定《医院治安管理条例》，加强医院治安综合治理，做到早发现、早报告、早处置、早解决，将"医闹"视为敲诈和扰乱公共秩序，依法给予严厉惩罚，使打击"医闹"有法可依。

四是加强医患双方的医学道德教育，加强健康教育。提高医患医学道德素质是治理暴力和侮辱伤医的治本良方。开展医务人员的职业道德培训，将专业技能、人文和法学知识培训纳入医疗人员的日程。建立健全医务人员临床技能和人文、法学知识教育培养机制，保证医疗护理质量，做到人性化服务。建立重大纠纷处置责任追究制，健全医院或医生违法、违规的追究和医患监督、评价、沟通安全责任制。全社会要倡导患者就医道德、文明就医，对患者开展医学科普知识的教育。

五是发挥政府参与的有法律效力的人民调解机制。2010年以来，各省按照要求成立了医疗纠纷协调指导委员会和人民调解委员会，出台文件明确职责和责任分工，以规范并减少医患双方直接博弈。应进一步发挥政府的统筹安排，整合公安、司法、民政、保险机构和医疗机构等各个环节，建立第三方调解机制，将医患关系的构建纳入规范化、法制化的轨道。规范建设人民调解委员会队伍，提高人民调解委员会在医患双方的知晓率和认可度。人民调解委员会应具有权威和公信力，在受理医疗过失责任事件时要注重程序的公正、公开。工作经费由市财政予以保障。医调委要本着以人为本的工作理念，坚持平等自愿、依法调解的原则，注重心理疏导、专业调解和社会效果。

第七章　医风医德与医院文化

深化医改就要重塑医务人员的职业理想，冲破医疗体制内固有的错误思想观念的障碍、突破利益固化的藩篱，解放思想，找准医风医德建设的着力点。本章将结合调查数据结果，深刻反思当前我国医风医德和医院文化建设中存在的问题，寻找重振医生职业理想及遵循职业操守的新思路。

7.1　医风医德状况及其影响因素

7.1.1　收受"红包、回扣"的表现及诱因

内容提要

- 二甲综合医院医务人员中，33.4%的人称做不到廉洁行医，比三甲综合医院高了9个百分点；50.5%的患者认为医务人员基本能够做到廉洁行医。
- 50.6%的医务人员自称接受红包、回扣的根本诱因是"收入低"；27.2%的人归咎为"行业潜规"。

20世纪90年代以来，国家财政拨款比例开始减少，公立医院要靠业务收入维持自身的存在和发展。在激烈的市场竞争中，公立医院追求经济利益的动机增强，医疗服务公益性下降。受国家卫生政策调整、医疗服务商品化和市场化等执业环境变化的影响，部分医务人员的价值观、人生观和成功观也在悄然发生变化。

（1）医患双方对"红包"或"回扣"的态度

当有条件收红包或回扣时，48.2%的医务人员称能够做到"廉洁行医"。其中，50%的综合医院医务人员称可以做到廉洁行医，中医医院为52%，民营医院为59%。这些不同类型的医院中均有约1/4的人认为做不到廉洁行医。这样的调查结果意味着：不少医务人员不感到收受红包或回扣是一种"丢人"的事，有些人甚至感到有能力收受红包或回扣是"有本事"的表现，"治病救人、救死扶伤"的宗旨在这些人当中模糊了。当然，3/4的医务人员称自己能够做到廉洁行医。一位二甲医院的中年医生说："我是子承父业，从小就认为医生是一个崇高的职业，最能给别人带来温暖；如今我还会继续坚守，因为我相信有好多人等着医疗救助。"

调查显示：50.5%的患者称医务人员基本能够做到廉洁行医，27.5%的人明确表示医务人员做不到廉洁行医。3/4的患者称医务人员有时或基本能够做到廉洁行医，这反映了多数患者对医务人员的道德水准还是充满自信的。

表 7 - 1 医患双方对"廉洁行医"的认知状况比较

医患类型	当医务人员有条件收红包或回扣，他（她）还能做到"廉洁行医"吗			
	基本做不到（%）	有时能做到（%）	基本能做到（%）	秩均值
医务人员	1609（27.5）	1416（24.2）	2820（48.2）	3793.59
患者	406（22.3）	495（27.2）	919（50.5）	3959.57
Z	-3.03			
p	0.00			

按照"经济人"的假设，医生是市场的主体，要追求自身利益，追求自我价值实现。需要考虑经济激励手段，给予合理报酬，并通过"多劳多得"奖勤罚懒。按照人是"道德人"的假设，医生是一个道德要求很高的职业，以保护生命、解除患者病痛为职责。社会对于医生的职业道德和职业精神有更高的要求：悬壶济世、救死扶伤。医疗服务具有高度的道德感蕴涵，医务人员提供的服务不能用金钱和市场杠杆来衡量，而是靠职业道德、人性和爱心来践行。医务人员要遵循基本的道德规范，医德与医术并重。

（2）医务人员收受"红包、回扣"的复杂诱因

调查显示：50.6%的医务人员称接受红包、回扣的原因是"收入低"，27.2%的人称"行业潜规"，仅16.2%的人称是"以药养医"的医院运行方式造成的，更少的人（14.4%）归咎于医务人员道德修养差。

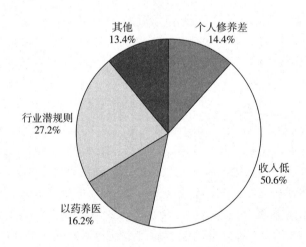

图 7 - 1 收受红包、回扣的根本影响因素

调查显示：58.4%的医生称"收入低"是诱发医务人员收受红包、回扣的主因，而选择其他诱因的均不足两成。尽管在其他群体中，"收入低"也是首选，但在医技人员和管理人员中，选择"行业潜规则"的比例达到四成。对其进行 Kruskal-Wallis 秩和检验可知，不同医务人员对于诱发收红包/回扣的根本因素的认知不全相同。使用

Bonferroni 法两两比较后可知，护士持"个人修养差是收回扣的根本因素"这一观点的频率最高，管理人员和医技人员次之，医生的频率最低。医生中认为收入低是收红包/回扣的根本因素的频率最高，但在其他医务人员中并没有差异。管理人员认为以药养医是收回扣的根本因素的频率最高，医护人员次之，医技人员频率最低。

表7-2 不同类型医务人员对收受红包、回扣的认知

人员类型	诱发当前医务人员接受"红包"或"回扣"的根本因素				
	个人修养差（%）	收入低（%）	以药养医（%）	行业潜规则（%）	其他（%）
医生	11.2	58.4	17.6	18.9	14.0
护士	19.3	44.3	15.1	31.0	15.0
医技人员	12.5	41.6	12.0	41.8	8.3
管理人员	13.9	44.0	18.6	41.9	9.7

中医医院中，54.2%的医务人员称"收入低"是接受红包或回扣的根本原因，高于其他类型医院的水平；21.2%的中医医院被调查者称"行业潜规则"是接受红包或回扣的根本诱因，而其他类型医院医务人员均高于此水平。

表7-3 不同类型医院医务人员对收红包回扣根本因素的认知情况

医院类型	诱发当前医务人员接受"红包"或"回扣"的根本因素				
	个人修养差（%）	收入低（%）	以药养医（%）	行业潜规则（%）	其他（%）
三甲综合	16.1	49.8	15.3	28.3	13.9
二甲综合	13.2	49.3	17.6	27.5	12.5
中医医院	11.9	54.2	18.0	21.2	14.2
民营医院	13.5	51.2	13.5	31.5	12.7

为何民营医院接受红包、回扣现象较少？本次调查的 10 多家民营医院均为二级以上的有一定竞争优势、有特色的医院。这些民营医院把提高医疗服务质量和服务态度作为同公立医院竞争的"法宝"。不少民营医院规定一旦发现员工收受红包，一律开除。港大深圳医院高调向社会承诺严禁医生收受红包，向社会公开了举报电话和邮箱，医生一旦被查出收受红包、礼物和回扣，不论金额大小、职位高低，立即辞退。这家合资医院医生的最高年薪达百万元之多，医院又没有历史包袱，各级公立医院难以效仿。

超过 1/4 的医务人员自称接受红包、回扣的根本诱因是"行业潜规"。管理人员中选择行业潜规则的人最多，医技人员次之，医护人员最低。灰色收入是卫生行政部门明令禁止的，也违背了社会的伦理道德观念，但不少医务人员怀着一种法不责众的侥幸心理，同时不少医疗机构领导为了稳定队伍或不想得罪人而选择了默认这种不道德

现象的长期存在。潜规则的形成离不开医护人员的暗示与明示。正如哈医大孙福川、尹梅研究医学职业潜规则后得出的结论：若要颠覆潜规则，整体上需先行解决职业生态问题。

两成医务人员称收受红包、回扣与"道德修养差"无关。只有 14.4% 的医务人员将收受红包、回扣的首因归咎于道德修养差。换句话说，绝大多数医务人员不认为红包、回扣是因为自身道德修养差造成的。站在社会公众或患者视角看，不论出于何种原因，医务人员收受红包、回扣总是不对的；当社会舆论批判医务人员的"医德"、"医风"不够高尚时，现实生活中的"白衣天使"也有诸多无奈。少数人经济利益至上，在医疗界造成了恶劣的示范效应，败坏了整体医疗队伍的形象。

众所皆知，"治病救人、救死扶伤"是一项神圣的事业，不能简单地理解为一种谋生手段。当崇高的理想、高度的责任感和现实发生冲突时，有些医务人员就难以满足社会的期盼和高的道德要求，难做到全心全意为病人利益服务。葛兰素史克公司高管涉嫌商业贿赂丑闻的高调曝光，让公众窥见了医疗行业腐败的黑幕。行业运动式的整肃是"标"，但建立一个更加公平、合理、有效的医疗服务体系才是"本"。美国医疗支付制度比较健全，医生收受财物的现象得到了较好的规范。2010 年，美国制定的"医师阳光支付法案"规定：每位医师超过 10 美元的礼物都需要上报。

（3）近六成的医生把收受红包、回扣首因归咎为"收入低"

当医务人员有条件收红包或回扣，月收入在 6000 元及以上的人中仅 47.7% 称基本能做到"廉洁行医"，低于月薪在 2000 元及以下的人回答。对其进行 Kruskal-Wallis 秩和检验可知，在 0.05 的检验水准下，尚不能认为不同月收入医务人员"廉洁行医"的态度不同。当实际报酬低于劳动付出，一些医生通过收红包、拿回扣、开单提成等手段增加个人的灰色收入，"廉洁奉公"成为空话。一位患者家属说："我岳父病情在一年前就确诊为晚期癌症，在最后的 20 天医生还要求做各种检查，医生治疗一年后也无力回天。"

既然"收入低"是医生群体收受红包、回扣的主要诱因，那么不同类型医院的医务人员的实际收入状况如何？二甲综合医院总体收入水平低，月薪在 6000 以上的人仅占 4.6%，三甲综合医院也仅为 25.4%，民营医院为 18.6%。被调查医生中 44.2% 的月收入在 4000 元以上，其平均收入水平要高于护士（30.6%）、医技人员（41.6%）的水平，但低于管理人员（50.3%）。再加之医生群体最有条件收受红包或回扣，这就不难理解为何"收入低"成为医生群体收受红包或回扣的根本诱因了。

导致部分医生做不到廉洁行医的一个主因是"薪酬不公平感差"。当感到收入低于对医院的付出时，不少人感到心理不平衡，索要红包和回扣，开大处方、大检查以弥补收入之不足。这就败坏了医务人员的整体形象，背离了医学宗旨，也触犯了法律法规，本应严惩，但不少医院院长担心如果取消了灰色收入，骨干医生会离职，医院的病源会减少而视而不见。由于这种错误观点作祟（但这已经成为行业的一种潜规则），不少人怀着一种法不责众的侥幸心理而默认其长期存在。在访谈中，多数医生表示自己不会拿病人的血汗钱，也希望通过自己的医疗服务换取相应体面的收入，过有尊严的生活。

表7-4 不同月收入医务人员对"廉洁行医"的认知情况

月收入	当医务人员有条件收红包或回扣,他(她)还能做到"廉洁行医"吗			
	基本做不到(%)	有时能做到(%)	基本能做到(%)	秩均值
2000 元以下	27.7	22.8	49.5	2913.39
2001～4000 元	29.8	22.3	47.9	2846.64
4001～6000 元	26.1	25.6	48.3	2912.22
6000 元以上	23.7	28.7	47.7	2934.20
χ^2	3.24			
p	0.35			

(4) 对策

一是修改《执业医师法》,设立医师终生禁业制度。《执业医师法》第十五条规定,受吊销医师执业证书行政处罚,执业医师法则应设立此种惩罚性机制。医疗系统要查处一批民怨大的医院和医生,确立警示作用,破除医疗行业的潜规则。

二是政府要担当责任,尽快扭转"以药补医"的医院运行机制。挤压虚高药价不仅需要取消15%的加成,还要铲除滋生回扣现象和商业贿赂的黑色利益链条,彻底挤出药品加成中的"黑色成本"。建立医务人员安全预防制度,严格控制人均次门诊费用和住院患者医药费用等。尝试推行对所有公立医院的药品、耗材的联合采购、统一供应,将医生和医药代表"隔离"开来。

三是医院要定期进行医德医风测评,不得走过场。借助医卡通,让患者对自己遇到的每一位医务人员的服务质量和服务态度加以评价。医务人员内部考核不合格即被辞掉。卫生主管部门定期监督、抽查医院内患者评价、投诉信息以及医院各类用药和检查资料。医师协会可通过执业注册,查处红包或回扣。

四是要"疏"和"堵"结合,综合治理药品购销领域的回扣问题。重点监控人群是医院院长、临床科室主任和处方量大的医生,重点监控的是"吃不死人、治不好病、价格高、回扣多"的药品。在各省药品集中采购中标药品目录中,筛选出可能涉及回扣的营养性药品,将这些价格高、临床可用可不用的药品列入重点跟踪监控品规目录。建立企业黑名单制度,将有回扣品种的药品生产企业列入商业贿赂不良记录企业黑名单,取消其供货资格。

7.1.2 重塑医务人员职业神圣感

内容提要

- 四成的医务人员称当前职业"神圣"或"有价值",比5年前降低了5个百分点。
- 2/3 的医务人员称当前职业为谋生手段或职业低下,但在患者群体中则不足两成。

影响医务人员职业神圣感、事业成功感的因素很多，包括技术职称的高低、收入待遇的多少、患者的认可度、执业环境的优劣等。医务人员对自身职业价值的认知状况不仅会影响到自身的从业态度和行为规范，还会影响到医患关系的和谐。

（1）医务人员职业声望评价总体不高

四成医务人员感到职业神圣或有价值。8.7%的人称当前职业"神圣"，32.3%的人称"有价值"；48.1%的人称当前职业是"谋生手段"，16.1%的人甚至称"职业低下"。

不同类型医务人员的职业评价也不同。44.0%的医生称职业神圣或有价值，44.4%的人称为谋生手段；34.1%的护士称职业神圣或有价值，18.5%的人认为职业低下；8.0%的管理人员称职业低下。对其进行 Kruskal-Wallis 秩和检验可知，在 0.05 的检验水准下，不同类型的医务人员对自身社会声望的评价不全相同。使用 Bonferroni 法两两比较后，可知护士对于自身社会声望的评价最低，医生和医技人员较高，管理人员最高。

表 7-5　不同类型医务人员对自身社会声望的认知情况

人员类型	神圣（%）	有价值（%）	谋生手段（%）	职业低下（%）	秩均值
医生	250（9.0）	972（35.0）	1233（44.4）	464（16.7）	3113.33
护士	182（8.8）	522（25.3）	1100（53.3）	382（18.5）	2856.04
医技人员	42（6.8）	242（39.3）	295（48.0）	61（9.9）	3266.93
管理人员	29（8.6）	125（36.9）	170（50.1）	27（8.0）	3309.68
χ^2	54.77				
p	0.00				

二甲综合医院医务人员中，24.2%的人称职业低下，高出三甲综合医院12个百分点，高出民营医院14个百分点。中医医院医务人员中，52.7%的人称当前职业是一种谋生手段，高出民营医院10个百分点。民营医院医务人员中认为当前职业神圣或有价值的比例最高，远高于各级公立医院的水平。在不同类型医院中，认为当前职业有价值或神圣的人的比例均不超过六成。

表 7-6　不同类型医院医务人员对自身社会声望的认知情况

医院类型	神圣（%）	有价值（%）	谋生手段（%）	职业低下（%）
三甲综合	8.9	35.3	48.9	12.6
二甲综合	7.6	27.0	45.7	24.2
中医医院	8.4	26.6	52.7	16.7
民营医院	10.8	41.6	42.3	10.8

（2）超过五成的患者称医生的社会地位较高

10.6%的患者称医务人员的职业是一种谋生手段，2.2%的人称医生职业低下。56.9%的患者觉得医生的社会地位高，36.2%称一般，6.9%的人称低。四成患者并不觉得医生社会地位高，这一调查结果与欧美国家同类调查有较大差别。在我国，医疗行业的受教育水平高，但高学历、高素质医务工作者从事的并不是一个崇高地位和荣耀的职业。不过，患者对医务人员的社会声望评价高于医务人员对于自身社会声望的评价。

表7-7 医患双方对医务人员社会声望的认知情况

医患双方	神圣（%）	有价值（%）	谋生手段（%）	职业低下（%）	秩均值
医务人员	509（8.7）	1890（32.3）	2815（48.1）	942（16.1）	3442.05
患者	937（51.3）	653（35.9）	193（10.6）	40（2.2）	5920.28
Z	1782.39				
p	0.00				

注：患者为1820人，医务人员为5852人。

（3）五年间医务人员对职业声望的自评有所下降

2013年的调查显示：医务人员中称职业低下的占16.1%，比5年前多了8个百分点；认为谋生手段的人的比例也比5年前增加了3个百分点，认为有价值的人的比例5年间下降了5个百分点。对数据进行秩和检验可知，5年间医务人员对自身社会声望的评价不同，2013年医务人员对于自身社会声望的评价有所降低。

表7-8 五年间医务人员对自身社会声望的认知情况

年 份	神圣（%）	有价值（%）	谋生手段（%）	职业低下（%）	秩均值
2008	297（8.1）	1388（37.9）	1666（45.5）	453（8.5）	5164.00
2013	509（8.7）	1890（32.3）	2815（48.1）	942（16.1）	4867.11
Z	-5.36				
p	0.00				

尽管不足五成的医务人员感到职业神圣或有价值，但真正的白衣天使永远活在百姓心中。石家庄市第一人民医院内科主任医师刘谆芳生前没有开过一张高昂的药费单，没有发生过一起医疗纠纷事件。他收集了8000个病例并对这些病人进行追踪治疗。他去世后，数千名患者及家属自发地为他送行。像刘谆芳、林巧稚这样的好大夫，不论身处怎样的时代均是患者心目中的白衣天使，都有较高的社会声望。

（4）医务人员职业声望自评偏低的原因和对策

当前医务人员职业声望自评偏低的原因很多。一是收入低、薪酬公平感差。二是医患关系紧张，暴力伤医事件频发，医务人员没有人身安全感。三是工作压力大，身心健康不佳。四是舆论媒体环境对医务人员形象的不利影响。当医务人员感到收入低、面临严峻的生存压力时，坚守高尚的职业道德情操就变得不容易；当医务人员面临患者的不信任和舆论媒体的负面报道、医疗服务的价值得不到患者和社会公众的认可时，自身对职业声望的判断自然会降低；当医务人员感到自身的人身安全都得不到保障、怀疑自己是否选错了行业时，价值观和人生观也发生转变。

提高医务人员职业声望的的方式也很多。在新一轮的公立医院改革中创新思维，改进医风医德建设，弘扬职业精神，让广大医务人员意识对生命的敬重，对职业的忠诚，对伦理的坚守，敬业爱岗，恐怕远比学位、学历、职称等重要得多。衡量公立医院改革、医院绩效和个人成就的评价体系也要有所调整，用制度和良好的社会风尚抵制医务界不良风气的滋生蔓延。媒体报道要积极营造一个对医务人员友善的执业舆论环境。

7.1.3　过度医疗及诱因分析

内容提要

- 45.6%的医务人员称造成我国医疗资源浪费的主因是"不必要的医疗服务"，其次是"飞涨的价格"（38.4%）、"忽视预防"（37.5%）和"管理成本高"（36.4%）。
- 15.9%的患者怀疑做了不该做的检查项目，9.8%的人怀疑吃了不该吃的药。
- 医患双方均把"患者病情复杂"视为导致过度医疗的首因，而对"患者不合理要求"的认知有差异。

过度治疗是指：医务人员脱离病情实际需求，实施不恰当或不规范的医疗行为，具体包括过度检查、过度治疗、过度用药等。2005年我国卫生总费用为8659亿元，2010年为19600亿元，5年间年均增长13.6%。除了物价上涨、技术进步等因素带来的合理增长外，也有过度医疗造成的不合理增长。过度治疗浪费了宝贵的医疗资源，加剧了患者的看病负担和用药安全隐患。[1][2]

（1）医务人员称患者"病情复杂"或"不合理要求"是首因

调查显示：导致过度治疗的因素中，53.2%的医务人员称诱发过度治疗的首因是"患者病情复杂"，44.1%称"患者不合理要求"，31.8%的人称"医生诊疗技术所致"。显然，在被调查的医务人员看来，造成过度医疗的诱因是客观的，而不是回扣提成的诱惑和医德差或医生诊疗选择偏好等较为主观的因素。

年龄在25～44岁的医务人员中，54%称过度医疗的首要诱因是"患者病情复杂"，比其他年龄段高出4个百分点，月收入在2000元及以下的人中这一比例占56.2%。高级职称医务人员中，24.9%的人称"回扣、提成诱惑"是过度医疗的首要诱因，而中级和初级职称的人中则达到三成。不论性别、年龄、技术职称、收入状况如何，均有超过四成的人称过度医疗的首因是"患者不合理要求"。

① 王星明. 公立医院过度医疗治理的现状及其优化对策［J］. 中国医院，2013（11）：36～38.
② 韩玉珍，王琨，郑锴. 公立医院过度医疗根源及对策浅析［J］. 中国医院管理，2010（9）：47～48.

表7-9 不同性别、年龄、技术职称、收入医务人员对过度医疗诱因的认知情况

个人信息		导致过度医疗的根本原因（限3项以内）						
		患者病情复杂（%）	患者不合理要求（%）	回扣、提成诱惑（%）	医德差（%）	医生诊疗选择偏好（%）	医生诊疗技术所致（%）	其他（%）
性别	男	54.8	43.3	26.3	12.8	17.4	32.9	25.1
	女	52.4	44.6	30.2	14.2	16.7	31.4	21.5
年龄	<25	50.1	42.4	31.4	13.8	22.8	29.0	18.7
	25~34	54.2	45.5	28.1	14.1	17.1	33.0	21.5
	35~44	54.3	44.4	28.1	13.2	14.4	30.6	26.3
	>45	50.8	41.1	31.8	13.3	16.2	32.6	23.8
职称	初级	53.3	45.1	29.1	14.4	17.8	31.7	21.2
	中级	53.1	43.9	31.2	12.7	16.4	31.2	23.7
	高级	54.0	43.3	24.9	13.3	15.4	33.6	24.8
	未定级	49.7	41.9	27.4	14.5	19.6	32.4	24.5
收入	<2000元	56.2	44.8	25.6	11.5	14.6	26.9	24.2
	2001~4000元	53.1	43.6	29.9	14.7	17.8	31.8	23.3
	4001~6000元	51.7	44.5	29.8	13.7	16.8	34.0	22.2
	>6000元	53.5	44.2	28.8	12.9	17.4	34.4	19.9

（2）二三甲综合医院医务人员把诱发过度医疗的主因归为患者病因复杂

不论公立医院还是民营医院，医务人员均把"患者病情复杂"视为过度医疗的首要诱因，其中三甲综合医院最高（56.8%），在中医医院最低（47.2%），二者相差9个百分点。这可能是由中西医治疗疾病的理念和诊疗手段的差异所致。二甲综合医院的医务人员中，47.2%的人称"患者不合理要求"是诱发过度医疗的首因，这可能是不少患者到此类医院开药的较多，此类医院以药养医的情形更为严重。

三甲综合医院中26.8%的人称导致过度医疗的首要诱因是"回扣或提成的诱惑"，但二甲综合医院和中医医院的这一比例则分别达到了30.5%和34.2%。医生群体中仅有19.2%的人称是回扣、提成诱惑，低于护士（35.2%）、医技人员（45.2%）和管理人员（39.2%）的水平。医生有意用高价回扣药替代常规药，并用个人经验、用药偏好甚至"病人要求"等理由应对患者质疑和上级部门检查。在信息不对称的情况下，有些医生滥用处方权，不断制造无效甚至有害的需求，把患者当成了牟利的对象。药品回扣严重腐蚀了医生的医德和灵魂。26.6%的患者认为过度医疗的诱因是"回扣、提成的诱惑"。

对其进行 Kruskal-Wallis 秩和检验可知，在0.05的检验水准下，不同医院类型的医务人员对于过度医疗根本原因的认知不全相同。使用 Bonferroni 法两两比较后可知，三甲综合医院的医务人员认为"患者病情复杂"是过度医疗根本原因的比例最高；二甲医院医务人员认为"患者不合理要求"是过度医疗根本原因的频率最高，三甲医院和中医医院次之，民营医院最低；中医医院医务人员认为"回扣提成诱惑"是过度医疗

根本原因的频率最高，二三甲医院次之，民营医院最低；中医医院医务人员认为"医德差"是过度医疗根本原因的频率最高；民营医院医务人员认为"医生诊疗技术所致"是过度医疗根本原因的频率最高，二三甲医院次之，中医医院最低。

表7-10　不同医院医务人员对过度医疗诱因的认知情况

医院类型	导致过度医疗的根本原因（限3项以内）					
	患者病情复杂（%）	患者不合理要求（%）	回扣、提成诱惑（%）	医德差（%）	医生诊疗选择偏好（%）	医生诊疗技术所致（%）
三甲综合	56.8	43.9	26.8	12.7	17.2	33.2
二甲综合	51.8	47.2	30.6	12.4	13.9	29.4
中医医院	47.2	41.6	34.2	19.0	21.6	29.3
民营医院	50.9	41.1	25.0	12.2	15.8	35.6
χ^2	31.21	10.59	26.05	30.08	26.15	13.63
p	0.00	0.01	0.00	0.00	0.00	0.00

医保规定和医生的诊疗行为息息相关。一位风湿免疫科医生说，"科里六成患者的医疗费用需自费，使用的药品大多数都不在医保目录范围之内。我每天至少要拿出1/3的诊疗时间和病人谈'钱'，解释医保不能报销，天天和病人'较劲儿'。"医保政策在一定程度上限定了医生的诊疗方案选择。当前，不少公立医院把"两升一降"（就诊人数和医院收入上升，次均就诊费用下降）作为医改的成绩。就诊人数上升和医院收入上升释放了巨大的就医需求，出现了新的价格虚高和过度服务。许多地方还把"医保报销比例提高"作为医改的成绩。医保报销比例提高的同时，刺激了医院创收行为，个人负担并未下降，整体医疗成本增加。

（3）不同类型医务人员对过度医疗诱因的差异性认识

医务人员内部对过度医疗的诱因也有认识的分歧。首先，医护人员选择"患者病情复杂"和"患者不合理要求"的比例明显高于医技人员和管理人员。医护人员与患者的接触最紧密。医生具有诊断权威，最了解患者病情的复杂程度与诊疗需求。医生群体选择"患者病情复杂"的比例最高（57.9%），护士次之（51%）。护士要执行医嘱，承担医生和患者之间的沟通角色，相对于其他医务人员，护士最可能了解医生处方是否与"患者不合理要求"相关，护士选择"患者不合理要求"的比例（46.4%）高于其他类型医务人员。

只有19.2%的医生认为"回扣、提成的诱惑"是导致过度医疗的主要原因之一，而护士、医技人员和管理者选择该项的比例分别高达35.2%、45.2%、39.2%。尽管有些医生可能受利益驱动而导致不适当医疗行为，但目前缺乏有效监督机制，监测医生滥用处方权的难度较大，专业药师岗位的缺失也难以督促医生的合理用药。对其进行Kruskal-Wallis秩和检验可知，在0.05的检验水准下，不同类型的医务人员对过度医疗根本原因的认知不全相同。使用Bonferroni法两两比较后可知，医生认为"患者病情复杂"是过度医疗根本原因的频率大于其他人员；护士对于"患者不合理要求"是过度医疗根本原因的比例高于其他人员；医技人员对于"回扣提成诱惑"和"医德差"是过度医疗根本原因的频率最高；管理人员对于"医生诊疗技术所致"是过度医疗根本原因的频率最高。对其进行 Kruskal-Wallis 秩和检验可知，在 0.05 的检验水准下，尚不能认为不同类型医务人员对于"医生诊疗选择偏好"是过度医疗根本原因的认知不同。

表 7 – 11　不同类型医务人员对过度医疗根本原因的认知情况

人员类型	导致过度医疗的根本原因（限 3 项以内）					
	患者病情复杂（%）	患者不合理要求（%）	回扣、提成诱惑（%）	医德差（%）	医生诊疗选择偏好（%）	医生诊疗技术所致（%）
医生	57.9	45.2	19.2	11.2	15.7	31.7
护士	51.0	46.4	35.2	15.5	17.7	29.8
医技人员	42.1	34.5	45.2	18.2	18.9	36.3
管理人员	47.8	41.3	39.2	12.4	19.5	37.5
χ^2	63.25	29.85	265.63	31.67	6.82	14.41
p	0.00	0.01	0.00	0.00	0.07	0.00

访谈中发现，由于过度医疗的界限模糊，很难认定，有些医生把过度医疗解释为合理行为，不认为自己的行为存在道德问题，更不会归咎于医德差，而是归为患者病情复杂，究其原因，主要为现有诊疗技术受限或选择诊疗手段的偏好等原因所致。

（4）医患双方对过度医疗诱因的差异性认识

在患者看来，过度医疗的前 3 个诱因分别是"患者病情复杂"（54.2%）、"医生诊疗技术所致"（28.4%）、"回扣、提成的诱惑"（26.6%），而在"回扣、提成的诱惑"、"医德差"、"医生诊疗选择偏好"和"医生诊疗技术所致"等方面没有显著差异。比较而言，超过半数的患者认为"患者病情复杂"是导致过度医疗的根本原因之一，这和医务人员的选择基本一致；患者选择医生主观诱因（"回扣、提成的诱惑""医德差""医生诊疗选择偏好"和"医生诊疗技术所致"）的比例稍高于医务人员的比例；最明显的差异在于患者选择"患者不合理要求"的比例（15.1%）显著低于医务人员的水平。

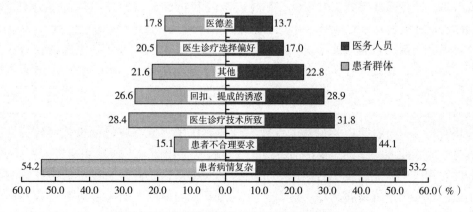

图 7 – 2　医患双方对诱发过度医疗因素的认知情况

现有医疗技术的局限性与医生诊疗水平不高并存。一方面，医生诊疗水平参差不齐的一个突出原因是医学院校大规模扩招导致临床医学生的培养质量下降。另一方面，诊断过滥，治疗过度也不少见。使患者得不到正确的治疗，加重患者就医负担。在外国也存在类似的问题。美国国家癌症研究所在 2013 年《美国医学会杂志》建议：在乳房、前列腺、甲状腺、肺等部位的癌症筛查中发现的一些病变根本不应该叫作癌症，而应被重新归类为"上皮起源的惰性病变"。一些癌变前的症状，比如乳腺导管内原位癌在许多医生看来并不算癌症，因此应该去掉"癌症"的字样，病人不该去寻求可能不必要甚至有害的治疗，比如手术切除乳房等。美国癌症学会首席医疗官奥蒂斯·布劳利说："我们需要用 21 世纪的癌症定义来取代一直沿用的 19 世纪的定义。"

调查显示：15.9% 的患者怀疑自己做了不该做的检查项目，58.4% 的人反对，25.7% 的人未留意。9.8% 的人怀疑自己吃了不该吃的药，71.2% 的人反对，19.0% 的人未留意。13.4% 的患者称自己为确诊病情要"时常"到多家医院问诊，38.1% 的人称"有时这样"，48.6% 的人称"偶尔这样"。对这样调查结果的可能解释是：现在诊疗技术有限，无法准确诊断，或者不同医院医生的诊疗偏好不同，提供了不同的诊疗方案。根本的原因是患者病情复杂，不得不四处求医，由此加重了患者就医负担。

一位患者说："父亲去世后，我扔了整整 3 个编织袋的药。人都死了，药还堆积如山，而且都是自费药。"我国住院患者抗菌药物使用强度、处方平均金额、总使用量在逐年攀升，增加了给药剂量和频次。抗生素滥用直接导致了"超级耐药菌"的出现。"一次我喉咙上火，一位公立医院的主治医师让我交 2000 元住院观察，换了一家医院花了 500 元就好了。医生医德太差。给人看病不是治病救人，而是惦记着我口袋中的钱。"一位接受访谈的患者说。不少医生问诊 3 句半，就让病人做成本高、创伤大、增加致癌风险的 CT、造影、核磁。卫生部《医院评价管理指南》要求三级综合医院 CT 检查阳性率应达到七成以上，但很多医院都未达到。2000 ~ 2008 年我国孕妇剖腹产率占四成，而全球平均剖腹产率不足两成。

国家药品价格管理局进行了 20 多次的药品降价，共调整了 2000 多种药品的价格，占所有药品的 20%。药品调价对常年用药的患者的减负作用明显，但群众普遍反映没有感受到降价的实惠，看病贵的呼声依然很高。每次降价后，都可能让一些廉价药消失或减少。廉价药效果好、费用低，但在发改委和物价部门的持续降价压力下，药厂因利润极低而宁愿停产、减产，出现所谓的"降价死"。廉价药消失受药企、医院、医生和患者等因素的影响。近年来，物美价廉的经典老药和列入基本医保药物目录的廉价药不断消失，据统计有 300 多种。有些廉价药（如青霉素、四环素）消失后可以替代，但药价飙升，有些廉价药（如治疗白血病的环磷酰胺）消失后不能替代，直接导致救命药告急。

尽管药品退市有疗效不确切、疗效差、毒副作用大或有较好的替代品等原因，但在短时间内如此多的廉价药集中消失绝非正常的新陈代谢。即便这些药进入医院药房，不少医院和医生因无法收受回扣而将此类药打入冷宫，或者医院科室的考评机制引导医生更愿意使用单价高的药品。这就涉及以药养医的体制、药品储备制度或基本药物制度的弊端。廉价药的消失部分地揭示了医院的公益性下降以及医生的道德水准降低。

此外，随着人民生活水平的提高和医疗保障状况的改善，相当多的患者误以为"便宜没好药"。有的患者千里迢迢在大城市的三甲医院看病，当看到医生仅仅开出 100 多元的药后，愤愤不平地说："药费还不及盘缠，岂能治好病？"看来，患者用药知识的缺乏会误解医生的诊疗行为，如果医生盲从患者不合理的要求，就会诱发过度医疗。

在患者不合理要求方面，医务人员和患者所站的角度不同，医务人员对疾病会有客观的认知，而患者掌握的医学知识较少但期望值高，因此当不能达成共识时两者之间会有矛盾；另外，医务人员每天面对各种疾患，可能会形成习惯，不能足够理解患者和家属的心情，误把患者的提问、要求等视为不合理要求；有些患者久病成医，并且在报纸、电台、网络等媒体得到一些错误的或片面的疾病诊疗信息，在就医过程中总想让医务人员按照自己的方法开药，这是患者的不合理要求。

（5）建议

一是加强医务人员行为规范的监督检查，合理用药。安全合理的用药决策支持系统的开发和应用会降低临床用药差错率和医疗纠纷发生率。合理用药的关键在于严格的责任追究制。建立医院网上调价机制和"黑名单"联网制度。实施临床路径，实现"同病同治"，规范医疗行为、控制医疗费用。通过公立医院运行机制、人事分配制度、绩效考核办法等综合改革措施，规范诊疗用药行为，消除非合理收入。落实《医疗机构从业人员行为规范》（2012 年）和《处方管理办法》（2007 年）。检讨医生开处方的习惯，遵循安全、有效、经济原则。加强对医疗机构监督，加强自律性教育和管理，提供优质服务。管理部门应通过完善医院信息化建设增加诊疗信息透明度。

二是政府把整治"贿赂门"作为医疗行业改革的契机。各级卫计委要发挥牵头单位职能作用，加大对医药购销和医疗服务中不正之风的整治力度，打出"组合拳"，查处一批民愤大的害群之马。对司法部门认定的行贿企业和个人要记入黑名单，运用经济处罚、资格处理和刑事处罚等多种手段打击行贿行为，建立医务人员的诚信体系。建立科学的补偿制度，合理体现医务人员的劳务价值，开正道，堵歪道；开前门，堵后门。依法处置医药购销和医疗服务行贿事件，展示政府的决心，接受社会监督。政府参与，医疗行业协会、医药公司等社会力量参与，向社会免费提供药品信息查询服务，社会监督，增加药品价格透明度。落实党风廉政建设责任制，强化纪律法制教育。

三是加强适用技术的研发和推广。加强廉价、方便、安全的适宜技术和药物在基层医院的推广。国家应该对所有药品进行一次大盘点和清理，彻底摸清短缺廉价药的种类、需求量，完善生产、定价、贮备制度。对一些廉价药品生产实施国家补贴制度，落实定点生产厂家，部分地退出市场竞争，使之保持供应的连续性。果断淘汰一些毒副作用大、已经有替代品或长期闲置的药。

7.1.4　医疗资源浪费

（1）造成我国医疗资源浪费的原因是多方面的

当论及造成我国医疗资源浪费的根本原因（限选 3 项以内）时，45.6% 的医务人员称是"不必要的医疗服务"，38.4% 的人称是"飞涨的价格"，37.5% 的人称是"忽视预防"，36.4% 的人称是"管理成本高"。"不必要的医疗服务"可能是源于医务人员的个体主观意愿和实际行动，也可能是医疗机构对此有明文规定或暗示，其他 3 个选项也是外在的。可见，医务人员把引发医疗资源浪费的原因归结为外因。

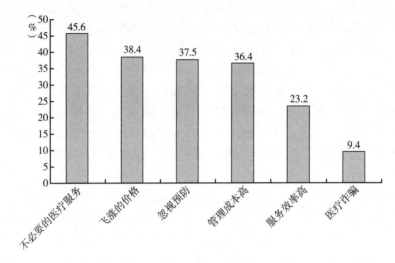

图 7 - 3　造成我国医疗资源浪费的根本原因

（2）中医医院医务人员把"不必要的医疗服务"和"管理成本高"视为医疗资源浪费的首因

不同类型医院的医务人员中均有超过四成的人称，造成我国医疗资源浪费的最突出原因是提供了不必要的医疗服务，其中中医医院医务人员中 48.5% 的人认同这一看法。不必要的医疗服务是过度医疗的一种常见形式。41.6% 的中医医院医务人员称，管理成本高乃造成我国医疗资源浪费的最突出原因，而民营医院医务人员中这一比例仅为 21.4%。在不同类型医院中，均有不超过 1/4 的人称服务效率低下是我国医疗资源浪费的首因。仅有一成多的医务人员认为"医疗欺诈"是造成医疗资源浪费的最突出原因。例如，明明每年有上亿元盈利的大医院为了得到更多的财政拨款，一到年底突击花钱买仪器设备，为的是来年仍然能够获得财政资助。这是一种变相的医疗欺诈。

表 7 - 12　不同类型医院医务人员对医疗资源浪费诱因的差异认知

医院类型	造成我国医疗资源浪费的最突出原因（限 3 项以内）					
	不必要的医疗服务（%）	管理成本高（%）	服务效率低（%）	飞涨的价格（%）	医疗诈骗（%）	忽视预防（%）
三甲综合	46.6	37.8	24.1	36.7	7.7	39.4
二甲综合	42.4	34.2	22.3	40.6	8.2	37.9
中医医院	48.5	41.6	23.2	37.7	14.8	31.7
民营医院	44.0	28.9	21.4	41.3	10.6	37.8
χ^2	11.46	31.01	3.02	8.98	46.76	18.68
p	0.00	0.00	0.00	0.00	0.00	0.00

使用 Bonferroni 法两两比较后可知，中医医院医务人员认为"不必要的医疗服务"是我国医疗资源浪费根本原因的频率最高，三甲医院和民营医院次之，二甲医院最低；中医医院医务人员认为"管理成本高"是我国医疗资源浪费根本原因的频率最高，二三甲医院次之，民营医院最低；三甲医院医务人员认为"服务效率低"是我国医疗资源浪费根本原因的频率最高，中医医院和二甲医院次之，民营医院最低；民营医院医务人员认为"飞涨的价格"是我国医疗资源浪费根本原因的频率最高，二甲医院和中医医院次之，三甲医院最低。

（3）医技人员和管理人员把"不必要的医疗服务"视为医疗资源浪费的首因

医生群体中认为造成我国医疗资源浪费的最突出原因是"不必要的医疗服务"（43.5%），护士、医技人员和管理人员有更强烈的看法。在护士看来，飞涨的价格（44.5%）是重要原因；在管理人员看来，忽视预防（44.0%）也难辞其咎。对其进行Kruskal-Wallis 秩和检验可知，在 0.05 的检验水准下，不同类型的医务人员对于"不必要的医疗服务"是我国医疗资源浪费根本原因的认知不全相同。使用 Bonferroni 法两两比较后可知，管理人员认为"不必要的医疗服务"是我国医疗资源浪费根本原因的频率最高，医技人员和护士次之，医生最低；管理人员认为"服务效率低"是我国医疗资源浪费根本原因的频率最高，医技人员和医生次之，护士最低。

表 7 – 13　不同类型医务人员对医疗资源浪费诱因的认知

人员类型	我国医疗资源浪费的根本原因（限 3 项以内）					
	不必要的医疗服务（%）	管理成本高（%）	服务效率低（%）	飞涨的价格（%）	医疗诈骗（%）	忽视预防（%）
医生	43.5	38.9	23.9	36.0	8.9	38.3
护士	46.6	34.4	17.9	44.8	11.2	34.8
医技/人员	49.3	38.0	32.2	29.9	7.5	41.1
管理人员	49.9	31.0	32.4	33.6	6.2	44.0
χ^2	11.71	15.31	77.78	64.69	15.27	16.50
p	0.00	0.01	0.00	0.00	0.07	0.00

在国际范围内，"飞涨的价格""管理成本高""服务效率低"是各国政府及卫生主管部门难以解决的棘手问题，尽管诱因有所不同。在我国"不必要的医疗"和"忽视预防"显然与现行医疗体制及公立医院运行机制不完善密切相关。破除"以药养医"模式，加强公共卫生服务，改革公立医院运行机制是减少医疗资源浪费的必要举措。

7.2　医学职业精神的缺失和补救

1992 年国务院发布的《医务人员医德规范及其实施办法》要求：医务人员要把病人的切身利益放在首位，尽最大能力和努力去解除患者的病痛。1999 年国务院颁布的《执业医师法》第 22 条规定医师要"关心、爱护、尊重患者"。2007 年原卫生部出台的《医护人员医德规范及实施办法》第 3 条规定：医护人员要同情、关心和体贴患者。

2012 年原卫生部在全行业倡导了职业精神大讨论。在这些政策文件的指引下，各级卫生主管部门和医院应大力倡导医学职业精神。那么，当今医务人员的职业精神风貌如何呢？受到哪些因素的影响，又该如何有效弘扬职业精神呢？

7.2.1　患者利益至上的理念打折扣

内容提要

- 面对医患利益冲突，63.8%的医务人员称会把患者的利益放在首位。
- 当得不到家属同意时，一成医务人员称应立即开展手术，仅 7.1%的医生称应该立即做手术。
- 47.4%的医务人员称本医院文化建设流于形式，38.6%称资金投入少，28.4%称价值导向不明，17.5%称领导不重视。

学术界对医疗领域利益冲突的关注始于 20 世纪 80 年代，1993 年，Thompson 最早提出"利益冲突"的概念。[1] 此后，在临床实践、医学研究、伦理审查之伦理研究中均少不了对利益冲突的分析。[2] 21 世纪初，邱仁宗、杜治政等人撰文讨论医患关系和卫生改革中的利益冲突。[3] 雷锦程在《医学与哲学》上主张医药回扣就是最大的医患利益冲突。同样，公立医院改革牵涉了医院及医护人员、患者、药厂、政府、医保公司等不同的利益主体，因而不可避免地存在利益冲突。在利益冲突的情形中，如何做到患者利益至上就成为一个无法回避的现实问题。

（1）医患双方对"患者利益至上"的差异认识

面对医患利益冲突，63.8%的医务人员称会把患者的利益放在首位，而把"医院利益"和"个人利益"放在首位的比例分别为 19.0%和 7.8%，9.4%的医务人员不知道如何选择或认为三者利益应并重。在患者群体中，仅 32.4%的人称医务人员会把自己的利益放在首位，35.2%的人称医务人员会把自己的利益放在首位。二甲综合医院的医务人员中，66.5%的人称会把患者利益放在首位，高出中医医院和民营医院 6 个百分点。

表 7-14　医患双方对"患者利益至上"的认知情况

医患类型	面对医患利益冲突，谁的利益被放首位			
	患者利益（%）	医院利益（%）	个人利益（%）	说不清（%）
医务人员	3733（63.8）	1112（19.0）	456（7.8）	550（9.4）
患者群体	590（32.4）	548（30.1）	641（35.2）	42（2.3）
χ^2	1142.04			
p	0.00			

[1]　DF Thompson. Understanding Financial Conflicts of Interest. *N Engl J Med*, 1993（329）：573～576.
[2]　Bernard Lo. Two Masters—Conflicts of Interest in Academic Medicine. *N Engl J Med*, 2010（362）：669～671.
[3]　杜治政. 卫生改革中的利益冲突与调节 [J]. 中国医学伦理学，2007（1）：2～5.

表 7 - 15　医务人员对"患者利益至上"的看法比较

个人信息		面对医患利益冲突，谁的利益会被放首位			
		患者利益（%）	医院利益（%）	个人利益（%）	说不清（%）
性别**	男	59.2	20.0	11.0	9.8
	女	66.1	18.6	6.1	9.2
年龄	<25	63.2	17.9	9.2	9.6
	25～34	62.8	19.4	8.3	9.4
	35～44	65.6	18.3	6.8	9.2
	>44	64.0	20.2	6.5	9.2
技术职称**	初级	63.0	18.8	8.5	9.8
	中级	64.7	18.9	7.5	8.9
	高级	64.4	19.4	6.3	9.9
	未定级	64.0	21.2	7.8	7.0
月收入**	<2000 元	67.3	18.0	9.1	5.6
	2001～4000 元	65.0	18.6	7.1	9.3
	4001～6000 元	63.5	18.1	8.0	10.4
	>6000 元	57.8	22.8	7.6	11.8
地区分布	东部	57.5	17.7	8.8	16.0
	中部	67.7	20.5	6.9	4.9
	西部	63.8	19.0	7.8	9.4

注：* 表示 $p < 0.05$，** 表示 $p < 0.01$。

当抢救生命与尊重自主性冲突时，多数医务人员选择以病人为中心，甚至不惜牺牲专业判断乃至职业操守。医疗信息的不对称，致使医患对病因、病情评估、诊断、治疗、预后判断有差异。医生为避免患者投诉、纠纷，无条件迁就患者的不合理要求，混淆了患者主观、客观利益。医院也没有提供保障，并非真正做到患者利益至上。

（2）超过六成医务人员把患者利益放在首位

二甲综合医院的医务人员中，66.5% 的人把患者利益放在首位，高出中医医院和民营医院 6 个百分点。在不同类型医院的医务人员中，均有不超过一成的人称没有把自己的利益放在首位。对数据进行 χ^2 检验可知，在 0.05 的检验水准下，不同医院类型对"患者利益至上"的认知分布不全相同。要想做到"以病人利益为中心"，必须从源头上挖掘公立医院及医务人员做不到以患者利益为中心的根源是什么。改进公立医院内部管理、优化服务流程、规范诊疗行为、方便群众就医，可以改善医患关系，但不能从根本上解决问题。

表7-16　不同类型医院对"患者利益至上"的认知情况

医患类型	面对医患利益冲突，谁的利益被放首位			
	患者利益（%）	医院利益（%）	个人利益（%）	说不清（%）
三甲综合	64.3	17.6	8.1	9.9
二甲综合	66.5	21.0	7.1	5.4
中医医院	60.2	17.6	9.5	12.7
民营医院	60.4	22.9	5.0	11.6
χ^2	22.81			
p	0.00			

调查显示：超过六成的医务人员称自己会把患者利益放在首位，不超过一成的人称自己会把个人利益放在首位。管理人员中，61.1%的人称会把患者利益放在首位。对数据进行χ^2检验可知，在0.05的检验水准下，尚不能认为不同类型医务人员对"患者利益至上"的认知分布不同。湖南三甲医院的一位医生说："我不能出卖医生的职业良知来完成创收任务。""不能说医生和医院考虑钱就是万恶之源，关键是不能昧着良心赚钱。"多数接受调查的医生称自己是从心底里喜欢这个职业，全身心的投入，为了给患者一个明确的诊断，为了让患者早日康复，晚上熬夜查资料，下了夜班都不回家，查房时教患者如何康复、如何预防。

表7-17　不同类型医务人员对"患者利益至上"的认知情况

人员类型	面对医患利益冲突，谁的利益被放首位			
	患者利益（%）	医院利益（%）	个人利益（%）	说不清（%）
医生	63.6	18.0	8.6	9.8
护士	64.9	18.3	6.8	10.0
医技人员	62.3	23.1	8.3	6.3
管理人员	61.1	25.1	6.5	7.4
χ^2	1.14			
p	0.76			

（3）医务人员难以做到患者利益至上的原因

一是医疗职业环境不佳影响到了医务人员的临床判断。不同医疗执业环境、医患关系、媒体舆论下医务人员对"知情同意"的认知情况不同。那些认为当前我国医疗执业环境总体状况好的人中，68.5%的人称面对医患利益冲突，患者利益被放首位。二者并没有显著差异。那些认为当前我国医疗执业环境总体状况差的人中，仅有5.5%的人称立即抢救，而认为较好的人中，12.5%的人有同样的看法。那些没有遭到患者语言辱骂的人中，11.9%的人称立即做手术，而遭受语言辱骂3次及以上的人中为5.1%。那些认为媒体报道医疗纠纷事件时偶尔偏袒患方的人中，15.4%的人建议立即做手术，而那些认为媒体报道医疗纠纷事件时总是偏袒患方的人中，7.1%的人有同感。2008年的调查显示：仅有4.8%的医务人员称应该立即给该孕妇做手术，5年后增加到8.5%，但仍然很低。两次调查均有七成的人称医生应提交医院或主管部门审议。例如，急危重伤病人急救，医生不得拒收身份不明、无支付能力的病人，这是公立医院义不容辞的选择，不得拒绝、拖延救治。但不拒收病人，医院及医生就有可能为病人买单。

二是媒体舆论越是丑化医务人员的形象或偏袒患者，医务人员越是感到需要以患者利益为重。那些认为当前我国医疗执业环境总体状况差的人中，65.3%的人称面对医患利益冲突，患者利益被放首位；那些认为当前我国医疗执业环境总体状况好的人中，68.5%的人称面对医患利益冲突，患者利益被放首位。二者并没有显著差异。当存在利益冲突时，超过六成的医务人员称自己能够做到患者利益至上，而患者群体中只有1/3的人有同样的判断。分别有30.1%和35.2%的患者称，面对医患利益冲突，医务人员会把医院利益或自身利益放在首位。对数据进行χ^2检验可知，医务人员与患者对"患者利益至上"的认知分布不同。一位患者说："我在多家医院就过医，态度好的医生没有几个。"

表7-18 不同医疗执业环境下医务人员对"患者利益至上"的认知情况

项　目		面对医患利益冲突，谁的利益被放首位			
		患者利益（%）	医院利益（%）	个人利益（%）	说不清（%）
当前我国医疗执业环境的总体状况**	差	65.3	18.7	8.6	7.5
	一般	61.2	19.2	6.9	12.7
	好	68.5	22.8	5.1	3.6
媒体舆论是否丑化了医务人员形象**	少数情形	49.0	13.5	6.4	31.1
	有些情形	63.6	20.9	7.2	8.2
	多数情形	67.2	18.9	8.5	5.4

注：* 表示 $p < 0.05$，** 表示 $p < 0.01$。

三是医院文化建设流于形式。调查显示：被调查的医务人员中47.4%的人称本医院文化建设流于形式，38.6%称资金投入少，28.4%称价值导向不明，17.5%称领导不重视。管理人员中认为医院对文化建设的投入不足的占41.9%，高于其他群体的水平。美国梅奥诊所文化建设始终如一，但国内不少医院文化建设流于口号、理念难落实。上海宝钢医院手术室突发火灾，6名医护人员撤离，导致正接受截肢手术的全麻病人死亡，"救死扶伤"成为一句空话。有些医院院长感到医院文化是虚的，而医院应该先解决温饱、发展问题，再去考虑医院文化。医院文化需是向上的、开拓的、促进医院发展的，否则只是形式上的空洞的文化。48.4%的医生称医院文化建设存在的突出问题是流于形式。41.9%的管理人员称医院文化建设不力的一个突出原因是医院资金投入少，而在医生群体中仅有37.8%的人有同样看法。即便领导重视医院文化建设，但由于价值导向不明或流于形式，文化建设难以取得实质性进展。中医医院中54.0%的人称本院文化建设流于形式，而二甲医院（40.2%）和民营医院（44.3%）的比例较低。三甲综合医院中31.6%的人称医院文化建设的价值导向不明，在民营医院仅为26.4%。医院文化是长期积累形成的，不能一蹴而就。文体活动不等同于医院文化建设，现在有些医院还停留在表面上追求活动的多和少，而忽视了内涵建设。

（4）对策

一是深化医改既需要机制创新，更需要精神引领、价值支撑和道德坚守。要挖掘发现典型，总结提炼感人事迹和高尚品德，升华成为医疗卫生职业精神的表述。卫生系统的核心价值观是卫生文化的精髓。医学职业精神有着共同的价值观：崇敬生命，忠诚患者，敬业精业，奉献博爱。有时代感的医疗卫生职业精神应表述当代医学伦理最基本的准则，突出医疗人员忠诚于患者的健康，对生命的敬畏与关爱，病人健康的利益高于一切。

二是在深化文化体制改革进程中，推动文化繁荣发展，跳出文化看医院文化。卫生主管部门、文化部门和医疗专业学（协）会协作，要全方位认识医院文化建设的重要性、紧迫性和长期性。在机制创新、内容发展、传播能力、政策法规保障上采取新措施。文化建设的关键在于医院管理者的率先垂范。改进新闻舆论，发展健康向上的网络文化。加强医院文化人才队伍建设，探索医院党委对文化建设的引导、帮助和监督。要用良好的文化氛围激发医务人员追求卓越，弘扬医学文化和创新文化，确立核心价值观。加强对先进人物、事迹的正面宣传，树立楷模、弘扬救死扶伤。

7.2.2 知情同意 vs 抢救生命

知情同意是一项基本的临床伦理原则。按理，患者充分知情但不同意医务人员建议的诊疗方案，这也是患者行使知情同意权的具体表现。医务人员应尊重患者知情不同意的权利。[①]不过，当患者或代理人的不同意决定会危及患者生命时，患者的知情同意权应让位于其生命权，2010年发布的《侵权责任法》明确了医务人员紧急救治权，患方不能以其不同意为由要求医务人员对此后果承担法律责任。医学专业精神的一项基本要求就是医生要将患者利益放在首位。但是，在实际情形中，医患双方在认识和处理知情选择权和紧急救治权之间关系时顾虑很多。那么，医务人员碰到紧急救治情形但又得不到患者本人或法定代理人的同意时，其态度和行为是否有改变呢？

（1）不足一成的医务人员选择了应立即抢救生命

2007年11月21日14时，一位怀孕9个月的孕妇因感冒到朝阳医院京西院区就诊，经医生诊断后发现肺炎已经导致孕妇的心肺功能严重下降，必须马上进行剖宫产。因病情危重，医院决定欠费入院治疗，并建议剖宫产手术，但其丈夫在院方多次劝解下仍拒绝手术签字。当晚7时，孕妇因病情危重救治无效，母子双亡。北京市卫生局对此事件调查并组织专家评审后做出结论：孕妇死亡不可避免，但剖宫产手术可能会挽救胎儿生命，朝阳医院京西分院的做法符合法律规定，并无过失。社会各界舆论哗

---

① 谭晓莉. 急危患者知情不同意的医疗处置研究 [J]. 中国卫生事业管理，2012（1）.

然，同情、反对、质疑等纷至沓来。这一案例已经不仅仅是医疗技术层面的问题，而且涉及相关法律法规、医学伦理、医疗体制等多个领域的理论与实践问题。[1][2] 2010年，广受关注的"丈夫签字拒绝手术致孕妇死亡"案作出终审判决。北京第二中级人民法院认定，北京朝阳医院的医疗行为与患者的死亡后果没有因果关系，医院和医护人员不构成侵权。

课题组基于该真实案例设计了一道问卷调查题目，即设想一名危重病人急需手术抢救，患者家属充分知情但仍拒绝在同意书上签字，您觉得此时的主治医生首先应该做的是什么？2013 年的调查显示：仅有 8.5% 的人称医生应该"立即给该孕妇做手术"，13.0% 的人称应该"放弃给患者做手术，采取保守治疗"，70.5% 的人称应该"提交医院或主管部门审议"，选择"其他"的占 8.0%。

不同性别的被调查医务人员的回答没有显著差别，年龄在 25 岁以下的医务人员中，12.3% 的人称此时的主治医生首先应该立即给患者做手术，但其他年龄段的人比例均不足一成。年龄在 35～44 岁或高级职称者中，分别有 7.2% 和 7.9% 的人有同样的判断。不论医务人员的性别、年龄、技术职称如何，均有超过六成的人称医生应该首先提交医院或主管部门审议。

表 7－19 医务人员对朝阳孕妇死亡案件的态度

个人信息		设想一名危重病人急需手术抢救，患者家属充分知情但仍拒绝在同意书上签字，您觉得，此时的主治医生首先应该做的是什么？			
		立即给患者做手术（%）	放弃给患者做手术，采取保守治疗（%）	提交医院或主管部门审议（%）	其他（%）
性别	男	8.9	12.9	70.6	7.6
	女	8.3	13.0	70.5	8.2
年龄（岁）**	<25	12.3	15.3	61.9	10.5
	25～34	7.9	14.2	69.6	8.3
	35～44	7.2	10.3	75.5	6.9
	>44	9.7	11.6	72.5	6.2
技术职称**	初级	8.1	13.9	68.9	9.1
	中级	8.5	11.7	71.9	7.9
	高级	7.9	11.4	75.4	5.3
	未定级	11.7	17.6	62.3	8.4

注：* 表示 $p < 0.05$，** 表示 $p < 0.01$。

---

① 刘奇，贺新华. 从肖志军案看医学人文教育［J］. 医学与哲学，2008：29（3）.

② 肖鹏任，丽明. 论患者紧急救治权与知情同意权的冲突及对策——对北京朝阳医院孕妇胎儿双亡事件的法律思考［J］. 医学与哲学，2008：29（19）.

民营医院医务人员中10.8%人称医生应立即给患者做手术，而公立医院中均不足9%。在二甲综合医院中，77.1%的人称应该提交医院或主管部门审议，而其他类型医院的医务人员的回答均不足七成。不论医院类型如何，均有不足两成的人称应该放弃给患者做手术，采取保守治疗。

表7－20　不同类型医院医务人员对朝阳孕妇死亡案件的态度

医院类型		设想一名危重病人急需手术抢救，患者家属充分知情但仍拒绝在同意书上签字，您觉得，此时的主治医生首先应该做的是什么？			
		立即给患者做手术（%）	放弃给患者做手术，采取保守治疗（%）	提交医院或主管部门审议（%）	其他（%）
医院类型	三甲综合	8.3	14.4	69.4	7.9
	二甲综合	8.0	9.2	77.1	5.7
	中医医院	8.4	13.5	66.3	11.8
	民营医院	10.8	15.4	66.4	7.4

3/4的医生称，假如一名危重患者急需手术抢救，患者家属充分知情但仍拒绝在同意书上签字，此时的主治医生首先应该做的是要"提交医院或主管部门审议"，而其他类型医务人员的回答均不足七成。医生群体中，均有7.1%的人称要立即给患者做手术，这一比例甚至低于护士、医技人员和管理人员的水平。《侵权责任法》规定，紧急情况下医师具有医疗干预的特权，并可豁免因为抢救而发生之不利后果，除非存在故意或重大过失、过错。不得将医师技术性过错作为医院内部或外部的考评指标。显然，尽管2007年的朝阳孕妇死亡案件已经过去了多年，国家的法律法规也趋于完善，但在得不到患者家属签字同意时，医生仍不愿意开展高风险手术。

表7－21　不同类型医务人员对朝阳孕妇死亡案件的态度

人员类型	设想一名危重病人急需手术抢救，患者家属充分知情但仍拒绝在同意书上签字，您觉得，此时的主治医生首先应该做的是什么？			
	立即给患者做手术（%）	放弃给患者做手术，采取保守治疗（%）	提交医院或主管部门审议（%）	其他（%）
医生	7.1	11.2	74.9	6.8
护士	9.5	13.1	68.3	9.2
医技人员	11.4	17.7	62.1	8.8
管理人员	9.1	18.0	64.3	8.6

（2）五年间医务人员对朝阳孕妇死亡案件认识变化及影响因素

2008年的调查显示：4.8%的人称假如一名危重病人急需手术抢救，患者家属充分知情但仍拒绝在同意书上签字，主治医生首先应该立即给该孕妇做手术，5年后这一比例上升到 8.5% 。对数据进行 χ^2 检验可知，在 0.05 的检验水准下，5 年间医务人员对朝阳医院孕妇死亡案件态度的认知分布不同。可见，5 年间医务人员中称应该立即抢救患者的比例有所上升。我们的问题是：这一方面的数据为何会上升，但上升的幅度不大？

表 7-22　五年间医务人员对朝阳孕妇死亡案件的态度变化对比分析

年　份	设想一名危重病人急需手术抢救，患者家属充分知情但仍拒绝在同意书上签字，您觉得，此时的主治医生首先应该做的是什么？			
	立即给该孕妇做手术（%）	保守治疗（%）	提交医院或主管部门审议（%）	其他（%）
2008	176（4.8）	637（17.4）	2596（70.9）	253（6.9）
2013	497（8.5）	761（13.0）	4126（70.5）	468（8.0）
χ^2	76.40			
p	0.00			

　　5 年间，医务人员选择立即抢救患者的比例上升的一个主因是医疗执法环境的改善。1999 年实施的《执业医师法》第 3 条规定：医师应当具备良好的职业道德和医疗执业水平，发扬人道主义精神，履行防病治病、救死扶伤、保护人民健康的神圣职责。第 22 条规定医师应遵守法律法规和职业道德规范，树立敬业精神，遵守职业道德，履行医师职责，尽职尽责为患者服务。目前仍然在实施中的《执业医师法》并没有明确在朝阳医院孕妇死亡案件中，医生到底是否应该立即抢救患者生命。与此同时，在医患关系较为紧张的今天，医务人员也十分清楚，在临床实践中，医师在开展高风险的手术之前，获得患者家属的知情同意是绝对必要的。由此可以理解，为何医务人员会出现群体性的放弃抢救生命的无奈选择。

　　2010 年开始实施的《侵权责任法》第 57 条规定：医务人员在诊疗活动中未尽到与当时的医疗水平相应的诊疗义务，造成患者损害的，医疗机构应当承担赔偿责任；但第 60 条也规定了医疗机构不承担对患者损害的赔偿责任的情形：①患者或者其近亲属不配合医疗机构进行符合诊疗规范的诊疗；②医务人员在抢救生命垂危的患者等紧急情况下已尽到合理诊疗义务；③限于当时的医疗水平难以诊疗。显然，基于对《侵权责任法》的司法解释，在朝阳医院孕妇死亡案件中，医务人员选择立即抢救是可以得到法律保护的。由此可以理解，为何医务人员中选择立即抢救生命的比例会增加。

　　显然，仅仅有医疗执法环境的改变并不能从根本上扭转医务人员对类似朝阳医院孕妇死亡事件的态度和行为转变，医务人员的临床决策态度和行为还受到医疗执业大环境的深刻影响。那些认为当前我国医疗执业环境总体状况较好的人中，12.2% 的人称应该立即给该孕妇做手术，但认为执业环境较差的人中这一比例仅为 5.5%。那些没有遭受过患者语言辱骂的人中，11.9% 的人称应该立即给该孕妇做手术，但那些遭受过患者语言辱骂的人中这一比例仅为 5.1%。那些认为媒体报道医疗纠纷事件时偶尔偏袒患方的人中，15.4% 的人称应该立即给该孕妇做手术，但那些认为媒体总是偏袒患者的人中这一比例仅为 7.1%。

表 7 – 23　不同医疗执业环境下医务人员对朝阳孕妇死亡案件的态度差异

选 项		设想一名危重病人急需手术抢救，患者家属充分知情但仍拒绝在同意书上签字，您觉得，此时的主治医生首先应该做的是什么？			
		立即给该孕妇做手术（%）	保守治疗（%）	提交医院或主管部门审议（%）	其他（%）
医疗执业环境的总体状况**	差	5.5	13.8	75.0	5.7
	一般	12.5	11.6	64.7	11.1
	好	12.2	15.2	64.0	8.6
遭到患者语言辱骂次数**	0	11.9	12.4	60.6	15.1
	1~2	8.4	13.0	73.6	5.0
	>2	5.1	13.5	77.8	3.6
媒体报道医疗纠纷事件时偏袒患方	偶尔	15.4	13.7	59.7	11.2
	有时	8.8	12.3	72.6	6.3
	总是	7.1	13.2	71.3	8.4

注：* 表示 $p < 0.05$，** 表示 $p < 0.01$。

此外，之所以七成的医务人员选择"提交医院或主管部门审议"一个主要原因是，《侵权责任法》第 56 条规定：因抢救生命垂危的患者等紧急情况、不能取得患者或者其近亲属意见的，经医疗机构负责人或者授权的负责人批准，可立即实施相应的医疗措施。《侵权责任法》的核心精神就是保护民事主体的合法权益。医患双方有平等的民事主体地位，保障患者合法权益不得以牺牲医务人员的合法权益为代价。[①]

（3）对策

一是深化医改既需要物质条件的改善和体制机制的创新，更需要精神引领、价值支撑和道德坚守。总结凝练医疗卫生职业精神要把握好 3 个核心要素：一是中国传统医学"大医精诚"文化和道德内涵；二是西方医学尊重生命的人文思想和道德理念；三是救死扶伤的革命人道主义精神。同时，要结合全国创先争优先进基层党组织、优秀共产党员推荐评选工作和"我最喜爱的健康卫士"宣传活动，大力挖掘发现典型，总结提炼感人事迹和高尚品德。

二是牢固树立核心价值观。医学职业精神有着共同的价值观：崇敬生命，忠诚患者，敬业精业，奉献博爱。医疗卫生人员既要传承中国传统的医者精神，又要有当代医学的精神符号；既要弘扬公誉的美德，更要在脆弱的环节补以营养。

---

① 宋发彬.《侵权责任法》对医患关系中医务人员法律地位的影响 [J]. 中国卫生事业管理，2012 (2).

7.3　医院文化建设中的问题及根源

7.3.1　医院文化建设的内涵

医院文化是指：医务工作者认同并遵循的共同的精神价值和行为规范。医院文化建设应包括：实体、制度和精神层面。制度文化层建设包括规范员工行为、增强主人意识、不断服务创新、有效激励机制、树立高尚行风、提供必要条件和创业空间。精神文化层建设包括：树立典型的人物；实体文化层建设包括典礼、仪式、活动，院训、院徽、院歌，网络、报刊、院展等宣传活动。

2006年原卫生部党组发布的"关于卫生系统加强和改进思想政治工作的意见"（卫党发〔2006〕23号）要求理顺管理体制，实现党组织广覆盖。2011年，中共中央做出关于深化文化体制改革推动社会主义文化大发展大繁荣的决定，要求传承文化体系，加强舆论导向及时性、趣味性和公信力、影响力，加强和改进正面宣传，加强热点和难点问题的引导。[①] 党的十八大报告提出："大力加强社会主义核心价值体系建设，倡导富强、民主、文明、和谐，倡导自由、平等、公正、法治，倡导爱国、敬业、诚信、友善，积极培育和践行社会主义核心价值观。"

医院文化建设需要明确的核心价值理念。文化建设是医院深化改革与发展的重要内容，对医院的发展发挥着突出作用。[②] 成功的医院文化可以培养职业尊严、躬身医学、善良悲悯和伦理高尚。北京协和医院"严谨、求精、勤奋、奉献"、同仁医院的"精诚勤和"、天坛医院的"德精严勤"、友谊医院的"仁爱博精"都体现出了文化相融的特色。《老协和》《最好的医疗模式：公立医院改革的美国版解决方案》《向世界最好的医院学习管理》等论著中均归纳了一些百年名院所必备的价值观。十堰市人民医院通过创新医廉文化、权力制衡、专项治理、监督考评等机制，有效破解了医疗行业"潜规则"，构建了腐败风险防控新方式。[③] 医院精神文化是医院文化的核心，而精神文化的关键是医院经营的基本信念，但有关医院价值观、医院文化作用的定量研究不足，一些研究分析可能存在聚集性偏倚。[④] 美国医学院协会的文化能力培养评价工具有5大类67个条目，每一类别中均有若干条目测试有关文化能力的知识、技能和态度。[⑤]

医院文化建设引导医务人员在共同价值观念的感召下，为实现卫生事业总体目标自觉奋斗，形成向心力、凝聚力。时任卫生部部长陈竺主张："医学人才在人文精神上

---

① 李长春. 关于《中共中央关于深化文化体制改革推动社会主义文化大发展大繁荣若干重大问题的决定》的说明［N］. 人民日报，2011-10-27，第2版.

② 刘芳，魏光辉. 文化建设助推医院发展的思考［J］. 中国卫生事业管理，2012（10）.

③ 王仁田，周国朝，王世武. 公立医院治理行业"潜规则"的实践［J］. 中华医院管理，2013（9）.

④ 薛迪，张俊超，白飞. 我国医院文化建设及其相关作用［J］. 中国医院管理杂志，2013（3）.

⑤ Lie DA，Boker J，Crandall S，et al. Revising the Tool for Assessing Cultural Competence Training（TACCT）for curriculum evaluation：Findings derived from seven US schools and expert consensus. , Med Educ Online. 2008 Jan 1；13：1~11.

要追求伦理的至高境界"。那么，被调查医院医风医德建设状况如何？在观念和行动上存在哪些差异？党委和基层党组织在构建医院文化建设过程中应该发挥什么样的作用？医院党委工会应该怎样发挥作用？医院文化建设如何促进医疗从业环境的改善？

7.3.2 医院文化建设中的突出问题

调查显示：在医生群体中，48.4%的人称本院文化建设的突出问题是"流于形式"。管理人员中认为医院对文化建设投入不足的占41.9%，高于其他群体的水平。不论医务人员的类型如何，均有近三成的人称本医院文化建设的价值导向不明。对数据进行 χ^2 检验可知，在0.05的检验水准下，尚不能认为不同类型医务人员对于医院文化建设存在的突出问题的认知不同。

表7-24　不同类型医务人员对医院文化建设存在的突出问题的认知情况

人员类型	当前贵医院文化建设中存在的突出问题是（限2项以内）			
	价值导向不明（%）	流于形式（%）	资金投入少（%）	领导不重视（%）
医生	29.3	48.4	37.8	17.1
护士	27.3	47.0	39.1	17.9
医技人员	28.0	48.8	38.0	19.7
管理人员	29.2	44.5	41.9	13.6
χ^2	2.60	2.48	2.45	6.09
p	0.45	0.47	0.48	0.11

注：排除选择"其他"。

医院文化流于形式的一个突出表现是：简单地把文体活动等同于医院文化建设，停留在表面上追求文体活动的多和少，而忽视了其文化内涵；把医院文化当成一个筐，什么都可以往里装。对上海市、湖北省、甘肃省公立医院的建网率和网站建设状况结果分析后发现：这些省市的公立医院网站建设率均未超过六成。虽然网站能够便捷地提供医院和医疗服务的基本信息，但在线服务功能较弱，网站建设水平差异较大。[1] 医院文化落地的过程就是使医院的文化理念根植于员工的心中，形成员工的行为习惯；针对不同年龄段的员工对医院文化的感知或评价的差异，开展个性化的医院文化建设。[2][3]

调查显示：在三甲综合医院医务人员中，50.1%的人称医院文化建设的突出问题是"流于形式"，在中医医院中甚至达到54.0%，而二甲医院（40.2%）和民营医院（44.3%）的比例较低。民营医院医务人员称，本院文化建设的资金投入少的占

① 杜天翼，薛迪，宋祥德. 公立医院网站质量评价量表的研究中华医院管理［J］. 2013（5）.
② 纪婷婷，李艳红，康万里. 北京市2087名医疗机构员工对文化建设认知状况的调查［J］. 中华医院管理，2012（12）.
③ 朱士俊，李泽平. 医院文化与人本管理的理论及实践［J］. 中华医院管理杂志，2003（12）：705～709.

30.5%，低于各级公立医院的水平。相对而言，三甲综合医院医务人员中有 31.6% 的人称医院文化建设的价值导向不明，在民营医院仅为 26.4%。认为"价值导向不明"是医院文化建设存在的突出问题，三甲综合医院的频率最高，中医医院次之，民营医院再次之，二甲医院最低。对数据进行 χ^2 检验可知，不同类型医院对于医院文化建设存在的突出问题的认知不同。

表 7 - 25　不同类型医院医务人员对医院文化建设存在的突出问题的认知情况

医院类型	当前贵医院文化建设中存在的突出问题是（限 2 项以内）			
	价值导向不明（%）	流于形式（%）	资金投入少（%）	领导不重视（%）
三甲综合	31.3	50.1	34.9	16.9
二甲综合	23.7	40.2	45.5	21.3
中医医院	28.8	54.0	42.7	15.0
民营医院	26.4	44.3	30.5	15.1
χ^2	29.40	59.41	69.48	22.53
p	0.00	0.00	0.00	0.00

注：排除选择"其他"。

二甲综合医院医务人员感到"资金投入少"（45.5%）和"领导不重视"（21.3%）比例均高于其他类型医院的水平。有些接受访谈的医生感到医院文化是虚的，不能带来经济上的增值，医院应该先解决温饱、发展问题。但医生群体中也有不同的声音，感到医院过度重视物质文化，医院的年终总结会，有的医院院长就像房地产老板，谈的都是利，这还是医院吗？有些医院文化建设被当作任务的安排或政绩的展示。这种靠文化年活动"做"出来文化，很可能是挂在墙上的文化。医院要把美好愿景放在员工的心里，把员工的理想放在员工职业规划的目标中。

7.3.3　改进医院文化建设的策略

新医改对医疗行业的技术水平、服务质量、管理效益等方面提出了更高的要求，医疗机构应从设计、内容、理念、目标、方式等方面构建与之相适应的医院文化体系，尤其要从物质文化体系、制度文化体系、精神文化体系角度概括创新医院文化体系。[1][2]

一是加强医院网络文化建设。医院党委要对文化建设进行引导、帮助和监督，发展健康向上的网络文化，将医院网络文化建设纳入医院等级评审实施细则。医疗卫生是网络舆论关注的重点。涉及医疗的媒体舆论具有突发突变、扩散迅速、主体多元、难以管控、跟风明显等特点。医院要加强自身网络建设，向前来就诊的患者提供视频健康教育。我国政府应推动公立医院的建网率的提高，公立医院的网站应增强在线服

① 檀琳，冯泽明. 构建适应新型医患关系的医院文化体系——以第四军医大学三所附属医院为例 [J]. 中国医学伦理学，2011（3）.

② 向海平，郭娜娜. 基于人本理念的医院文化建设途径探讨 [J]. 医学与社会，2013（12）：32 ~ 34.

务功能。

二是医院领导率先垂范营造先进文化氛围。医院文化是一种巧实力，凝聚员工动机、知识、技能、道德品行等方面的强大力量。要用良好的文化氛围激发医务人员追求卓越，弘扬医学文化和创新文化，确立核心价值观。医院文化建设的策略有：加强对先进人物、事迹的正面宣传，树立楷模、弘扬救死扶伤、钻研业务。

三是在各级医疗机构深入开展理想信念教育。2011 年中共十七届六中全会通过的《中共中央关于深化文化体制改革推动社会主义文化大发展大繁荣若干重大问题的决定》提出要深入开展理想信念教育，引导干部群众在重大思想理论问题上划清是非界限、澄清模糊认识，有力抵制各种错误和腐朽思想影响。要紧密结合实践，联系干部群众思想实际，针对医疗热点难点问题，从理论和实践结合上作出有说服力的回答，引导医务人员在重大思想问题上划清是非界限、澄清模糊认识，有力抵制各种错误和腐朽思想影响。深入开展专业精神教育，坚定广大医务人员的信心和信念。深化政风、行风建设，开展道德领域突出问题专项教育和治理，坚决反对拜金主义。

第八章 公立医院改革

公立医院是医疗卫生体系的主体，是医疗服务提供的主导性力量。公立医院改革也是整个医改的"深水区"，多重矛盾交织，也触及了医务人员的基本利益。深化公立医院改革需要思考并解决下列问题：医改会危及哪些医务人员的切身利益？广大医务人员对医改的态度如何？新医改对医务人员工作满意度、职业发展、工作负荷、身心健康、医患关系带来哪些直接的或间接的影响？医联体能否缓解看病难？分级诊疗制度瓶颈何在？来自一线医务人员的态度和感受为正在开展的公立医院改革提供了重要的决策参考信息。

8.1 遏制大医院规模盲目扩张的步伐

内容提要

- 56.6%的医务人员称，为满足不断增加的就医需求，本院应扩大规模。
- 47.3%的医务人员称新医改目标得到实现；57.4%的患者称新医改"保基本、强基层和建机制"目标得到实现。
- 76.2%的患者称，为满足增加的就医需求，大医院应扩大床位规模。

新医改政策实施5年来，不少公立医院院长不等、不靠，主动创新，采取多种举措，精细管理，深挖潜力，推动医改试点工作。[①] 例如，鞍山、七台河、芜湖、潍坊、鄂州、株洲、遵义成立了市政府公立医院管理机构，洛阳和北京成立了由卫生局管理的公立医院管理机构，对所管医院的人、财、物等实行全面管理；镇江和宝鸡委托卫生行政部门履行出资人职责。城市公立大医院改革试点积累了经验，但去除以药补医、构建医联体、分级治疗等关键环节，仍在深水区摸着石头过河。试点城市的公立医院决策执行机制、人事管理机制、薪酬分配机制、经济运行机制4个方面均取得成效。北京在实施办分开、建立权责一致的管理体系过程中，试点医院的管理权限、考核标准和问责机制有待明确。[②] 设计公立医院内部运行机制改革模式应进一步明确和坚持方向。

8.1.1 新医改催生了新一轮的大医院扩张

新医改方案提出要严格控制公立医院建设规模、标准和贷款行为。《卫生事业发展"十二五"规划》也提出要遏制公立医院盲目扩张，每千名常住人口医疗卫生机构床位数达到4张的，原则上不再扩大公立医院规模。虽然每年全国卫生工作会议上卫生部

---

① 冉利梅，刘智勇，姚岚. 试点城市公立医院内部运行机制改革的模式及效果与方向 [J]. 中华医院管理，2012（12）.

② 陈宁姗，马安宁. 我国16城市公立医院管理体制改革进展分析 [J]. 中华医院管理，2012（2）.

领导都三令五申，但刚性的需求拉动远比卫生部柔性的文字约束给力。我国卫生事业发展统计数据显示：截至 2011 年年底，全国拥有 800 张及以上床位的医院有 857 家，比 2010 年增加 139 家。有些区域性大医院通过主动扩张占领新的医疗服务市场，有些医院并无扩床意愿，但在多重压力面前被迫增加床位。

新医改启动前后，大医院扩张成为一种普遍现象：动辄 10 多亿元的巨额投入，动辄建设区域医疗中心，攀比风蔓延。20 世纪 90 年代，我国公立二三级医院经历了两轮扩张。2007—2011 年，我国三级医院床位数达到 106.5 万张，增幅达 78.4%，800 张床以上医院增幅达 202%。郑州大学一附院的河医院区开放床位为 5000 张，日均住院病人超过 8000 名，打破四川大学华西医院保持的世界单点医院规模纪录。合肥二三级公立医院几乎都在盖楼扩规模。重庆市政府提出用 5 年时间新建 13 所以上三甲医院，改造升级 23 所区县医院，对医疗卫生人才的需求急剧增加。显然，城市公立医院通过新建扩建、搬迁改造、资源重组、办分院或合作建设，变相扩大地盘、吸纳病源、盲目扩张，背离了医改的大方向。

针对公立医院扩张的诱因及后果，不少学者进行了理论探讨。在部门利益冲突、政策信息不对称、多元利益博弈、政策短视效应等因素的交互作用下，新医改难以破解"看病难、看病贵"问题。[1] 公立医院扩大床位规模，在缓解广大患者看病就医困难方面起到了立竿见影的效果，但是部分公立医院盲目扩张又对分级诊疗制度造成了破坏：公立大医院在新医改利好形势下快速扩张，虹吸了本应该留在基层的病源，分级诊疗受限。

8.1.2 医患双方对大医院扩张均有强烈需求

(1) 不足两成医务人员反对公立医院规模扩张

调查显示：56.6% 的医务人员称，为满足不断增加的就医需求，本院应扩大规模，17.0% 的人表示反对，26.4% 的人说不清。超过半数的医务人员认同医院扩大规模。不同类型的医务人员对医院扩张的赞同程度有所不同。不同性别的医务人员对公立医院扩张的赞同程度也有差异，女性医务人员的赞同频率高于男性。不同年龄的医务人员对公立医院扩张的赞同程度有差异。年龄在 35~44 岁的人中仅有 47.1% 的人赞同医院扩张，低于年龄在 25 岁以下者 13 个百分点。高级职称者中 47.4% 的人赞同医院扩张，低于初级职称者 10 个百分点。仅有 49.0% 的医生赞同医院规模扩张，低于护士、医技人员和管理人员的水平。医院扩张意味着加重了他们的工作负荷，会让这些骨干苦不堪言。

二三级公立综合医院的医务人员中，53.0% 称为满足不断增加的就医需求，本院应扩大规模，20.3% 反对，26.7% 说不清。

不少公立大医院强调外延扩张，而忽视了内涵发展。原因何在？有人说，那只是医院院长要突出政绩，但没有医务人员尤其是医生群体的支持，院长能一言九鼎吗？医院扩展并非仅仅是院长要政绩，院长似乎只是顺应了"民意"而已。殊不知，这些非常规发展不符合区域卫生规划，也脱离了区域人群医疗需求以及医学内在发展规律。扩张要建立在充分的市场调研和医院职能定位上，过度扩张会使得管理成本上升过快，系统效率低下，组织执行力下降。

---

① 孔祥金，赵明杰. 公立医院改革中几个难点问题的思考 [J]. 中国卫生事业管理，2012 (6).

表8-1 不同性别、年龄、技术职称医务人员对本院扩大规模的态度情况

个人信息		为满足不断增加的就医需求，本院应扩大规模吗		
		反对（%）	赞同（%）	说不清（%）
性别**	男	24.0	52.9	23.1
	女	18.4	53.3	28.3
年龄**（岁）	<25	15.4	60.4	24.3
	25~34	19.5	54.0	26.5
	35~44	23.8	47.1	29.2
	>45	21.5	53.8	24.7
技术职称	初级	16.2	57.0	26.8
	中级	22.3	49.9	27.8
	高级	26.1	47.4	26.5
	未定级	18.0	60.8	21.2

注：*表示 $p<0.05$，**表示 $p<0.01$。

表8-2 不同类型医务人员对本院扩大规模的态度情况

人员类型	为满足不断增加的就医需求，本院应扩大规模吗		
	反对（%）	赞同（%）	说不清（%）
医生	25.6	49.0	25.3
护士	15.1	55.0	29.9
医技人员	15.9	60.8	23.3
管理人员	21.0	55.4	23.7

（2）患者高涨的就医需求

大型公立医院在追求着扩张之路，这顺应了患者对大医院专家的需求心理。患者调查显示：76.2%的患者称为满足增加的就医需求，大医院应扩大床位规模，只有6.5%的人明确表示反对，17.4%的人说不清。医疗保障体系的建立与完善，让就医需求大大释放。河南将新农合在省级医院的报销比例提高到65%，各大医院还开通了即时结报系统，农民在医院能直接报销医药费用，这更加促使省内患者向省城集中。例如，现在郑州大学一附院业务量的七成来自参加新农合的患者。类似的医保政策调整在其他被调查省份也存在。

（3）公立大医院盲目扩张背离了新医改目标

对医改成败或医疗体制的评价取决于对目标的认可度和对结果的期望值。23.1%的医务人员明确表示新医改没有实现，47.3%的人称部分实现或基本实现，29.6%的人说不清。29.2%的患者称新医改"保基本、强基层和建机制"目标部分实现，28.2%的人称基本实现，14.0%的人称未实现，28.6的人说不清。患者群体认为新医改"保基本、强基层和建机制"目标的实现程度高于医务人员。

表 8 - 3　医患双方对新医改目标实现程度的认识比较

医患类型	您觉得新医改"保基本、强基层和建机制"目标实现程度如何		
	基本实现（%）	基本未实现（%）	说不清（%）
医务人员	23.1	47.3	29.6
患者	57.4	14.0	28.6

国内针对社会公众的调查结果和本次针对患者的调查结果相近。2013 年 7 月中国社科院发布的《中国公共财政建设报告》显示，尽管同新医改前的 2008 年相比，2012 年公众对医疗卫生的满意度提高了 6.4%，但在 2013 年公众调查中涵盖的 9 项公共服务中，公众对医疗卫生的满意度排名最末，仅为 62.4 分。显然，如果公立医院盲目扩张势头不减，"看病难、看病贵"就难以得到有效缓解，患者的就医体验不佳，对新医改的评价也就不理想。

8.1.3　大医院扩张的内外因分析

大医院的扩张潮已不再是单纯的医院发展问题，而是医改政策导向、社会城镇化进程加快、民众需求变化、政府决策思路等多种因素交织的结果。大医院扩张还受到需求、规模经济效益及按项目付费制度等多重因素的交叉作用的影响。

（1）激烈的市场竞争驱动着公立医院的无序扩张

患者对于优质医疗资源有刚性需求。患者意识增强，又有医保强力支撑后盾，释放出更大潜力，消化了医院服务增量。床位扩张可增加患者，提高医疗收入；而病员增多也意味着同一区域其他医院病员的减少。随着公立大医院剩余支配权的增加，经济自主权的增大，创造剩余价值的动力增大。新医改 5 年来，不少公立三甲医院的年收入由几个亿增加到一二十个亿。在市场竞争压力下，不少公立院长想的更多的是如何多赚钱，而很少关心如何让患者少花钱。此外，在等级医院评审、品牌建设、承担重点医疗任务和重大科研项目、学科发展、国家省级重点学科申报工作上，每家医院都不甘落后。为了在激烈的市场竞争中奋力谋求份额，区域内其他公立二三级医院也不甘落后。由此引发同城医院之间攀比的连锁反应。即使政府投入增加了，大医院自我创收、自我扩张的惯性也已形成，一时刹不住了。

（2）区域卫生规划难以落实，卫生主管部门实感无奈

计划经济条件下，公立医院的规划和发展处于严格的计划管制之下，而市场经济条件下，各级公立医院经营自主性增加。虽说我国 200 多个城市制定了区域卫生规划，但多部门办医、条块分割、各自为政，使得规划文件被高高挂起。另外，由于统筹公共财政投入严重不足，各级卫生主管部门失去了医疗资源配置的调控力，大医院发展靠银行贷款、职工集资或创收的惯性已形成。不少公立医院一边大举扩张基建，一边抱怨国家财政投入严重不足，向地方政府求援，批地、水电税收优惠。此外，行政部门的部分政策助推了医院的规模扩张。医院等级评比、国家或省重点学科的申报，都有相应床位数要求，具备相应的规模成了政策认定医院级别的基本条件。

（3）患者的大医院就医情结和医保覆盖面扩大导致患者涌入大医院

国家医疗保障体系的建立与完善，让就医需求大大释放。不少省份将新农合在省级大医院报销比例调高，为医疗服务需求的"井喷"提供了内在动力。大医院还开通了即时结报系统，农民在医院就能直接报销医药费用，进一步加剧了省内患者向省城、北京、上海等地集中。有的省城医院业务量的3/4来自参加新农合的患者。北京569家医院年诊疗超过1亿人次。大医院虹吸着本来可以在基层就诊的患者。由于集成医疗服务功能不完善，分级医疗并非强制性的，医保制度对分级诊疗的导向作用有限，在某些地区医保资金强化了大医院垄断，抬高了就医成本。一方面，大医院人满为患，但又不愿将一般病人转到下级医院、协作医院。另一方面，对于那些明确诊断后可以返回下级医院治疗的，因患者不配合，大医院也不敢拒收病人，因为一旦病情加重，医院将难以承受由此带来的严重后果。调查显示：52.4%的医院患者不同意转诊到下级医院进行康复治疗。

8.1.4 亟待遏制三甲医院盲目扩张的势头

社会治理是在政府、市场、社会与公民基本关系明确定位的前提下倡导的新型公共管理模式。[①]公立医院治理结构的改革是个持续完善的过程，需要探索有效的激励、监督和竞争机制。按照国家"十二五"卫生规划精神，卫生主管部门要加强对公立医院的绩效考核，建立院长选拔、任用、奖惩考核等激励约束制度，医院院长要科学测算，在现有人财物约束条件下，多少张床位最佳，最能让医护人员的才能得到发挥。[②]

一是确立公立医院改革之约束机制和监督机制。国家应通过审批、财政拨款、医院院长任命和考核等方式引导公立大医院减缓盲目扩张的步伐，将资产负债率、床位扩张程度、加床率等列为新一轮公立医院改革成效的考量指标，政府相关部门要肩负领导和监督责任。对那些追求奢华、昂贵、高端、特需诊疗服务而长期得不到遏制和扭转的公立医院，政府相关部门或纪检部门对医院领导开展诫勉谈话，建立责任追究机制。

二是将医疗机构发展纳入城市统一规划，实施问责制，保障监督管理机制。限制医院盲目扩张应成为约束机制，写入卫生规划的实施细则中。区域卫生规范的制定和组织实施应明确负责主体，大中城市的中心城区不应再新建1000张床位及以上的公立医院。

三是积极探索医联体，建立强制性双向转诊制度。国务院医改办、发改委与各省市应协同建立健全区域医疗联合体系建设方案，完善管理、补偿、运行和监管等配套政策，有计划、有步骤分期分批推进医联体的构建。理顺医联体内部资金投入比例，实行总额预付或按人头付费等支付方式，探索医联体内部适当的利益分配机制。在医联体实施效果较好的省市开展强制性社区首诊和双向转诊试点，切实推进分级医疗制度建设。

① 王小合，黄仙红，李瑞. 基于社会治理视角的公立医院社会评价策略及研究框架构建［J］. 中华医院管理，2011（4）.

② 魏万宏. 国内外医院管理队伍职业化比较与分析［J］. 中国卫生事业管理，2011，272（2）：117～118.

8.2 加速构建医联体，落实分级诊疗责任制

欧美发达国家的医疗实践表明：分级诊疗是实现稀缺医疗资源优化配置的有效手段。在中国，新医改所确立的"保基本、强基层和建机制"的战略目标旨在强化分级医疗的制度根基。新医改以来的医生多点执业以及构建医联体等举措，旨在引导优质医疗资源下沉基层。那么，新医改以来，这些旨在促进分级诊疗有效落实的政策措施是否达到预期目标呢？医患双方又是如何看待分级诊疗的呢？

8.2.1 医联体试点状况

2007 年，北京开始实行大医院和社区"对口支援"，启动双向转诊制度。由于管辖权分属不同，又缺乏政策支持，实施效果不好。2008 年，马鞍山市开始了"管办分开、政事分开"的改革尝试。市政府分离市属 4 家公立医院和市卫生局的隶属关系，组建起市立医疗集团，履行政府的办医职能，实行人、财、物统一的管理模式。医疗机构集团化可以实现医疗资源共享，优化资源配置结构，提高资源利用效率，有利于区域卫生规划的实施；构建医疗集团过程中要加强第三方监管方式、集团内部治理机制和组织文化建设等。① 新医改的一个新的制度设计成果就是：构建医疗服务联合体（以下简称：医联体）。

医联体是指：区域三级医院和下级医院之间的医疗资源优化整合，激发基层医疗机构活力，引导患者有序就医，分级就医，缓解看病难和看病贵问题。以区域医疗服务资源与功能整合为基础，打造有效满足城乡基本医疗服务需求的供给服务链。② 区域医联体将由一家大医院牵头，联合区域内的二级医院、社区卫生服务中心组建，在联合体内的社区首诊，并根据需要逐级转诊。用支付方式改革来推动医联体建设，通过支付方式改革使医联体内的各方成为利益共同体，促进分级诊疗，进而提高医疗资源的利用率。

新医改在上海、北京等地的多家医院试点"医联体"。2012 年郑州大学附属郑州中心医院与郑州市二七区马寨镇卫生院合作，建立了郑州市首家区域医疗联合体。2013 年，宁夏石嘴山市第一人民医院牵头制定了跨行政隶属关系的惠农区域医疗联合体。2013 年武汉卫生局要建立 25 个医疗联合体。2012 年以来，北京首个医疗联盟——朝阳医院医疗联盟启动试点，11 家大医院、二级医院、社区医院将成立"医疗共同体"。未来几年，北京将建立 50 个区域医联体，实现居民全覆盖，打通社区和大医院之间转诊渠道，引发分层就医。3 年来，国家财政专项投入 100 亿构建国家、省、区三级卫生工作平台，居民医疗卫生档案、电子病历，人口、知识、基础，打破了三级卫生工作平台间壁垒，实现了就诊记录共享，推动了政府系统配置医疗资源。

---

① 方鹏骞，黄灵肖. 我国医疗机构集团治理模式及关键问题分析 [J]. 中华医院管理，2013 (3).

② 付强. 略论新医改背景下医疗服务联合体供给模式 [J]. 中华医院管理，2013 (5).

8.2.2 医联体面临的机遇与挑战

（1）仅一成医务人员反对构建医联体

被调查的公立二三级综合医院医务人员中，不赞同本院参与构建区域医联体的仅占10.0%，43.1%部分赞同，46.8%基本赞同。可见，绝大多数医务人员并不反对医联体。中高级职称的医务人员分别有48.6%和48.0%的人基本赞同医联体，高于初级职称的45.6%和未定级的42.4%。"医联体"是时任卫生部部长陈竺力推的一项重要举措，显然得到了广大医务人员的认同。

表8-4 不同类型医务人员对本院构建区域医联体的态度

人员类型	您赞同本院参与构建区域医疗联合体吗？		
	反对（%）	赞同（%）	说不清（%）
医生	10.7	41.7	47.7
护士	9.0	43.5	47.5
医技人员	10.1	46.0	43.8
管理人员	8.9	46.4	44.7

（2）构建医联体的初步成效和潜在的问题

按理，患者在医联体内就医时，可依据所患病情及危重程度，内部转诊，引导小病、常见病患者"回归"下级医院和社区。那么，实际的实施效果如何呢？在此，以北京朝阳医院构建医联体的实践为例加以讨论。

成立医疗联盟后，北京朝阳医院的床位从1400张增加到3100张，缓解了康复期患者的"出口"问题。但社区"首诊"并未受到所有患者的认可。一些患者担忧社区卫生服务中心看不了病、治不好病。急诊脑梗患者老张被动员转到社区医院治疗时，曾遭遇其家属的一致反对。"转到社区医院，还不如直接回家呢。"社区医疗部主任胡云岭有些无奈："按理这样的患者应该转回社区医院，但患者不愿意，我们也没办法。"患者之所以不愿意转到基层医院，主要是缘于对二级医院和社区医院的不信任。"小医院没有专家，医疗设备不如大医院先进，很多检查做不了，患者不如一步到位到三级医院去。如果接收大医院下转的住院病人，还要面临用药目录的限制，患者家属不得不折回大医院开药，看病更麻烦。""肿瘤晚期的患者需要镇痛药物和营养药物，社区没有；心脏搭桥术后的病人需要抗凝药物，社区没有。"北京朝阳医院零差率销售的药品达到1400余种，而社区只有519种，有些患者在社区康复治疗却不得不返回大医院开药，而北京朝阳医院在医保定点医院选择方面不受限制。韩优莉等人在北京公立医院的实证研究揭示了现有公立医院治理结构的弊端：公立医院的激励机制和监督机制的不匹配导致公立医院偏离公益性，管理者没有从医院长远发展角度考虑医院管理资源的效率和效果。①②

① 韩优莉，李文超，郭蕊. 北京市公立医院治理结构现状调查［J］. 中国医院管理杂志，2013（2）.
② 韩优莉，吴国安，李文超，等. 北京市公立医院管理行为现状调查［J］. 中国医院管理杂志，2013（2）.

有人担心，医联体能否有效遏制大医院无度扩张、基层医疗萎缩。也有人担心，卫生行政部门缺乏对公立医院的制约和激励手段，影响其推进的决心和力度；公立二级医院的盈利能力降低，三级医院的渗透会影响区域内医疗资源的掌控能力；联合体变相成为大医院跑马圈地的新手段，基层医疗机构成为大医院的周转站，基层卫生保障体系的功能受到挑战；医联体内各个层级的医疗机构的各自利益诉求不同，医疗资源合理流动的成本很高。为此，中国医院协会常务副会长李洪山认为，医联体建设要关注几个问题：医联体的目标是什么，如何做才适合国情，找到大小医院利益的纽带，不应一哄而上搞改革。也有学者指出要按照"社会管理"的思路构建医师多点执业监管体系。①

8.2.3　加速构建医联体的建议

一是加强构建医联体的顶层设计，建立经济紧密型医联体。国家要建立健全关于构建医联体的指导意见，有计划、有步骤地分期分批加以推进。完善医联体内部管理、补偿、运行和监管等配套政策，试点将财政补偿金额与联合体的绩效挂钩。打破分级办医的体制，建立经济紧密型医联体，探索新的利益分配机制，探索便民可行的诊疗付费举措。推进基层首诊负责制，理顺双向转诊机制，增强医疗服务连续性和协调性。

二是加快医联体内部信息化建设，实现医疗信息共享。医联体内部要加强信息化建设步伐，做到检验结果、资料调阅互认，实现预约挂号、病人医嘱信息、诊断信息、检验检查数据及社区健康档案信息共享，构建个人诊疗档案的医疗信息共享平台，让基层医疗机构与大医院的信息互通，避免数据孤岛。发展基层医疗机构医疗视频系统，实现基层医生与大医院专家的多点对多点的联系。

三是发挥医保的杠杆作用，推动社区首诊和双向转诊。发挥医保的杠杆作用，激发区域医疗资源整合。医保部门要探索限定参保人员的选择，监督医联体双向转诊和社区首诊的实施状况，合理引导医患行为。在总额预付或按人头付费的支付机制下，实现医联体内部成本最小化。医联体要制订明确的打包付费方案，按照转诊份额和各医疗机构承担的工作量来统一分配资金，调动各级医疗机构的积极性。

四是推动部分公立二级医院向康复院和护理院转型。大医院把处于术后治疗、康复阶段的患者畅通地向下一级医疗机构转诊的一个有效策略是：通过改革试点，让部分二级公立医院从综合医院向护理院和康复院转型，切实引导患者分层就医。真正实现小病在社区、大病进医院、康复回社区的阶梯就医形式。为此，要加大全科医生、营养师、护理师的培养规划，通过好的待遇和职业发展空间，吸引优秀的医护人员积极投身康复院和护理院的建设。

8.3　分级诊疗实施现状、阻力与对策

内容提要

- 50.1%的医务人员称推行分级诊疗制度的主要困难是"基层医疗人才紧缺"。
- 89.9%的医务人员赞同本院参与构建区域医疗联合体。

---

① 陈秉喆. 医师多点执业监管体系的构想 [J]. 中华医院管理，2012（4）.

8.3.1 分级诊疗的局面尚未到来

优质医疗资源仍然集中在大城市的三级医院。大医院人满为患，日均门诊突破1万人。小医院本来可以在基本门诊医疗和康复性住院分娩有所作为，但大医院通吃后缺乏病员，业务收入随之下降，医务人员技能培养和业务开展受限，没有发展舞台，留不住人才和无法吸引新的医学生加入。医疗人力资源不平衡状况进一步加剧。

2011年，全国医疗机构总诊疗人数达62.7亿人次，但基层医疗卫生机构在总诊疗人次中的比重却下降了1个百分点。首诊在基层没有落实，小病往大医院跑现象并没有改观。在全国的入院人数中，医院占70.3%，比上年入院人数增加了1231万人；基层医疗机构占24.7%，与上年比减少175万人。尽管大医院床位紧张，患者也不愿意转入基层医疗机构入院治疗。2011年，全国卫生技术人员总量达到620.3万人，较上年增加5.6%，但乡镇卫生院医生数量却减少了1.4万人。

2010年北京市8个区43个社区卫生服务中心的255名社区医生中，85.9%的人曾经上转患者，上转患者的主因是社区无条件检查或诊断不清；只有29.4%的人接受过下转患者，接受下转的患者主要是明确诊断的慢性病患者。[①] 对浙江省杭州和宁波市社区居民及社区卫生服务机构的患者进行的问卷调查结果显示：37.1%的居民清楚双向转诊制度，22.1%的居民选择到社区卫生服务中心（站）就诊，愿意回社区康复治疗的患者占70.5%，居民对双向转诊制度满意度不高。患者患病后首先选择去大中型医院的人群占77.9%。[②]

大医院与基层医疗机构不是"一家人"，而是各自独立的利益主体，大医院为了自身的经济利益自然不愿将患者转出。医院与基层无法律约束，很难建立合理、有效的双向转诊激励和约束机制。尽管政府近年来组织医院与基层对口支援，可缺少内在动力，医院的帮扶积极性并不高，对口支援只做些表面文章。北京大学人民医院院长王杉说，二级医院功能和定位与三级医院大同小异，与三级医院有相同的生存模式。二级医院也要生存，分层诊疗体系不能只让大医院独赢。

8.3.2 限制分级诊疗的诸因素分析

合理的双向转诊环节可保证医疗质量，减少双向转诊实施中来自各相关方的阻力，而医院和社区卫生服务机构医生对双向转诊的认识是构建和理顺双向转诊环节的基础。

（1）分级诊疗实施不畅的主要困难是"基层医疗人才紧缺"和"患者不配合"

调查显示：50.1%的医务人员称当前推行分级诊疗制度所碰到的主要困难是"基层医疗人才紧缺"，46.9%的人称"患者不配合"，33.1%的人称"转诊信息不畅"，而选择"监管不力"（25.4%）、"利益冲突"（25.4）、"转诊条件难把握"（28.9%）的人不超过三成。

---

① 曹晓娜，赵亚利，周琨，等. 北京市社区医生转诊病人原因调查［J］. 中国卫生事业管理，2011，271（1）：18～19.

② 闻振宇，沈文礼，任建萍. 社区居民对"双向转诊"认知及满意度调查［J］. 中国卫生事业管理，2009，249（3）：155～156.

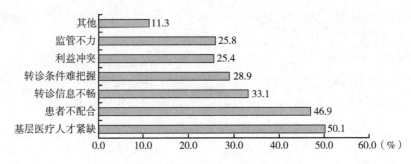

图 8 - 1　推行分级诊疗所碰到的主要困难

虽然被调查者所在的医院不同，"基层医疗人才紧缺"均被认为是限制分级医疗的最主要困难之一，其次是患者不配合。对数据进行 χ^2 检验可知，不同类型医院对当前推行分级诊疗制度所碰到的主要困难的认知不同。不同类型医院对"监管不力""转诊信息不畅""利益冲突""转诊条件难把握"这 4 个原因上的认知不同。中医医院认为"监管不力"是当前推行分级诊疗制度所碰到的主要困难的占 29.9%，频率最高，二三甲综合医院次之，民营医院最低。三甲综合医院认为"转诊信息不畅"是当前推行分级诊疗制度所碰到的主要困难的频率最高，中医医院次之，二甲医院再次之，民营医院最低。中医医院认为"利益冲突"是当前推行分级诊疗制度所碰到的主要困难的频率最高，二三甲医院次之，民营医院最低。

表 8 - 5　不同类型医院医务人员对推行分级诊疗碰到困难的认知情况

医院类型	当前推行分级诊疗制度所碰到的主要困难（限 3 项以内）					
	监管不力（%）	病人不配合（%）	转诊信息不畅（%）	利益冲突（%）	转诊条件难把握（）	基层医疗人才紧缺（%）
三甲综合	26.8	46.9	36.8	24.3	32.1	51.6
二甲综合	24.6	47.4	30.0	26.6	26.4	48.0
中医医院	29.9	46.4	33.0	31.3	27.6	50.1
民营医院	13.5	46.2	24.0	21.4	22.4	48.8
χ^2	57.51**	0.33	46.17**	25.75**	30.96**	5.55
p	0.00	0.95	0.00	0.00	0.00	0.13

注：* 表示 $p < 0.05$，** 表示 $p < 0.01$。

二级医院本身也不愿收治大医院转下来的康复期患者。北京市在区县两级卫生行政部门直属医疗机构开展全成本核算工作后发现，大医院手术费、治疗费、护理费等收费都是亏本的，而大型检查项目盈利率较高。二级公立医院功能和定位与三级医院大同小异，与三级医院有相同的生存模式。分层诊疗体系不能只让大医院独赢，还要与其他医院实现共赢，利益分配必须做好。社区医保总额控制的额度也在间接制约着患者的转入。一位肿瘤病人在三级医院进行 2 周的康复治疗，费用在 1 万元左右。虽然基层医院康复治疗的费用比大医院低，但受到住院总额限制，这一限额对肿瘤康复费用来说远远不够。一旦超出，基层医院还要往里贴钱，导致基层医院不敢接收这类患者。

表8-6 不同区域医务人员对分级诊疗碰到困难的认知情况

区域分布	当前推行分级诊疗制度所碰到的主要困难（限3项以内）					
	监管不力（%）	病人不配合（%）	转诊信息不畅（%）	利益冲突（%）	转诊条件难把握（%）	基层医疗人才紧缺（%）
东部	27.4	50.3	35.1	25.1	30.2	56.0
中部	21.9	42.9	27.6	28.4	26.1	49.4
西部	27.2	47.3	37.2	23.7	30.6	46.2

在建立分级医疗体系的制度安排及建构路径上存在两种模式。一种是政府主导的分级医疗模式，即通过行政化手段建构分级医疗体系，由职能化分工、专业化分类和规范化管理推动的有序转诊格局。第二种是市场主导的分级医疗模式，即通过市场化手段建构分级医疗体系：开放性首诊机制、集团化医疗体系以及由医疗保险的基层按人头预付方式、高层按病种预付方式和体系按总额预付方式推动的有序转诊格局。[1] 建立双向转诊奖励和问责管理机制，明确与双向转诊有关的岗位责任目标和绩效考核标准，将考核结果作为医务人员的职称评定、职务和岗位调整、工资和奖金发放标准的重要依据，调动和增强负责双向转诊相关医疗机构和个人的工作积极性和责任心。[2]

（2）病人不愿意到基层医院就医或康复治疗

强制性双向转诊制度的缺失导致患者涌入大医院。一些大医院院长、政府官员论及医院扩张时的一个挡箭牌是"不断增长的就医需求。"满足人民群众不断增长的医疗服务需求何止大医院扩张这一条路？究其原因，还是社区医疗服务机构没有让居民特别信任的医生，多数社区卫生服务机构效能仍处于低水平、低层次阶段，从而导致社区卫生服务机构与二三级医院上转和下转率低。[3]

2013年，河南省医药卫生大专以上毕业生4.1万人，但是本省各类医疗机构可吸纳的毕业生仅为2万人。大量毕业生要么选择继续深造，推迟就业，要么转行到其他行业。县级医疗机构本科生仅占21.1%，每年基层医疗机构招聘时，展位前空空荡荡，给编制也不去。青岛聘基层全科医生遭冷遇，招240人仅90人报名。一边是就业无望的数以万计的医学毕业生，一边是渴望人才的基层医疗机构。究其原因，收入多少是影响基层招人留人的最重要因素。收入过低不少在编职工选择离岗外出打工。汕头大学医学院临床医学本科2006、2007级临床实习生中仅7.4%的学生愿意去基层工作。

大医院日门诊量过万，门庭若市；而社区和乡镇卫生院冷冷清清。尽快建立分级诊疗制度早在新医改前就形成了共识，但新医改能否取得成功的关键仍然是要看分级

① 赵云. 我国分级医疗体系建构路径比较［J］. 中国卫生事业管理，2013（4）.
② 牛力，向维聂，熊茂友. 双向转诊奖惩制度的设计与实践［J］. 中国卫生事业管理，2013（9）.
③ 李鹏，王珩，李念念. 各级医生对双向转诊环节相关内容认知的调查［J］. 中华医院管理，2012（4）.

诊疗能否真正实现。新医改应该以市、县为主开展综合改革，通过建立医联体或医疗集团，实现基层初诊、分级诊疗、双向转诊，特别是要在建机制上下功夫。

8.3.3　欧美国家的经验及启发

美国的医院和社区卫生服务机构之间的双向转诊运行的相对顺畅。美国的各种健康保险制度严格按照"疾病诊断治疗分类标准（DRGs）"明确规定各种疾病的住院指征和住院时间，并以此为依据对居民医疗行为和就诊费用进行管理和报销。这些规定表明如果某种疾病或手术到康复阶段或达到住院时限，患者必须转往社区。

澳大利亚政府的费用控制机制和全科医师的"守门人"作用是双向转诊体系建立的基础。全科医师可根据患者的情况及特殊要求，如地点、性别等选择专科医师，但是双方必须书写详细的转诊信。对医院的费用预算采取包干制，使得医院自觉地把符合转诊要求的患者转到社区进行治疗，推进了双向转诊的顺利运行。

英国的转诊制度较为严格。医院接诊的病人必须持有开业医生的转诊证明并经过医生签字同意后方可住院治疗，即使是紧急情况需要先住院，事后也要补办转诊手续，否则，疾病基金不予认可。英国与澳大利亚实施的是全民免费医疗制度下卫生服务的供方筹资由政府承担，政府统一规划其经营管理，是一种计划性的卫生服务体制。这种管理体制能有效保证公平性，但是却抑制了竞争活力，导致效率低下。

我国公立医院要构建整合的医疗服务体系，使不同级别的公立医院提供有差异的医疗服务，相应的医疗服务价格和医疗保险的共付比例不同，促使病人合理选择医院和医生，改善公立医院内部管理和外部监督。[①] 国外的分级治疗做法对我国的启发如下。

一是组建医联体或医疗集团，开展基层首诊负责制试点。组建医疗集团，实现资源共享，促进人才流动，建立信息互联互通机制。建立公立医院与基层医疗卫生机构，实现上下联动的分工协作机制。大医院管办社区医疗管理形式分为两种：大医院接管，人事管理、财务管理、医疗管理等一体化；由医院托管或与医院挂靠，共享技术、统一管理。优化就医流程，加强医疗服务的精细化管理。研究推进基层首诊负责制试点，建立健全分级诊疗、双向转诊制度和机制，增强医疗服务连续性和协调性。探索便民可行的诊疗付费举措。

二是推动部分城市公立二级医院向康复和护理院转型。开展公立二级医院试点转型，带动基层医疗卫生机构服务能力的提高，引导患者分层就医。医院为社区急、危、重症患者的向上转诊开设"绿色通道"，术后及康复期患者可转入康复院、护理院或社区卫生服务机构接受后续康复服务。真正实现小病在社区、大病进医院、康复回社区的阶梯就医形式。大医院将一些压床慢性病、术后患者、康复期患者转回社区，可以提高医院的床位周转率。

三是政府要加大投入力度，通过好的待遇和职业发展空间，吸引优秀的全科医生下到基层。国务院下发了《关于建立全科医生制度的规定》，要出台实施细则，防止全科医生在培养中流失。完成"到2015年为基层医疗卫生机构培养全科医生15万名以上，使每万名城市居民拥有2名以上全科医生，每个乡镇卫生院都有全科医生"的发展目标。

---

① 薛迪. 试论我国公立医院改革的关键点 [J]. 中国医院管理杂志，2010（7）.

8.4 破除"以药养医"要统筹兼顾

内容提要

- 46.5%的患者感受到了公立医院的公益性。
- 40.3%的医生称破除"以药养医"局面所面临的最大阻力来自财政部门。
- 23.9%的医务人员称公立医院改革能为自己提供更大的职业发展空间。
- 29.4%的医务人员称医院破除"以药养医"会导致收入待遇降低。

当前,"以药养医"医院运行模式的利好作用已发挥殆尽,弊端凸显,已经到了不得不改的地步。晚改不如早改,小改不如大改,被动改革不如主动改革。医院及卫生主管部门不能被眼前利益所羁绊,必须克服转型期带来的阵痛。

8.4.1 公立医院"以药养医"现状及影响

《卫生事业发展"十二五"规划》明确规定要以破除"以药补医"机制为关键环节,推进医药分开,理顺医疗服务价格。深化公立医院改革试点以取消"以药补医"机制为关键环节。① 不过,尽管改革方向明确,但公立医院改革似乎仍在"遇着困难绕着走"。有些公立医院院长对改革大多"嘴上拥护、暗中抵触、不推不动"。地方政府抱有保持现状、不出乱子、等等看的心态,对公立医院改革缺乏信心,怕承担改革失败或效果不佳的成本,影响政绩。一些公立医院领导言必称"按照上级指示进行改革",并强调改革难以启动是政府补偿资金不到位,称没有财政资金就没有公益性,担心"医药分开"会使医院收入锐减。

（1）不足五成患者感受到了公立医院的公益性

46.5%的患者感受到了公立医院的公益性,23.1%的人反对,30.4%的人说不清。40.5%的患者称到医院就诊时,切身感到了"看病难"。49.2%的人称切身感受到了"看病贵",28.6%的人反对,22.2%的人说不好。一位接受访谈的中年肾炎患者坦言:医生的药品选择不是单纯从药效出发,药价降不下来;建立稳定的经费补偿机制,截断医院、医务人员与药商之间的利益链条,让公立医院回归公益,才能让医生的诊疗行为回归理性。2012年国家统计局对20个省份的2000户家庭的入户调查显示:城乡居民中分别有31.6%和25.7%的人感到药价在上涨。

（2）1/4的医务人员称破除"以药养医"会降低收入水平

医院破除"以药养医"会导致您收入待遇降低吗?在被调查的医务人员中,29.4%的人称会,24.2%的人称不会,45.4%的人称说不清。年龄在45岁以上的人中,31.3%的人称医院破除"以药养医"会导致自己的收入待遇降低。不同技术职称的医务人员对于破除"以药养医"后收入水平预期的认知不同。高级职称者中30.1%的人有同感。不论年龄或技术职称如何,均有超过三成的人明确表示医院破除"以药养医"会导致收入待遇降低。说不清的人占的比例最高,达四成多。假如医务人员认定医院

---

① 陈竺,张茅. 取消"以药养医"机制,深化公立医院改革 [J]. 求是,2012 (5).

破除"以药养医"会导致自己的收入待遇降低，则这些人对这项公立医院改革措施的积极性不会太高，甚至有抵触情绪。那些说不清医院破除"以药养医"是否会影响到自己收入待遇高低的人也处于观望之中。

表 8-7　医务人员对破除"以药养医"后收入水平预期的认知情况

选　项		医院破除"以药养医"会导致您收入待遇降低吗		
		会（%）	不会（%）	说不清（%）
年龄（岁）	<25	29.1	26.5	44.4
	25~34	28.8	24.0	47.2
	35~44	29.7	23.0	47.3
	>45	31.3	24.4	44.3
技术职称**	初级	29.9	24.3	45.8
	中级	29.5	23.0	47.4
	高级	30.1	25.8	44.0
	未定级	22.9	24.3	52.8

注：* 表示 $p<0.05$，** 表示 $p<0.01$。

　　当前政府对公立医院的投入不到公立医院开支的一成，导致公立医院必须创收。现在不少医务人员担心，如果医药分开，政府的投入又难到位，收入肯定会缩水，自己好像成了医改的改革对象。触动利益比触动灵魂还难，公立医院改革涉及深层次的政策导向及价值取向问题。

　　（3）中医医院医务人员最担心破除"以药养医"后收入水平降低

　　调查显示：36.3%的民营医院医务人员称医院破除"以药养医"不会导致自己收入待遇降低，高出各级公立医院医务人员 6~12 个百分点。24.3%的中医医院医务人员明确表示医院破除"以药养医"不会导致收入待遇降低，二甲综合医院（28.9%）次之。进行 χ^2 检验可知，在 0.05 的检验水准下，不同类型医院对破除"以药养医"后收入水平变化的认知分布不同。一旦医药分开，会使医院收入锐减，除非财政能够将缺口兜底，改革才可能实质性推进。

表 8-8　不同类型医院医务人员对破除"以药养医"后的收入水平预期的认知情况

医院类型	医院破除"以药养医"会导致您收入待遇降低吗		
	不会（%）	会（%）	说不清（%）
三甲综合	30.1	23.2	46.7
二甲综合	28.9	24.6	46.6
中医医院	24.3	27.1	48.6
民营医院	36.3	22.6	41.1
χ^2	17.76		
p	0.00		

公立医院改革的核心是降低虚高药价，排除"以药补医"的医院运行机制。药品加成是医院利润来源的重要组成部分，药品加成收入占医院总收入的 40% ~ 60%，一些医院高达 70%，许多患者求医时都遇到医疗服务"套餐"，多项检查单相当部分属重复检查，以弥补医院的损失。

26.1% 的被调查医生称破除"以药养医"会导致自己的收入待遇降低，护士群体为 21.1%，医技人员为 25.9%。进行 χ^2 检验可知，在 0.05 的检验水准下，不同类型医务人员对破除"以药养医"后收入水平变化的认知分布不同。

表 8 - 9 不同类型医务人员对破除"以药养医"后的收入水平预期的认知情况

人员类型	医院破除"以药养医"会导致您收入待遇降低吗		
	不会（%）	会（%）	说不清（%）
医生	26.5	26.1	47.5
护士	33.7	21.1	45.2
医技人员	27.0	25.9	47.2
管理人员	30.7	22.4	46.9
χ^2	13.15		
p	0.00		

8.4.2 破除"以药养医"的阻力

药品加成政策形成于 20 世纪 50 年代。是当时在公共财力贫弱的条件下，为解决医院发展建设运行问题而采取的一项特殊经济政策。这一政策的本质是面向在医疗机构就诊和住院并有药品需求的患者征收一项专门税，既有 15% 的"税率"，也有"税收"的使用安排，可以保留在医疗机构用于事业发展。而通过面向患者这一弱势群体"征税"用于卫生事业发展的道理是难以成立的，必须革除药品加成，但阻力重重。

（1）多头管理、职能高度分散、权责不对等问题较为突出

调查显示：34.6% 的医务人员称医药企业是破除以药养医局面的最大阻力，34.1% 的人称是财政部门，只有 26.8% 的人称来自医院。调查结果反映了医疗界的一个"共识"：即以药养医问题并非由医院或医务人员而主要是由医疗体制造成的。

表 8 - 10 医务人员对破除"以药养医"阻力的认知情况

破除"以药养医"局面所面临的最大阻力来自（限 2 项以内）	人 数	百分比（%）
医院	1568	26.8
物价部门	1639	28.0
医保部门	1317	22.5
财政部门	1996	34.1
医药企业	2025	34.6
其他	1200	20.5

实际上，以药养医有着复杂的历史背景，涉及多个利益相关者。新医改启动后，各级政府部门、地区"以药养医"力度不同，有快有慢。

尽管人人看到了"以药养医，以药补医，以药腐医"的弊端，但破除以药养医的乱局似乎无从入手。财政部门管钱，负责给医院拨款；计划部门负责大型仪器的设备引进和改造；卫生部门负责机构和人员准入；物价部门负责定价；社保部门负责医疗保险；税务部门照章收税；工商部门负责注册和审批；药品监督部门负责药品监管；组织部门负责管理人员的任命和提拔；人事部门负责编制。取消药品零差率旨在解决看病贵，但政府担心财政负担，医保部门担心基金压力，物价部门担心调价反应，医院担心收入减少，药品企业担心无法赢利。所以，破除以药养医离不开政府的决心和责任担当。医院内部分配机制、医疗服务价格形成机制和公立医院运行新机制有待完善。[1]

（2）四成医生称破除"以药养医"局面的最大阻力来自财政部门

不同类型医务人员对于财政部门是破除"以药养医"局面所面临的最大阻力的认知不全相同。40.3%的医生称破除"以药养医"局面所面临的最大阻力来自财政部门，而医技人员（36.9%）和管理人员（37.8%）认为最大的阻力是医药企业。护士认为医药企业是破除"以药养医"局面所面临的最大阻力的频率最高，管理人员和医技人员次之，医生最低。

表 8-11　不同类型医务人员对破除"以药养医"阻力的认知情况

人员类型	破除"以药养医"局面所面临的最大阻力来自（限2项以内）				
	医院（%）	物价部门（%）	医保部门（%）	财政部门（%）	医药企业（%）
医生	26.2	26.6	23.6	40.3	28.7
护士	28.7	31.4	22.5	27.2	41.3
医技人员	25.7	24.7	20.0	31.2	36.9
管理人员	21.8	26.3	18.0	31.6	37.8
χ^2	8.98	18.45	7.91	94.89	85.47
p	0.03	0.00	0.04	0.00	0.00

不同类型医院的被调查医务人员的回答较为分散。相对而言，来自财政部门和医药企业等方面的阻力较大。40.8%的被调查民营医院医务人员称，医药企业的阻力较大。公立医院中超过1/3的人称阻力主要来自财政部门，而民营医院选择此项的比例仅为28.8%。

表 8-12　不同类型医院对破除"以药养医"阻力的认知情况

医院类型	破除"以药养医"局面所面临的最大阻力来自（限2项以内）				
	医院（%）	物价部门（%）	医保部门（%）	财政部门（%）	医药企业（%）
三甲综合	28.2	29.3	24.3	33.0	33.7
二甲综合	20.4	22.5	15.4	35.5	37.7
中医医院	29.7	34.2	26.4	37.7	29.1
民营医院	32.4	25.9	25.3	28.8	40.8

---

[1]　宋杨，吴华章. 公立医院实施药品零差率补偿机制探讨 [J]. 中华医院管理，2012 (5).

试点县级医院要取消药品加成政策，医院减少的合理收入应通过调整医疗技术服务价格和增加政府投入等途径予以补偿，发挥医疗保险补偿和控费作用。河北唐山一家公立医院院长说，医院一年的人头费就要1.5亿元，而政府财政只给1000万元左右，除非财政能够将缺口兜底，否则改革不可能实质性推进。那些有灰色收入通道的医生担忧公立医院改革会影响收入。北京朝阳医院院长封国生表示，实施医药分开的压力确实不小，首先要考虑的是会不会影响医院职工收入。

（3）公立医院改革牵涉到医务人员的切身利益

调查显示：23.9%的医务人员认为，公立医院改革能为自己提供更大的职业发展空间，17.3%的人表示反对，58.8%的人称说不清。二甲综合医院中63.4%的人说不清，比中医医院高10个百分点。年龄在25岁以下的人中，31.5%的人感到公立医院改革会提供更大的职业发展空间，比年龄在35~44岁的多10个百分点。高级职称者中，26.5%的人称公立医院改革会提供更大的职业发展空间。医务人员无法从《十二五卫生规划》中的那些原则性强但缺乏操作性的表述中领悟到医院改革动向。例如，医改3年全国17个城市开展的公立医院改革试点积累了一些经验，但国务院医改协调小组或卫生计生委没有向社会推出成功的范例。这也就是近六成医务人员说不清公立医院改革对自己职业发展空间将产生怎样影响的原因。

由于缺乏硬性的机制转变，公立大医院仍在扩张式运行，使这些增加的投入相对于医院的毛收入显得微不足道、杯水车薪。[1] 尽管国家新医改政策对公立医院的补偿提出了具体要求，各级政府财政也在增加投入，但在投入的力度上，无论从绝对数还是相对数，都距国家的要求相差甚远。目前管理体制改革存在的主要问题有：实现管办分开，需要明确职能划分、建立权责一致的管理体系，需要集中管理权限、实现问责，需要建立明确的考核标准。[2] 公立医院改革要注重内部决策执行机制、人事管理机制、薪酬分配机制、经济运行机制等。[3] 例如，芜湖市公立医院综合目标绩效考核的做法。公立医院应建立健全以突出公益性为核心内容的绩效考核体系，真实反映管理业绩和工作实效，构建激励约束机制，促进公立医院加强管理、提高质量、控制费用，为群众提供安全、有效、方便、价廉的医疗卫生服务。[4]

8.4.3　对策

破除"以药补医"机制是个系统工程，各部门的责、权、利的边界要清晰，推动政策的整体联动。

一是制定新型的竞争性财政补助政策，鼓励公立医院在破除"以药养医"方面的医改探索。调整财政支出结构，加大政府卫生投入增长幅度，提高所占经常性财政支出的比重。创新财政补助政策，根据医院取消药品加成后形成的收入缺口发放经常性

① 冯博，姚岚. 以预算控制及合理补偿为导向的公立医院补偿机制探讨 [J]. 中华医院管理，2012 (5).
② 陈宁姗，马安宁. 我国16城市公立医院管理体制改革进展分析 [J]. 中华医院管理，2012 (2).
③ 冉利梅，刘智勇，姚岚. 试点城市公立医院内部运行机制改革的模式及效果与方向 [J]. 中华医院管理，2012 (12).
④ 芮景，柯先明，王守桂，等. 芜湖市公立医院综合目标绩效考核的实践与思考 [J]. 中华医院管理，2013 (10).

补偿，确定医院鼓励性专项补贴范围，开展竞争性的财政补贴。各试点省份要在预算中安排专项财政资金，鼓励公立医院落实破除"以药养医"的改革措施，避免出现"谁改革谁吃亏"的现象。

二是加大整治医药购销力度，重塑医务人员医德医风。卫计委要以处置葛兰素史克行贿案为契机，加大医药购销和不正之风的整治力度，运用经济处罚、资格处理和刑事处罚等多种手段打击行贿、受贿行为，确立商业贿赂不良记录黑名单。落实党风廉政建设责任制，重点监控医院院长、临床科室主任和处方量大的医生，重点监控"吃不死人、治不好病、价格高、回扣多"的药品。

三是加强对医务人员行为规范的监督检查，医患双方共同努力防范过度医疗。医疗系统要落实《医疗机构医务人员行为规范》（2012 年）和《处方管理办法》（2007年），定期监督、抽查医院内患者评价、投诉信息以及医院各类用药和检查资料。政府相关部门委托第三方，定期对医院进行医德医风测评并上网公布"好医生"名单。改革医疗保险结算和支付政策，实行总额控制下的多种结算方式。建立医疗保险机构与医疗机构"超支分担、结余奖励"的制约与激励机制，发挥医疗保险政策对过度医疗的防范和制约作用。

第九章　医疗执业环境

医疗机构执业环境的优劣关系到医疗卫生事业的健康发展，关系到医患关系的和谐状况，影响到医务人员的工作积极性和主动性。医疗机构执业环境不佳，则医疗职业风险增加、工作满意度下降，医患关系紧张程度加剧，人民群众的健康受损。重商主义的兴起、市场竞争的压力、网络医疗信息便捷性等让医疗环境变得更加复杂。

9.1　医疗执业环境状况评价

9.1.1　医疗执业环境不佳的表现及诱因

内容提要
- 56.6%的医务人员称当前我国医疗执业环境较差。
- 56.4%的中医医院医务人员称在新医改中中医药的优势得到加强。
- 44.5%的民营医院医务人员称民营医院所处的市场竞争环境不公平。

（1）超过五成的医务人员感到医疗执业环境较差
调查显示：29.6%的医务人员称当前我国医疗执业环境"很差"，27.0%称"差"，二者合计为56.6%；40.1%称"一般"，认为"好"或"很好"的占3.4%。

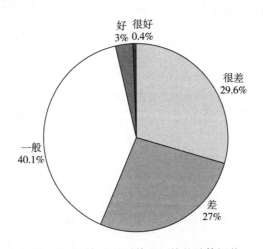

图 9-1　医务人员对执业环境的总体评价

男性医务人员中64.3%认为从业环境差，高出女性11个百分点。不同年龄的医务人员对于我国医疗执业环境的总体评价不全相同。年龄在35~44岁的医务人员中，

61.6%的人称从业环境差，比年龄在45岁以上（51.2%）和年龄在25岁以下（43.1%）的人群比例高。职称越高，认为从业环境越差；高级职称者中，61.2%的人感到当前从业环境差。

表9-1 医务人员对执业环境的总体评价情况

个人信息		当前我国医疗执业环境的总体状况如何		
		差（%）	一般（%）	好（%）
性　别	男	64.3	32.9	2.8
	女	52.7	43.6	3.6
年龄** （岁）	<25	43.1	50.9	6.1
	25~34	59.1	38.0	2.8
	35~44	61.6	36.1	2.4
	>45	51.2	44.3	4.6
技术职称**	初级	54.8	42.3	3.0
	中级	58.4	38.2	3.4
	高级	61.2	35.7	3.1
	未定级	47.8	46.1	6.1

注：* 表示 $p < 0.05$，** 表示 $p < 0.01$。

（2）公立医院医务人员对职业环境评价较差

二三甲综合医院医务人员称自己面临的从业环境比中医医院和民营医院差。在民营医院中，46.9%的人认为差，低于公立医院10多个百分点。在二三甲综合医院中，分别有57.8%和58.1%的人称从业环境差。医院级别越高，越感到执业环境差。进行秩和检验可知，在0.05的检验水准下，不同类型医院医务人员对当前我国医疗执业环境的评价不完全相同。三甲综合医院医务人员对执业环境的评价低于中医医院和民营医院的水平。

表9-2 不同类型医院医务人员对执业环境评价情况

医院类型	当前我国医疗执业环境的总体状况如何		
	差（%）	一般（%）	好（%）
三甲综合	58.1	38.7	3.1
二甲综合	57.8	38.0	4.2
中医医院	56.0	41.8	2.3
民营医院	46.9	48.8	4.3
χ^2	25.2		
p	0.00		

注：①很差和②差，④好和⑤很好。

（3）2/3 的医生感到执业环境差

医生群体中感到从业环境差的占 67.7%，高出其他医务人员 10 多个百分点。不论医务人员类型如何，均有不超过 5% 的人认为从业环境好。进行秩和检验可知，在 0.05 的检验水准下，不同类型医务人员对当前我国医疗执业环境的评价不完全相同。医生对医疗执业环境的评价低于护士、医技人员，并迫切希望政府能尽快采取优化措施来优化执业环境，但尚不能认为医生对医疗执业环境的评价与管理人员不同。

表 9 - 3　不同类型医务人员对执业环境评价情况

人员类型	当前我国医疗执业环境的总体状况如何		
	差（%）	一般（%）	好（%）
医生	67.7	30.1	2.2
护士	45.8	49.8	4.5
医技人员	48.8	47.3	3.9
管理人员	47.8	47.2	5.0
χ^2	265.57		
p	0.00		

注："很差"和"差"合并为"差"，"好"和"很好"合并为"好"。

西部省份中，感到执业环境差的医务人员占 59.3%，比东部省份高 5 个百分点。东中西部省份中，感到执业环境好的比例均不足 5%。

表 9 - 4　东中西部医务人员对执业环境评价情况

区域分布		当前我国医疗执业环境的总体状况如何		
		差（%）	一般（%）	好（%）
地　区	东部	54.2	43.1	2.7
	中部	56.7	40.0	3.3
	西部	59.3	36.4	4.3

（4）五年间我国医疗执业环境在恶化

2008 年的调查显示：50.0% 的医务人员称当时的医疗执业环境较差，5 年后有 56.6% 的人有同感；5 年前有 11.0% 的人称执业环境好，如今只有 3.4% 的人有同感。总体上，5 年间我国医务人员执业环境在恶化。对数据进行秩和检验可知，在 0.05 的检验水准下，5 年间医务人员对我国医疗执业环境总体状况的评价有差异，2013 年医务人员对我国医疗执业环境总体状况的评价下降。

表9-5　五年间医务人员对执业环境评价的变化

年　份	当前我国医疗执业环境的总体状况如何			
	差（%）	一般（%）	好（%）	秩均值
2008	1845（50.4）	1413（38.6）	403（11.0）	5030.67
2013	3312（56.6）	2347（40.1）	199（3.4）	4590.84
Z	-8.61			
p	0.00			

　　近年来，国内同类调查结果也与本次调查有近似的结果。2009年中国医师协会的63.6%被调查医师认为目前的执业环境恶劣。2011年，中国医师协会发布了"第四次医师执业状况调研报告"，48.5%的医生（$n=3704$）对目前的执业环境不满意，满意比例仅为19.0%。这些不同时期的调查数据至少说明，2009年新医改方案实施以来，我国医疗执业环境总体恶劣状况并没有改观。医疗执业环境不佳，医务人员如履薄冰。

9.1.2　医疗执业环境不佳的诱因分析

　　医疗从业环境可分为政策法规环境、医院工作环境、医患人际环境、社会文化环境、媒体舆论环境等方面。有些环境因素是可控的，有些是不可控的。[①] 医护人员承受的工作压力、岗位风险、医患关系紧张状况、医院管理模式、薪资待遇和职称晋升等对执业环境有较大的影响。一位接受访谈的主任医生吐槽：当前的大医院患者多了，社会理解少了；医疗技术提高了，医生形象下滑了；疾病治愈率上升了，病人满意度下降了。因受体制、市场、社会文化等因素的影响，我国医疗机构的执业环境发生了较大变化，且执业环境总体不佳。

　　（1）影响执业环境状况的相关因素

　　经过Spearman相关性检验表明，医务人员自感医疗执业环境与工作压力、日均工作时间、语言侮辱、肢体冲突、媒体舆论环境呈负相关，即工作压力越大、日均工作时间越长、语言侮辱次数越多、肢体冲突次数越多、媒体舆论丑化医务人员的情况越严重、媒体越偏袒患方，医务人员自感医疗执业环境状况越差；与工作满意度、合法权益保障状况、才能发挥状况、医患关系紧张状况呈正相关，即工作满意度越高、合法权益保障状况越好、医患关系越和谐，医务人员自感医疗执业环境越好。

　　（2）遭受患方暴力侵袭者更加感到执业环境恶劣

　　医院场所暴力伤医事件频频发生是从业环境恶劣的一个重要表征。与患者发生肢体冲突的医务人员中，60.7%称从业环境差，对照组为55.6%。遭受到患者3次及以

---

① 王立英、杨莲荣、陈文峰. 医院医生对护理人员工作满意度调查分析［J］. 中国医院管理，2008，26（9）：46～47.

表9-6 影响执业环境状况的相关因素

选 项	r_s	p
工作压力状况	-.0323*	0.00
日均工作时间	-.030**	0.00
工作满意度	0.325**	0.00
合法权益保障状况	0.412**	0.00
才能发挥状况	0.164**	0.00
医患关系紧张状况	0.417**	0.00
遭受患者的语言侮辱	-0.266**	0.00
医患双方的肢体冲突	-0.082**	0.00
媒体舆论对医务人员形象的丑化	-0.445**	0.00
媒体是否偏袒患方	-0.369**	0.00

注：* 表示 $p < 0.05$，** 表示 $p < 0.01$。

上辱骂的医务人员中，71.3%称从业环境差，没有此经历这一比例为43.8%，二者相差了27个百分点。可见，不同的医疗机构所面对的医患关系紧张状况不同，医务人员遭受到的暴力侵袭情形亦不尽相同，对从业环境的评价也不同。

表9-7 "肢体冲突""语言侮辱"与医疗执业环境

选 项		我国当前医疗执业环境状况如何		
		差（%）	一般（%）	好（%）
与患者肢体冲突**	无	55.6	40.7	3.7
	有	60.7	37.4	1.9
语言辱骂**	0	43.8	51.2	5.0
	1～2	55.1	41.8	3.2
	>2	71.3	26.8	1.9

注：* 表示 $p < 0.05$，** 表示 $p < 0.01$。

9.1.3 执业环境状况对从业态度的影响

社会环境可影响人的性格、情绪。从业环境在一定程度上决定着医务人员对其职业的认同感、责任感和工作效率。从业环境好，对工作的责任感就增强，工作品质和效率得到提高，易获得患者及其家属的认可。从业环境较差，医务人员的离职意向增加。一项日本医生调查结果显示：医生工作满意度与薪酬公平性、职业发展空间、同事关系、好的医患关系。[1]

（1）执业环境状况对心理健康的影响

可以对执业环境总体评价较差的医务人员中，69.1%的人称有焦虑症状，而对执

---

[1] Wada K, Arimatsu M, Higashi T, et. al. Physician job satisfaction and working conditions in Japan. J Occup Health. 2009, 51（3）：261～266.

业环境总体评价较好的人中，44.1%的人称有焦虑症状，两者相差 24 个百分点。同样，对执业环境总体评价较差的医务人员中，56.2%的人称有强迫症状，而那些对执业环境总体评价较好的人中，22.4%的人称有强迫症状，两者相差 34 个百分点。对执业环境总体评价较差的医务人员中，50.3%的人称有抑郁症状，而对执业环境总体评价较好的人中，21.8%的人称有抑郁症状，两者相差 28 个百分点。医务人员自感医疗执业环境状况越好，焦虑、强迫、抑郁发生的频率越低。

表 9 - 8　执业环境与心理健康状况

选　项		紧张焦虑			强迫症状			抑　郁		
		无（%）	少有（%）	常有（%）	无（%）	少有（%）	常有（%）	无（%）	少有（%）	常有（%）
执业环境	差	31.0	53.1	16.0	43.8	45.7	10.5	49.7	39.6	10.7
	一般	53.4	40.9	5.7	65.8	30.6	3.6	70.7	25.4	4.0
	好	55.8	36.5	7.6	77.7	17.3	5.1	78.2	19.3	2.5
	r_s	-0.299**			-0.292**			-0.282**		
	p	0.00			0.00			0.00		

注："常有"和"几乎一直有"合并。

（2）执业环境对职业忠诚度的影响

对执业环境总体评价较差的医务人员中，70.5%的人明确表示若有再次择业机会，自己不会选择当前职业，而对执业环境总体评价较好的人中，39.6%的人有明确的离职意向，两者相差 31 个百分点。对执业环境总体评价较差的医务人员中，79.7%的人明确表示不希望子女学医，而对执业环境总体评价较好的人中，49.2%的人有同感，二者相差 30 个百分点。医务人员自感医疗执业环境状况与再次选择当前职业、希望子女学医的频率均呈正相关，即医务人员自感医疗执业环境状况越好，再次选择当前职业、希望子女从医的频率越高。

表 9 - 9　执业环境与职业忠诚度的关系

选项		若有再次择业机会，您还会选择当前职业？			您是否希望自己的子女学医？		
		不会（%）	会（%）	说不清（%）	不会（%）	会（%）	说不清（%）
医疗执业环境	差	70.5	12.9	16.6	79.7	6.4	13.9
	一般	47.2	24.2	28.6	59.0	13.9	27.1
	好	39.6	33.0	27.4	49.2	19.3	31.5
	r_s	0.048*			0.116**		
	p	0.04			0.00		

注：* 表示 $p < 0.05$，** 表示 $p < 0.01$。

一位年轻医生描述自己 2013 年春节在急诊室值班的情形。"我一整天忙的连一口水都顾不上喝，更别说吃饭了。来的病人似乎个个气都不顺，足可见舆论导向的力量，一天来了一个癫痫发作的病人，觉得应该是脑血管病后遗症，因为是首次发作就怕有新的情况，就建议家属做 CT，家属很不情愿地去做了 CT，当我告诉他们颅脑 CT 暂时没有问题时，一个家属就拍开了桌子，还指着我的鼻子骂，说什么开单提成、乱检查、败类之类的，心里当时觉得委屈极了，血一个劲地往头上涌，握着笔写病历的手在不住地颤抖，但还是忍住了任由他在那儿咆哮谩骂，那人看我没有什么反应也就走开了，临走时还说要到院长那儿投诉我。上班时个个都有'如临深渊，如履薄冰'的感觉，就这种状态怎么可能让医生为患者更好地服务呢。如果老父亲在场肯定会后悔让我学医的。"

（3）执业环境对职业发展空间的影响

对医疗执业环境的评价好坏影响到医务人员对公立医院改革前景的判断。认为当前我国医疗执业环境的总体状况较好的人中，42.1% 称公立医院改革能提供更大的职业发展空间，而对从业环境评价不好的人仅 19.5% 有同样的积极展望。在医疗执业环境总体不佳的背景下，公立医院改革步履维艰，医务人员的职业发展也难免受限。

表 9-10 执业环境状况与公立医院改革中自身职业发展的关系判断

选 项		公立医院改革能否为自己提供更大的职业发展空间		
		不能（%）	能（%）	说不清（%）
医疗执业环境的总体状况**	差	20.1	19.5	60.4
	一般	14.2	28.7	57.1
	好	5.6	42.1	52.3

注：* 表示 $p < 0.05$，** 表示 $p < 0.01$。

9.1.4 政策建议

一是加快城市公立医院试点，优化医疗机构工作环境。要控制医疗成本、优化医疗资源布局、挤干药价水分、规范流通环节，就必须做"减法"，要调整利益格局。医改经验需要凝练成医疗卫生政策，以科学的制度建设巩固医改成果。当前，能够由单项改革解决的问题，已经基本解决了，剩下的"硬骨头"都是需要部门合作去解决的。只有综合配套改革才能发挥最大的综合效益。

二是政府肩负责任，给民营医院公平的竞争环境。社会资本办医不缺政策只缺落实。政府要转变观念，民营医院也应该视为政府的卫生资源，与政府发展公共医疗卫生事业不矛盾。单靠卫生主管部门无法解决民营医院在建设用地艰难、税收、人才引进困难、职称评定困难、医保定点歧视、价格等方面的困难。政府应肩负职责，建立政府主导的强有力的区域卫生规划，根据人群、地理和行政区划配置医疗资源。坚持"非禁即入"的原则，进一步开放医疗服务投资领域。

三是明确政府在优化执业环境方面的职责。按照新公共管理理论，政府所要扮演的角色是制定公共卫生政策和监管公立医院运行，提供良好的公共政策服务，而不是过多地干预医院运行。① 管办分开是完善公立医院管理体制的手段，转变政府职能，实现政府的宏观规划监管与微观经营管理分开，让医院获得经营管理的自主权；在公立医院的内部治理上，建立以医院管理理事会为核心的法人治理结构，实现公立医院的决策权、执行权与监督权的独立与相互制衡。② 同时，加大国家对医疗行业监管力度，上至卫生部、下至卫生局对医疗机构进行各项管理，规范医疗机构的行医行为。

9.2 医务人员对新医改的认知和态度

9.2.1 新医改方案实施前后的数据变化

医务人员对公立医院体制改革的重要性和必要性已有充分认识，适时推进改革已具备良好的思想基础。2008 年延安大学附院托管洛川县人民医院，独立法人组织不变，资产归属不变，医院性质和功能不变。延大附院派出 4 名同志担任县医院的院长和副院长，常年给洛川县医院派驻副高以上专业技术人员 8~10 名，每 3 个月轮换一次。托管两年，该院在延安市 13 个县、区医院中综合指标排第一。

2011 年第四次医师执业状况调研报告显示：58.8% 的医生对新医改表示支持，不支持的占 5.2%，5.3% 的人表示对新医改政策非常了解，21.6% 的人认为涉及了医务人员的权益。张勤等人对安徽省 8 所二三级公立医院 1140 名医务人员进行了问卷调查，考察其对新医改政策的知晓度、公立医院改革重点以及参与改革的意愿。③ 湖北省 15 家县级公立医院改革试点医院 1529 名医务人员的调查结果显示：三成的人对公立医院改革政策的了解不足，六成对实现改革目标态度不太乐观。④

卫生总费用发生重大结构性变化。2001 年我国卫生总费用中个人卫生支出比重高达 60%，政府预算卫生支出和社会卫生支出分别占 16% 和 24%。2010 年个人卫生支出的比重下降到 35.5%，政府预算和社会卫生支出的比重分别提高到 28.6% 和 35.9%。这一重大结构性变化说明我国卫生筹资结构趋向合理，居民负担相对减轻，公平性显著改善。与 2008 年比，2011 年城市住院病人不满意率下降 7 个百分点，农村下降 13 个百分点。

公立医院改革是否成功，医院员工满意与否至关重要。⑤ 2012 年初，公立医院改革试点评估组专家在 17 个公立医院改革国家试点城市的 631 家医院开展阶段性评估调查，调查了 8834 名患者和 7281 位医务人员对医改的态度。与医改前的基线调查相比，感到看病贵的比例在下降，八成认为改革能够解决或部分解决公立医院存在的主要问题。⑥

---

① 张颖聪，姚岚. 论新公共管理理论对我国公立医院管理体制改革的启示 [J]. 中国医院管理杂志，2011 (10).

② 平勇，苏维. 公立医院管理体制改革探析 [J]. 中国医院管理杂志，2011 (2).

③ 张勤，鲍文，张博. 安徽省 8 所公立医院医务人员对改革的认知分析 [J]. 中华医院管理，2011 (8).

④ 罗桢妮，方鹏骞. 湖北省改革试点县级医院医务人员现状及对改革认知的调查 [J]. 中华医院管理杂志，2012，28 (7)：524~527.

⑤ 王明晓. 公立医院改革是否成功医院员工满意与否至关重要 [J]. 医院领导决策参考，2011 (14)：24~27.

⑥ 试点城市医改评估报告：医生收入与工作强度仍不匹配 [N]. 健康报，2012 - 07 - 31.

2009—2011 年，全国财政医疗卫生累计支出 1.5 万亿元，中央财政 4506 亿元，与 2008 年同口径支出基数相比，3 年新增投入 1.2 万亿元，而预定计划为 8500 亿元。中央共出台医改文件 14 个，主要部门共出台重要配套文件 50 多个，地方出台的文件更多，形成了较为完整的医改政策体系。2009—2012 年国家财政对医疗卫生投入逾 2 万亿，占财政支出比例从 4.4% 提高到 5.7%。基层医改"四升一降"：我国基本医疗保障水平、基层服务能力、基层公共卫生服务均等化水平、服务效率显著提高，基本药物价格显著下降。

9.2.2　对新医改目标实现程度的认知

2012 年国务院医改办公室发布的《深化医药卫生体制改革三年总结报告》指出：医改在 3 年时间里取得了明显进展和重大阶段性成果，中国特色医保制度体系初步形成，为城乡居民"病有所医"提供了制度保障。"药价降幅大、看病报销多"是 3 年基层医改让百姓受益最多的一大成效，但该报告也承认这与党中央国务院的要求和亿万人民群众的期盼相比，还有一定的差距，改革的成果还是初步的、阶段性的。那么，被调查医患双方又是如何看待医改目标实现程度呢？

（1）近五成医务人员称新医改"保基本、强基层和建机制"目标基本实现

男性医务人员中，28.0% 的人称当前新医改"保基本、强基层和建机制"目标尚未实现，高出女性 7 个百分点。年龄在 45 岁以上的人中，50.8% 的人称新医改目标基本实现，在高级职称者中有同样的判断。中西部省份医务人员中称新医改目标基本实现的比例略高于东部省份的水平。不论被调查者的个人信息如何，均有两成多的人称自己不清楚新医改"保基本、强基层和建机制"目标是否实现。

表 9 – 11　医务人员对新医改目标实现程度的评价情况

个人信息		当前新医改"保基本、强基层和建机制"目标的实现程度如何		
		基本没实现（%）	基本实现（%）	说不清（%）
性　别	男	28.0	46.0	26.0
	女	20.6	48.0	31.5
年龄（岁）**	<25	17.8	53.2	29.0
	25～34	24.8	44.9	30.3
	35～44	23.7	47.2	29.1
	>45	20.5	50.8	28.7
技术职称	初级	22.8	46.6	30.6
	中级	22.9	46.2	30.9
	高级	23.9	50.6	25.6
	未定级	23.5	48.0	28.5
地　区	东部	26.5	45.9	27.6
	中部	21.8	47.4	30.8
	西部	20.3	49.1	30.6

注：* 表示 $p < 0.05$，** 表示 $p < 0.01$。

三甲综合医院中24.2%的人称当前新医改"保基本、强基层和建机制"目标尚未实现，高出二甲综合医院和中医医院的水平，而民营医院中27.7%的人称新医改目标没实现。在不同类型医院中，均有四成多的人称基本实现，有 1/4～1/3 的人称自己不清楚是否实现新医改目标。

表 9-12   不同类型医院医务人员的新医改实现程度评价情况

医院类型	当前新医改"保基本、强基层和建机制"目标的实现程度如何		
	基本没实现（%）	基本实现（%）	说不清（%）
三甲综合	24.2	48.6	27.3
二甲综合	21.1	46.8	32.1
中医医院	20.6	46.2	33.2
民营医院	27.7	44.9	27.4

医生群体中，28.5%的人称新医改"保基本、强基层和建机制"目标尚未实现，远高出护士（17.3%）、医技人员（20.5%）和管理人员（18.0%）的水平。不过，即使是医院管理人员中，也有29.5%的人称自己不清楚新医改目标是否实现。

表 9-13   不同类型医务人员的新医改实现程度评价

人员类型	当前新医改"保基本、强基层和建机制"目标的实现程度如何		
	基本没实现（%）	基本实现（%）	说不清（%）
医生	28.5	43.0	28.5
护士	17.3	52.6	30.2
医技人员	20.5	46.5	33.0
管理人员	18.0	52.5	29.5

近三成的医务人员称自己不清楚当前新医改"保基本、强基层和建机制"目标是否实现，这在一定程度上表明，新医改的执行主体是政府和卫生主管部门而不是医务人员。公立医院的管理人员和医护人员中不少人在消极观望。

在那些可以做出明确判断的医务人员中，近五成的人称当前新医改"保基本、强基层和建机制"目标基本实现。可见，广大医务人员并没有对新医改坚持积极乐观的态度，或者说新医改的政策效应尚未显现出来。

（2）医患双方对新医改目标实现程度的认知差异

调查显示：29.2%的患者称新医改"保基本、强基层和建机制"目标部分实现，28.2%的人称基本实现，14.0%的人称未实现，28.6%的人称说不清。对数据进行秩和检验可知，在 0.05 的检验水准下，患者群体认为新医改"保基本、强基层和建机制"目标的实现程度高于医务人员。

表9-14 医患双方的新医改实现程度评价情况

医患类型	当前新医改"保基本、强基层和建机制"目标的实现程度?				
	未实现（%）	部分实现（%）	基本实现（%）	说不清（%）	秩均值
医务人员	1352（23.1）	2013（34.4）	755（12.9）	1732（29.6）	2547.69
患者群体	255（14.0）	531（29.2）	513（28.2）	520（28.6）	3224.79
Z	-14.68				
p	0.00				

注：排除选择"说不清"。

对医疗机构公益性的评价也需要患者参与的。[1] 患者的职业、医保情况、对服务适宜性等方面的感受将影响其对公立医院公益性的总体评价。[2] 2008年开展的一项调查显示，患者对医疗服务的总体满意度以及就医体验受到下列因素的影响：对医疗服务的信任度、对医疗卫生政策的态度。[3] 美国公众对本国医疗体制的信任程度不高。[4] 2013年7月社科院财经战略研究院发布的《中国公共财政建设报告》调查了社会公众对9项公共服务的满意度，9项公共服务满意度的得分均超过了60分。其中，公众对公共基础设施的满意度最高，为69.3分；市政设施次之，而对医疗卫生的满意度排名最末，为62.4分。同新医改前的2008年相比，公众对医疗卫生的满意度提高了6.4%；公众对医保定点医院的满意度超过了60分，对医疗自费比的满意度有提高但仍不超过60分。2011年在职职工参保人数占城镇从业人员比例为52.8%，城镇从业人员基本养老保险参保率为60.1%，城镇职工基本医保和基本养老覆盖面这两项指标总体偏低。《关于公立医院改革试点的指导意见》强调，公立医院改革要坚持公立医院的公益性质，把维护人民群众健康权益放在第一位。

（3）中医医院医务人员对新医改政策的态度

调查显示：56.4%的中医医院医务人员称在新医改中中医药的优势得到加强，5.7%的人反对，38.0%的人说不清。年龄在45岁以上的人中，50.5%的人赞同，低于其他年龄组6个百分点。高级职称者中，50.3%赞同，略低于其他初中级职称者的水平。在管理人员中，73.3%的人称在新医改中中医药的优势得到加强，比医生群体高了20个百分点，护士为58.3%，医技人员为63.6%。

在被调查的中医医院医务人员中，各有1/3的人称制约"中医特色疗法"发挥的最

① 志谷茜，胡献之，梁斐. 满意度调查方法在公立医院公益性评价中的应用 [J]. 中国医院管理杂志，2012（10）.

② 刘文彬，邓伟，梁斐. 基于患者视角的公立医院公益性评价 [J]. 中国医院管理杂志，2012（10）.

③ Liyang Tang. The influences of patient's trust in medical service and attitude towards health policy on patient's overall satisfaction with medical service and sub satisfaction in China, BMC Public Health. 2011；11：472. Published online 2011 June 15. doi：10.1186/1471-2458-11-472.

④ Katrina Armstrong, Abigail Rose, Nikki Peters, Distrust of the Health Care System and Self-Reported Health in the United States, J Gen Intern Med. 2006，21（4）：292~297.

表9-15 不同类型医务人员对加强中医药优势的态度情况

个人信息		在新医改中，中医药的优势得到加强		
		反对（%）	赞同（%）	说不清（%）
技术职称	初级	6.1	54.0	39.9
	中级	5.5	59.1	35.4
	高级	5.4	50.3	44.3
	未定级	6.3	63.5	30.2
人员类型	医生	6.4	53.2	40.3
	护士	5.0	58.3	36.7
	医技人员	3.0	63.6	33.3
	管理人员	3.3	73.3	23.3

大因素是"经济效益差"（34.7%）和"政策导向不明"（33.4%），其次是"患者不认可"（19.2%）和"其他"（3.25%），只有不足一成（9.7%）的人称是"疗效差"。调查结果意味着：新医改并没有特别针对中医提出针对性的政策，经济效益差的顽疾没有解决。

中药服务价格亟待提高。目前中医药技术服务价格与当今的物价水平不相称，不能体现中医服务价值。豫北一家二级中医医院针灸科一个月收入2万元，而核磁共振室一天2万元，不同科室的奖金自然冰雪两重天。中医医院为了自身发展不得不走"轻中医重西医"之路，投巨资购买核磁共振、CT等收费高的检查设备，而轻视针灸、推拿等收费低的项目。在下一步县级公立医院改革试点中，要探索发挥中医药特色优势的制度设计和运行机制。国家应鼓励使用中医药饮片，优化中医医疗资源配置，提高中医服务价格，完善中医药补偿机制。

（4）六成医务人员不清楚公立医院改革能否促进职业发展

23.9%的医务人员称公立医院改革能为自己提供更大的职业发展空间，17.3%的人表示反对，58.8%的人称说不清。二甲综合医院的医务人员中，63.4%的人说不清，比中医医院高10个百分点。相对而言，年龄在25岁以下的人中，31.5%感到公立医院改革会给自己提供更大的职业发展空间，比年龄在35～44岁者多10个百分点。高级职称者中26.5%称公立医院改革会给自己提供更大的职业发展空间。

三甲综合医院医务人员中，59.1%的人称说不清公立医院改革能否提供更大的职业发展空间，二甲综合医院中63.4%的人有同感。中医医院医务人员中，27.0%的人称公立医院改革能为自己提供更大的职业发展空间。医护人员、医技人员和管理人员中均有不超过1/4的人称公立医院改革能提供更大的职业发展空间。当然，国外调查显示：医院改革也不必然促进工作满意度的提高。从2000—2006年的最终调查中，被调查的挪威医生（n=1600）的工作满意度很高，较高的工作满意度主要来自内在价值认同，而与这些年正在开展的医疗改革关系不大。[1]

---

① Aasland OG, Rosta J, Nylenna M. Healthcare reforms and job satisfaction among doctors in Norway. Scand J Public Health. 2010, 38 (3): 253～258.

表9-16 不同性别、年龄、技术职称医务人员对公立医院改革与其职业发展空间的认知情况

个人信息		公立医院改革能否提供了更大的职业发展空间		
		不能（%）	能（%）	说不清（%）
性 别	男	18.4	24.8	56.8
	女	16.6	23.5	59.9
年龄（岁）**	<25	17.0	31.5	51.5
	25~34	18.1	22.8	59.0
	35~44	16.4	21.9	61.7
	>45	16.5	24.4	59.1
技术职称**	初级	18.2	23.0	58.8
	中级	16.7	22.9	60.4
	高级	17.0	26.5	56.5
	未定级	14.0	28.5	57.5

注：* 表示 $p < 0.05$，** 表示 $p < 0.01$。

表9-17 不同医院医务人员对公立医院改革与其职业发展空间的认知情况

选 项		公立医院改革能否提供更大的职业发展空间		
		不能（%）	能（%）	说不清（%）
医院类型	三甲综合	17.8	23.1	59.1
	二甲综合	13.4	23.2	63.4
	中医医院	19.4	27.0	53.6
人员类型	医生	18.9	24.5	56.7
	护士	16.7	22.7	60.6
	医技人员	14.1	25.2	60.7
	管理人员	14.5	24.5	61.1

深化医药卫生体制改革涉及每一个人的切身利益，需要社会公众、医务人员和新闻媒体的理解、支持和参与。只有坚持正确的舆论导向，引导社会合理预期，为这项惠民利民的重大改革营造良好的社会舆论环境，才能确保改革顺利推进。建立严格的医疗服务市场公平、公正、公开追究责任制。加快推进社会资本办医步伐，促使县级公立医院摆脱唯我独大，进入公平、公开、公正轨道，与社会资本办医机构围绕理念、管理、服务、绩效等展开合理有效的竞争。医改经验需要凝练成医疗卫生政策，加快"建机制"步伐，以科学的制度建设巩固医改成果。

9.2.3 民营医院的竞争环境状况

网络舆情反映民众对各类社会公共问题和社会管理者行为的认可度和亲和力，它表明一种积极的情感表达和行为意识，发泄和平息民众内在的思想情愫和矛盾纠葛。绝大多数公众通过媒体知道社会上发生了什么医疗新闻、热点。新闻报道要客观、公正，但客观报道本身也是一个主观选择的过程。

（1）超过四成的民营医院医务人员称市场竞争环境不公平

调查显示：44.5%的民营医院医务人员称民营医院所处的市场竞争环境不公平，42.6%的人感到一般，12.9%的人感到公平。男性医务人员中，45.5%的人认为不公平，女性中43.4%有同样的看法。二者没有显著差异。不同年龄医务人员之间有差异性看法。年龄在55岁及以上的人中65.2%认为民营医院处于不平等的市场竞争环境之中。

表9-18　民营医院医务人员对市场竞争环境公平性的认知情况

个人信息		民营医院所处的市场竞争环境		
		不公平（%）	一般（%）	公平（%）
年龄	<25	30.4	59.5	10.1
	25~34	43.0	42.3	14.7
	35~44	55.6	28.3	16.2
	>44	52.4	42.9	4.8
医务人员类型*	医生	49.0	38.2	12.7
	护士	39.7	49.3	11.0
	医技人员	38.8	42.7	18.4
	管理人员	48.3	44.8	6.9

注：*表示$p<0.05$。

（2）民营医院面临的主要困难

民营医院面临诸多困难。68.6%的民营医院医务人员称民营医院面临的最大困难是人才匮乏且流动性大；50.1%认为是"审批难、业务开展受限"，38.4%认为是"诚信危机"，31.3%认为是"同行的不恰当竞争"，26.8%称是"资金筹集困难"。

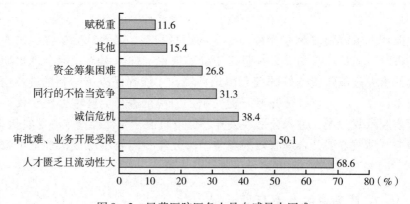

图9-2　民营医院医务人员自感最大困难

对四川省35家民营医院人力资源的调查发现：民营医院医生队伍参差不齐，医生年龄以30~40岁者居多（45.1%）；医生具有副高及以上职称者仅占20.1%；员工对医院薪酬待遇、培训体制、文化氛围满意度不高。[①] 民营医院要长期持续发展，就必须在"以人为本"的基础上加强内部人员专业素质培养，提高员工薪酬待遇，完善培训体制，创造浓郁的医院文化氛围；同时相关管理部门应加强监管并完善相关政策。

（3）四成多民营医院医务人员赞同新医改促进民营医院"做大、做强"

调查发现：46.5%的民营医院医务人员称新医改促进了民营医院"做大、做强"，11.9%的人反对，41.5%的人说不清。年龄在 45 岁以上者中 26.2% 称新医改不会促进民营医院做大做强，年龄在 25～34 岁者中 6.1% 的人有同感。民营医院管理人员中 62.1% 称新医改促进了民营医院做大做强，但医生（42.5%）和医技人员（37.9%）的认可程度较低。

表 9 – 19　医务人员对民营医院"做大、做强"的态度

个人信息		新医改促进了民营医院"做大、做强"		
		反对（%）	赞同（%）	说不清（%）
年龄（岁）*	<25	8.9	59.5	31.6
	25～34	6.1	46.6	47.3
	35～44	21.2	40.4	38.4
	>44	26.2	50.0	23.8
人员类型	医生	11.6	42.5	45.9
	护士	10.3	58.9	30.8
	医技人员	13.6	37.9	48.5
	管理人员	6.9	62.1	31.0

注：* 表示 $p < 0.05$。

《卫生事业发展"十二五"规划》提出到 2015 年让非公立医疗机构床位数和服务量均达到医疗机构总数的两成左右。鼓励社会办医，优先支持举办非营利性医疗机构。社会资金可直接投向资源稀缺及满足多元需求服务领域，多种形式参与公立医院改制重组。

9.3　正确引导媒体舆论，重塑职业形象

内容提要

- 56.0%的男性医务人员称媒体舆论在多数情况下丑化了医务人员的形象，5 年前这比例为 39.9%。
- 57.8%的医务人员称媒体报道医疗纠纷事件时总是偏袒患方。

现代社会中，报纸、广播、电视和网络等大众媒体在传播健康知识和就诊信息、

① 赵薇，吴艳飞，陈晓佳. 四川省民营医院人力资源现状调查［J］. 中华医院管理，2013（9）.

引导医疗服务消费需求和报道医疗纠纷事件等方面的作用巨大。网络媒体逐渐成为一种力量强大的信息集散地和舆论放大器，对广大医护人员从业态度产生了复杂的影响。医院和医护人员要以积极的心态应对媒体舆论，在沟通互信中营造一种积极的媒体舆论环境。媒体对恶性医疗纠纷事件的过度报道和有偏差的社会舆论导向，会损害白衣天使形象，引发患者对医生的不信任。

9.3.1 媒体舆论与医务人员形象

（1）超过四成的医务人员称媒体舆论在丑化自身形象

调查显示：39.9%的医务人员称媒体舆论在多数情况下丑化了医务人员的形象，40.0%的人称有些情形，20.1%称少数情形。56.0%的男性医务人员称媒体舆论在多数情况下丑化了医务人员的形象，比女性高出 9 个百分点。年龄在 25～34 岁以及35～44岁的医务人员中，均有超过五成的人称媒体舆论在多数情况下丑化了医务人员的形象，高出年龄小于 25 岁或大于 45 岁者的水平。

表 9-20　医务人员对媒体丑化医务人员形象的自评状况

个人信息		媒体舆论是否丑化了医务人员形象		
		少数情形（%）	有些情形（%）	多数情形（%）
性　别	男	9.9	34.0	56.0
	女	12.3	40.7	47.1
年龄（岁）**	<25	17.3	44.3	38.5
	25～34	10.3	36.1	53.6
	35～44	9.4	37.8	52.7
	>44	13.4	41.4	45.1

注：＊表示 $p<0.05$，＊＊表示 $p<0.01$。

三甲综合医院医务人员中，54.2%的人称媒体舆论在多数情况下丑化了医务人员的形象，比中医医院高出 11 个百分点，比民营医院高出 12 个百分点。不论医院类型如何，均有不足两成的人称媒体舆论在少数情况下丑化了医务人员的形象。

表 9-21　不同类型医院医务人员对媒体丑化医务人员形象的自评状况

医院类型	媒体舆论是否丑化了医务人员形象		
	少数情形（%）	有些情形（%）	多数情形（%）
三甲综合	10.3	35.5	54.2
二甲综合	10.3	39.3	50.4
中医医院	13.2	43.4	43.3
民营医院	16.4	41.4	42.1

（2）超过六成的医生称媒体舆论在丑化自身形象

医生群体中，高达61.4%的人称媒体舆论在多数情况下丑化了医务人员的形象，比护士群体高出21个百分点，比管理人员高出19个百分点；然而自身工作与医患纠纷或舆论视线相对较远的医技人员中，仅有37.4%的人有同感。通过秩和检验可知，不同类型医务人员自感媒体丑化医务人员现象的频率不全相同。使用Bonferroni法两两比较后可知，医生自感媒体丑化医务人员现象的频率最高，护士和管理人员次之，医技人员最低。

表9-22 不同类型医务人员对媒体丑化医务人员程度的评价情况

人员类型	媒体舆论是否丑化了医务人员形象			
	少数情形（%）	有些情形（%）	多数情形（%）	秩均值
医生	9.4	29.2	61.4	3209.14
护士	14.1	45.3	40.6	2609.38
医技人员	11.4	51.2	37.4	2565.86
管理人员	10.6	47.2	42.2	2699.68
χ^2	228.86			
p	0.00			

与患者发生肢体冲突的医务人员中，55.1%称媒体在多数情形下丑化医务人员形象；遭受患者语言辱骂过两次及以上的人中，69.1%的人称媒体舆论在多数情况下丑化了医务人员的形象，比没有遭受过患者语言辱骂的人高出36个百分点。

表9-23 暴力伤医与媒体丑化医务人员形象状况自评

选项		媒体是否丑化医务人员形象		
		少数情形（%）	有些情形（%）	多数情形（%）
与患方发生肢体冲突**	无	9.5	41.6	48.9
	有	19.5	25.4	55.1
被患方语言辱骂次数**	0	21.8	45.1	33.0
	1~2	8.0	43.2	48.8
	>2	4.2	26.8	69.1

注：* 表示 $p<0.05$，** 表示 $p<0.01$。

（3）媒体舆论环境不佳对医务人员带来的消极影响

当医务人员感到媒体舆论在多数情况下丑化了医务人员的形象时，医务人员的焦虑、强迫和抑郁症状会增高。经过Spearman相关性检验表明，医务人员自感媒体丑化医务人员现象的频率与焦虑、强迫、抑郁均呈正相关，即医务人员自感媒体丑化医务人员现象的频率越高，焦虑、强迫、抑郁感频率越强。

表 9 – 24　媒体舆论环境与心理健康状况自评

选　项		焦　虑			强迫症状			抑　郁		
		无（%）	少有（%）	常有（%）	无（%）	少有（%）	常有（%）	无（%）	少有（%）	常有（%）
媒体舆论是否丑化了医务人员	少数情形	49.2	40.8	10.0	62.8	30.6	6.6	70.1	22.6	7.3
	有些情形	51.6	42.5	5.8	64.6	31.7	3.7	68.2	27.6	4.2
	多数情形	30.5	53.1	16.4	43.4	45.9	10.7	49.5	40.0	10.5
	r_s	0.211**			0.203**			0.191**		
	p	0.00			0.00			0.00		

注：* 表示 $p < 0.05$，** 表示 $p < 0.01$。

当医务人员称媒体在多数情况下丑化了医务人员现象时，69.7%称若有再次择业机会不会选择当前职业，当医务人员称媒体在少数情况下丑化了医务人员现象时，56.2%称若有再次择业机会不会选择当前职业。当医务人员称媒体在多数情况下丑化医务人员现象时，79.8%不希望子女学医，医务人员称媒体在少数情况下称丑化了医务人员现象时，62.8%不希望子女学医。经过 Spearman 相关性检验表明，医务人员自感媒体丑化医务人员现象的频率与再次选择当前职业、希望子女学医的频率均呈负相关，即医务人员自感媒体丑化医务人员现象的频率越高，再次选择当前职业、希望子女从医的频率越低。

表 9 – 25　媒体舆论环境与再次选择当前职业、希望子女学医之间的关系

选　项		若有再次择业机会，您还会选择当前职业吗？			您是否希望自己的子女学医？		
		不会（%）	会（%）	说不清（%）	不会（%）	会（%）	说不清（%）
媒体舆论是否丑化了医务人员形象	少数情形	56.2	21.2	22.6	62.8	12.3	25.0
	有些情形	48.8	24.4	26.8	60.3	14.2	25.5
	多数情形	69.7	12.6	17.7	79.8	5.9	14.3
	r_s	-0.14**			-0.17**		
	p	0.04			0.00		

注：排除选择"说不清"；* 表示 $p < 0.05$，** 表示 $p < 0.01$。

医务人员遭媒体丑化的可能表现及后果是：第一，在恶性医疗纠纷事件中，媒体的矛头总是指向医院和医务人员，过分地夸大报道，扭曲医务人员的形象，挫伤了广大医务工作者的积极性和自尊心。第二，在经济利益的驱使下，媒体时常刊登虚假的或夸大性的医疗广告，导致广大患者对医院的不信任，引发社会对民营医院的信任危机，加剧患者群体对整个医疗行业的不信任感。最后，有访谈医务人员甚至抱怨说，之所以媒体会"肆无忌惮"地丑化医务工作者，其事实是政府在有意无意转嫁矛盾，让各级医疗机构和医务人员承担"现有医疗体制弊端"带来的社会后果，这是不公平

的，但无法通过媒体让广大人民群众理解医务人员的苦衷。媒体舆论对医疗过失的过度报道，不断腐蚀着本来已脆弱的医患信任关系。[①]

9.3.2　媒体报道与医疗纠纷事件

调查显示：57.8% 的医务人员称媒体报道医疗纠纷事件时"总是"偏袒患方，32.0% 的人称"有时这样"，10.2% 的人称"偶尔这样"。男性医务人员中，59.8% 的人称媒体报道医疗纠纷事件时总是偏袒患方，而女性群体中仅占 56.8%。年龄在 25 ~ 34 岁的医务人员中，61.6% 的人称媒体报道医疗纠纷事件时"总是"偏袒患方，比年龄在 25 岁以下的人多 14 个百分点。

表 9 – 26　医务人员自感媒体报道偏袒患方现象情况

个人信息		媒体报道医疗纠纷事件时偏袒患方的程度		
		偶尔这样（%）	有时这样（%）	总是这样（%）
性　别	男	9.6	30.6	59.8
	女	10.5	32.6	56.8
年龄**	<25	16.1	36.2	47.7
	25 ~ 34	8.9	29.5	61.6
	35 ~ 44	9.7	31.4	58.9
	>45	10.1	36.5	53.4

注：* 表示 $p < 0.05$，** 表示 $p < 0.01$。

三甲综合医院医务人员中，61.5% 的人称媒体报道医疗纠纷事件时"总是"偏袒患方，比二甲综合医院高 6 个百分点，比中医医院高 7 个百分点。

表 9 – 27　不同类型医院医务人员自感媒体报道偏袒患方现象情况

医院类型	媒体报道医疗纠纷事件时偏袒患方的程度		
	偶尔这样（%）	有时这样（%）	总是这样（%）
三甲综合	8.8	29.7	61.5
二甲综合	11.7	33.2	55.1
中医医院	9.8	36.2	54.1
民营医院	13.9	32.5	53.6

注：$p < 0.01$。

医生群体对媒体的意见最大，65.7% 的人称媒体报道医疗事件时总是偏袒患方，比其他类型医务人员的回答高 10 多个百分点。通过秩和检验可知，不同类型医务人员自感媒体丑化医务人员现象的频率不全相同。使用 Bonferroni 法两两比较后可知，

---

① A prescription for protecting the doctor-patient relationship. Gallagher TH, Levinson W, Am J Manag Care. 2004, 10 (2 Pt 1): 61 ~ 68.

医生自感媒体丑化医务人员现象的频率最高，护士次之，管理人员再次之，医技人员最低。

表9-28 不同类型医务人员自感媒体报道偏袒患方现象情况

人员类型	媒体报道医疗纠纷事件时偏袒患方的程度			
	偶尔这样（%）	有时这样（%）	总是这样（%）	秩均值
医生	7.5	26.8	65.7	3130.51
护士	11.4	35.5	53.1	2753.64
医技人员	14.8	40.5	44.7	2494.96
管理人员	14.5	37.2	48.4	2594.51
χ^2	150.18			
p	0.00			

每当发生医患纠纷，一些大众媒体会自觉不自觉地倾向于同情弱者，站在患者一边指责医方；而个别媒体仅凭一面之词，就举起舆论大棒，抨击"医者无德"。例如，在2013年"温箱烤死婴儿"事件的假新闻中，患方既不同意做尸检，也不做医疗事故鉴定，而是利用媒体施加压力，将医生推向舆论的"审判台"，迫使医院给予高额赔偿。在舆论"一边倒"的情况下，医方显然成了"弱势"。《人民日报》发表文章警告说：媒体应避免助长社会"仇医"情绪。消除医患知识鸿沟是减少医患误伤、化解医患矛盾的重要途径。其实，"强势"与"弱势"是相对的。万幸的是，一些医学专业人士挺身而出进行申辩，政府部门组织专家调查澄清，使得当事医生免受不白之冤。

与患者发生肢体冲突的医务人员中，70.0%的人称媒体报道在多数情形下偏袒患者；没有与患者发生肢体冲突的人中，这一比例为54.9%。遭受患者辱骂2次以上的人中，这一比例为71.2%；没有遭受患者辱骂的医务人员中，这一比例为48.3%。

表9-29 肢体冲突、语言侮辱与媒体报道偏袒患方现象情况

选 项		媒体报道医疗纠纷偏向患者的情形		
		少数情形（%）	有些情形（%）	多数情形（%）
与患方发生肢体冲突**	无	10.8	34.3	54.9
	有	7.7	22.3	70.0
被患方语言辱骂次数**	0	14.0	37.8	48.3
	1~2	11.5	34.3	54.2
	>2	5.1	23.7	71.2

注：*表示$p<0.05$，**表示$p<0.01$。

当医务人员称媒体报道医疗纠纷事件时总是偏袒患方时，15.0%的人称常有焦虑症状，9.4%的人常有强迫症状或抑郁症状。当医务人员称媒体报道医疗纠纷事件时偶尔偏袒患方时，5.5%的人称常有焦虑症状，4.7%的人常有强迫症状或抑郁症状。

表 9 – 30　媒体舆论环境与心理健康情况

媒体报道偏袒患方	紧张焦虑			强迫症状			抑　郁		
	无（%）	少有（%）	常有（%）	无（%）	少有（%）	常有（%）	无（%）	少有（%）	常有（%）
少数情形	54.2	40.3	5.5	66.7	28.6	4.7	72.4	22.9	4.7
有些情形	50.2	42.4	7.4	62.3	32.5	5.1	66.5	27.9	5.7
多数情形	33.2	51.8	15.0	46.7	43.9	9.4	52.6	38.0	9.4

当医务人员称媒体报道医疗纠纷事件时总是偏袒患方时，68.9%的人称若有再次择业机会不会选择当前职业，79.4%的人称不希望子女学医；当医务人员称媒体报道医疗纠纷事件时偶尔偏袒患方时，48.2%的人称若有再次择业机会不会选择当前职业，54.2%的人称不希望子女学医。

表 9 – 31　媒体舆论环境与再次选择当前职业、希望子女学医之间的关系

选　项		若有再次择业机会，您还会选择当前职业吗			您是否希望自己的子女学医		
		不会（%）	会（%）	说不清（%）	不会（%）	会（%）	说不清（%）
媒体报道偏袒患方**	少数情形	48.2	23.9	27.9	54.2	17.4	28.4
	有些情形	48.0	26.0	26.0	59.3	15.1	25.6
	多数情形	68.9	12.7	18.4	79.4	5.6	15.0

注：* 表示 $p < 0.05$，** 表示 $p < 0.01$。

媒体与医患关系状况的关系如何呢？那些称执业环境状况差的人中，87.4%的人称医患关系紧张，而那些称执业环境状况好的人中，45.2%的人称医患关系紧张。对医疗执业环境总体的评价消极，则对当前的医患关系紧张状况的负面评价较高，反之亦然。

表 9 – 32　媒体环境与医患关系紧张状况

选　项		紧张（%）	一般（%）	和谐（%）
当前我国医疗执业环境的总体状况**	差	87.4	11.2	1.4
	一般	59.8	35.3	4.9
	好	45.2	26.9	27.9
媒体报道医疗纠纷事件时偏袒患方吗**	偶尔这样	53.7	37.1	9.2
	有时这样	67.7	27.5	4.9
	总是这样	82.7	15.3	2.0
媒体舆论是否丑化了医务人员形象**	少数情形	48.1	43.8	8.1
	有些情形	67.0	28.7	4.3
	多数情形	87.1	10.7	2.1

注：* 表示 $p < 0.05$，** 表示 $p < 0.01$。

9.3.3 五年间媒体舆论环境状况的变化及影响

五年来媒体舆论环境不佳状况没有改观。2008 年的调查显示：39.9% 的医务人员称媒体舆论丑化了自身形象，5 年后上升了 10 个百分点。对数据进行秩和检验可知，在 0.05 的检验水准下，5 年间医务人员自感舆论环境有差异，2013 年医务人员自对舆论环境的评价下降。

表 9 - 33　五年间媒体舆论环境情况对比分析

年　份	媒体舆论是否丑化了医务人员形象			
	少数情形（%）	有些情形（%）	多数情形（%）	秩均值
2008	736（20.1）	1464（40.0）	1460（39.9）	4360.98
2013	667（11.4）	2247（38.4）	2932（50.1）	4999.25
Z	-12.04			
p	0.00			

部分媒体片面追求眼球效应，缺乏职业操守，是非观念不明确。我国正处于社会转型期，医患矛盾日益凸显，医患信任脆弱不堪。如果不能用科学精神捍卫医者尊严，任凭诋毁医生事件屡屡上演，必将导致社会"仇医"情绪泛滥，引发恶性伤医事件频频上演。用对话代替对抗，用理性代替冲动，努力消除医患信息不对称，这是媒体重要的社会责任。网络舆情是一把"双刃剑"，应对得当，能够提高政府公信力。应对失当，则可能激发社会矛盾甚至引发群体过激事件。政府应该加强并改善恶性医疗纠纷事件的网络舆情的引导与应对。民众应该理性地借网络诉诸各类社会问题，探讨各种社会现象，责问社会管理者的管理倾向，揭露复杂事因的内外关系等，表达积极健康心态。

而作为社会良知的守护者，主流媒体必须坚持真实、客观、公正、平衡的原则。在利益诉求多元化的今天，媒体不能仅仅满足于做"传声筒"，而要做"挖掘机"，通过深入调查，还原事实真相。当利益双方各执一辞时，媒体应向具有公信力的第三方求证，辨明是非，以理服人。尤其是在博弈双方话语权不对等的情况下，要善于打捞"沉没的声音"，不能让任何一方成为"沉默的羔羊"。假如媒体为了追求"轰动效应"，盲目跟风炒作，必然会影响公众的判断力，最终丧失公信力。微博、Facebook、电子邮件和类似的社会网络快速传播，对医患关系产生不同于传统媒介的影响。[1] 58% 的被调查美国人称自己因阅读、观看或听说医疗新闻事件而改变了自己的行为，42% 的人自称会进一步收集相关信息。[2]

为了维护社会和谐稳定，媒体应坚守底线，尊重事实，回归常识，回归理性，努

---

[1]　Thérèse St-Laurent-Gagnon, Kevin W Coughlin, Paediatricians, social media and blogs: Ethical considerations, Paediatr Child Health. 2012, 17（5）: 267～269.

[2]　Americans talk about science and medical news: the National Health Council report. New York: Roper Starch Worldwide, 1997.

力寻求医患沟通的最大公约数，扮演社会"稳压器"的角色。是媒体重要的社会责任。

9.3.4 媒体舆论环境不佳的主要诱因

（1）部分医生看重经济利益轻服务态度，成为媒体口实或网民"吐槽"的把柄

长期以来，"以药养医"的运行模式以及临床科室创收要求，在一些医生身上存在着"多开药或多检查"等过度医疗行为，在广大患者中造成恶劣影响；由于医学的局限性，不同医院的医生对病情的诊疗方法不一；由于信息的不对称，一些医生将结果说重，甚至有招揽生意之嫌，这些均引发了患者的极大反感，并通过口口相传或网上吐槽来发泄不满。此外，一些医务人员服务态度差，缺乏职业精神，与公众心目中的白衣天使相去甚远。当然，个别医生肆无忌惮地收受红包、回扣也是横亘在医患之间的一道鸿沟，把医风医德问题推到媒体舆论的风口浪尖上。

（2）网民及媒体舆论对暴力伤医事件存在认识误区，难以做到零容忍

课题组通过对5年来发生的20多起产生社会影响的暴力伤医事件分析后发现：肇事者多为20~50岁的男性患者或家属；行凶原因多是久病不愈或高度怀疑医院及医生未尽力医治并蓄意要报复医方，而较少的案例是缘于医方的明显过错。但是，舆论媒体甚至包括有些执法部门对暴力伤医事件存在认识误区，在心理上预设了患者弱势、医方强势的地位；有时淡化了对弱者暴力手段的谴责与追究，向社会公众传达了"弱者有理、暴力无罪"的错误导向信息。实际上，无论医方是否有医疗过失，这是属于医疗纠纷的范畴，向当事医生和其他无辜的医护人员施暴是文明社会所不能容忍的。对施暴者的零容忍也是国际社会的一种常识。恶性伤医者得不到社会舆论的严厉谴责，大众媒体是有责任的。而政府相关部门也忽视了对重大医疗纠纷及群体性"医闹"事件的舆情引导与应对。

（3）不实的媒体报道加剧了医患情绪对立，挫伤了医务人员从业信心

在经济利益的驱使下，不少地方媒体时常刊登虚假的医疗广告，加剧患者群体对整个医疗行业的不信任感。媒体舆论对医疗纠纷事件的夸大或过度解读摧残着本已脆弱的医患信任关系。

9.3.5 改善媒体舆论环境的对策

一是政府部门应树立社会法治理念，用法律思维引导媒体舆论。对医疗媒体舆情的疏导必须坚持方向正确，以正面宣传引导为主。政府要与"网"俱进，深入研究网络舆情的规律，掌握引导网络舆论的主动权。逐步建立新闻媒体失实报道问责制。对于那些有意诽谤、恶搞医务人员形象或有意发布虚假医疗信息的网络"大V"们，要及时查处，根据情节轻重实施刑事拘留、治安处罚或教育训诫；对扭曲事实、炒作或不负责任报道医疗纠纷事件的媒体要进行问责，造成严重不良社会后果的媒体要公开道歉，情形特别严重的可追究行政或法律责任。

二是政府主管部门和医疗机构要善于与媒体进行良性互动。建立国家卫生计生系统专家库，动态、及时、主动为新闻媒体提供权威参考数据资料，协助并监督大型公立医院建立更加灵活、更有时效性的新闻发布制度。对于媒体揭露的真实问题，卫生管理部门、医疗机构不护短、不遮丑，不回避媒体的负面报道，及时纠正片面或错误

的媒体报道。

　　三是新闻媒体要勇于承担责任，倡导就医文明。通过组织医疗卫生科普及法律知识宣传活动，促使媒体引导群众建立看病就医的合理预期，引导患者合法维权；大力宣传医疗卫生系统救死扶伤的人道主义精神，营造尊医重卫的良好氛围。媒体在涉及医院暴力、医患纠纷等报道时，应秉持社会责任，客观、公正、系统、全面报道，尊重医务人员，为促进卫生计生事业改革发展营造良好的舆论氛围和社会环境。

基本结论

一、五年来我国医务人员从业状况发生的积极变化

一是我国医务人员总量大幅增加，学历结构以本科及以上学历为主，技术职称结构趋于合理。2011 年全国卫生人员总数为 861.6 万人，其中卫生技术人员为 620.3 万人；卫生技术人员比 2005 年净增 164 万人。2011 年我国医生总量为 246.6 万人，比2005 年增加 42 万人。卫生技术人员总量的快速增加有力促进了我国医疗卫生事业的快速发展，也为新医改提供了坚实的人才保障。本次调查显示：在学历构成上，医务人员中中专及以下占 4.3%，大专学历占 24.4%，大本学历占 45.9%，研究生学历占25.5%，学历结构已经过渡到以大学本科学历及以上为主的学历结构。2009 年原卫生部数据显示：在卫生技术人才队伍中，高级职称资格者占 2.3%，副高占 8.0%，两项合计 10.3%，中级职称占 27.9%，初级职称占六成，职称结构总体合理。

二是二三级公立医院医务人员承担的工作负荷加重以满足新医改以来如同"井喷"的就医需求。2011 年全国医疗机构总诊疗人数达 62.7 亿人次；在全国的入院人数中，医院占 70.3%，比上年入院人数增加了 1231 万人。76.6% 的医院医务人员感到工作压力大；年龄在 35~44 岁、中高级职称者或儿科及门（急）诊医务人员中均有八成的人感到工作压力大。医务人员日工作时间在 8 小时以上的占 57.6%，比 5 年前高出了 20个百分点；40.5% 的人参与了科研工作，比 5 年前多了 18 个百分点；25.0% 的人参与了管理，比 5 年前增加了 10 个百分点；60.5% 的人称面临的最大工作压力源是"工作负荷大"，而 5 年前为 37.8%；人员配备方面，64.9% 的医务人员称本科室人员短缺，5 年间医院缺编依旧但病人数量激增。即使如此，广大医务人员仍然坚守岗位，完成党和国家交给的医疗服务重任。

三是五年间医务人员收入水平有较大幅度的提高，薪酬不公平感则下降了 16 个百分点。调查显示：医务人员中月收入在 2000 元及以下的占 17.0%，5 年前则高达43.3%；月收入在 4000 以上的占 38.9%，5 年前为 10.9%。从绝对值上看，医务人员月收入有较大幅度的增加。在医务人员内部，管理人员的月薪水平最高，其次为医生群体。虽说医务人员的实际收入状况有较大的改善，但考虑到工作负荷的增加、职业风险暴露程度大和生活成本的攀升，67.6% 的人称自己对工作的付出大于收入。月收入水平越低，薪酬公平感越差。月收入在 2000 元及以下的人中 72.6% 的人感到付出大于收入，月收入在 6000 元及以上的人中仅 63.3% 的人有同感。不过，同 2008 年的83.6% 相比，5 年间医务人员的薪酬不公平感下降了 16 个百分点。新医改以来，各级政府新增财政投入 1.5 万亿元，远超预期设定的 8500 亿元投入目标。大盘子大了，各级公立医院用于工资性支出的比例也相应提高，医务人员也分享到了医改实惠。

四是八成医务人员有明确的职业发展规划，离职意向也比5年前降低了14个百分点。职业发展首要选择的是进修或攻读学位（46.8%）、提高专业技能（43.6%）、考取专业证书（39.7%）。52.4%的医生称未来打算要进修或读学位，在医技人员中为46.2%。45.8%的护士选择了考取专业证书。44.0%的管理人员选择要提高人文素质，高出医生群体18个百分点。可见，医务人员有明确的职业发展规划。若能再次选择，60.1%的医务人员称不会再次选择当前职业，而2008年为74.1%，5年间离职意向降低了14个百分点。若能再次择业，66.4%的护士不会再次选择当前职业，60.1%的医生有同样选择，医技人员和管理人员的选择比例要低10多个百分点。70.4%的医务人员称不愿意让子女学医，而5年前84.9%的人有同样的选择，降低了15个百分点。合法权益保障、才能发挥、从业环境、收入待遇、医患关系等均对医务人员的再次择业意向影响较大。

五是新医改方案实施以来，我国医患关系紧张状况有所缓解。74.9%的医务人员认为当前我国医患关系紧张，而2008年为80.1%，5年间降低了5个百分点。公立医院比民营医院的医患关系紧张。医生群体中称医患关系较为紧张的占77.4%，高出护士5个百分点。75.2%的医务人员称因医方而诱发医患冲突的根本原因是"与患者沟通不到位"，排在第二和第三位的诱因分别是"医学局限性"（42.6%）和"人员缺、工作量大"（41.2%）。新医改强基层的政策措施惠及千家万户，刚性的就医需求如同井喷，全国每年的总就诊人数达到20多亿人次。在医务人员总量没有大幅增加的前提下，各级医疗机构医务人员勇担重任，建设平安医院，规范操作行为，加强医风医德建设，保证了医患关系和谐的基本面。

六是六成患者称新医改目标部分或基本实现。29.2%称新医改"保基本、强基层和建机制"目标部分实现，28.2%称基本实现。46.5%的患者感受到了公立医院的公益性，23.1%的人反对，30.4%的人说不清。40.5%的患者称切身感到了"看病难、看病贵"。国家在积极探索中国特色医改之路，坚持基本医疗卫生为公共产品向全民提供。新医改选择从基本入手，加强基本医保制度建设，推进即时结算机制，方便群众就医，推进大额医疗保障机制，提高医保运行效率和服务水平。新医改方案实施4年来，国家卫生总费用中政府、社会和个人的投入构成发生了显著变化，个人负担的比重下降到1/3以下。不过，调查也发现被调查患者并没有明显感到个人就医负担明显下降，原因在于卫生总费用增长过快，个人负担的绝对金额在上升。

二、五年来我国医务人员从业状况发生的消极变化

一是医务人员结构失衡状况依然严重。医疗人力资源在东中西部、在城乡之间、在不同省份的不同医院之间的分布还不均衡。2010年我国城市每千人口拥有卫生技术人员7.6人，农村为3.1人；东部地区为5.2人，西部地区为3.8人；东部城市千人口医生为3.3人，而中西部地区分别为2.8人和2.6人。医护比接近1:1，而国际通常的医护比在1:2以上，我国护士短缺尚未得到根本解决。同世界主要国家比，我国千人口医护人员、药剂人员和医技人员均明显低于西方发达国家的水平。在金砖国家，中国在千人口护士数远低于俄罗斯、巴西和南非，但千人口医生数接近巴西水平又高于南非和印度的水平。儿科医生、全科医生、精神病科医生相对缺乏。2011年中国全科

医生不足 6 万，占执业医师的 2.5%。若按照每万人居民配备 2~3 名全科医生的标准，缺口为 12 万~18 万人。2010 年全国医疗机构共有注册精神专科医师 2 万人，但重症精神病患者达 1600 万人。2010 年我国 34.2 万名医疗机构药师中，本科以上的仅占 4.5 万人，千人口药剂人员为 0.2 人，欧美发达国家通常是我国的 3~8 倍。

二是两成医务人员对当前工作感到满意。医务人员中对当前工作感到不满意的占 23.2%，感到满意的占 20.5%。高级职称者的工作满意度明显高于初、中级者的水平。工作满意度与薪酬公平感、权益保障、才能发挥和从业环境状况等呈正相关。31.9% 的医务人员称执业中的合法权益保障状况较差。那些感到当前医疗执业环境差的人中，45.3% 感到自身合法权益得不到保障。此外，71.2% 的医务人员称医院提供了继续教育方面的便利，比 5 年前提高了 9 个百分点，三甲综合医院和中医医院比二甲综合医院和民营医院高出 10 个百分点。21.3% 的人称本科室后备人才队伍建设状况不佳。二甲综合医院比民营医院对本科室后备人才队伍建设的评价最差，47.8% 的人称本单位"需要的人进不来，富余的人流不出"现象严重，其中二甲综合医院高达 54.3%。

三是医务人员中焦虑和强迫症状比 5 年前有较为明显的增加。75.0% 的人时常或一直感受到"身体疲劳、不适"，59.2% 的人时常感到焦虑，46.3% 的人时常感到强迫症状，40.9% 的人时常感到抑郁。同 5 年前相比，医务人员中感到焦虑的人增加了 15 个百分点，强迫症状者增加了 8 个百分点。三级医院医务人员的心理症状比二级医院的严重。医生中有焦虑、抑郁和强迫等症状的比例高于其他医务人员的水平。对工作不满的人中，81.5% 的人感到焦虑，而对工作满意的人中仅 35.8% 的人有同感。当前我国医务人员的身心健康状况不佳现状没有改观。身心健康状况不佳的主因是工作负荷重、暴力侵权、收入待遇低、职业环境不佳等。

四是医务人员遭受"语言辱骂"或"肢体冲突"的比例大幅增加，医患互信度进一步下降。2/3 的医务人员称去年内被患者辱骂过，比 5 年前增加了 15 个百分点。19.3% 的人称去年与患者发生过肢体冲突，而 5 年前为 5.4%。年龄在 25~44 岁的医务人员中，遭受暴力侵权的概率最大。二甲医院医务人员遭受过患方"语言侮辱"的最高，占 71.9%。68.7% 的医生称去年遭受患方"语言侮辱"过，管理人员中则少了 21 个百分点。医生中 21.1% 的人称去年与患者发生过肢体冲突，高出护士（17.5%）、医技人员（15.0%）和管理人员（14.2%）的水平。门急诊和儿科暴力伤医状况最严重。暴力伤医事件愈演愈烈，导致医务人员工作满意度下降，离职意向增加，心理症状加剧。26.0% 的医务人员称患者信任自己，而 2008 年为 48.2%，5 年间医患互信程度下降了 22 个百分点。46.4% 的患者称信任医务人员，而 2008 年为 74.1%，5 年间下降了 28 个百分点。9.3% 的患者称当出现医疗差错时，医护人员会如实告知患者医疗差错信息。医患不信任程度进一步加剧。

五是医务人员职业声望自我评价进一步下降。8.7% 的被调查医务人员称当前职业"神圣"，32.3% 的人称"有价值"，48.1% 的人称为"谋生手段"，称职业低下的占 16.1%，比 5 年前多了 8 个百分点。二甲综合医院医务人员中，24.2% 的人称职业低下，高出三甲综合医院 12 个百分点，高出民营医院 14 个百分点。44.0% 的医生称职业神圣或有价值，44.4% 的人称为谋生手段。34.1% 的护士称职业神圣或有价值，18.5% 的人认为职业低下。

六是医疗执业环境总体恶化状况没有改观。56.6%的医务人员称当前我国医疗执业环境"差"，比5年前降低了6个百分点。医生群体中感到从业环境差的占67.7%，高出其他类型医务人员10多个百分点。那些对从业环境总体评价较差的医务人员中，七成有离职意向。在媒体舆论环境方面，半数称在多数情形下媒体是在丑化医务人员的形象。三甲综合医院中54.2%的人称媒体舆论在多数情况下丑化了医务人员形象，而5年前为39.9%。61.4%的医生称媒体舆论在多数情况下丑化了医务人员的形象，远高出护士（41.6%）、医技人员（37.4%）和管理人员（42.2%）的水平。65.7%的医生称媒体报道医疗事件时总是偏袒患方，比其他类型医务人员高10多个百分点。我国医务人员仍处于一个不友善的舆论媒体环境之中。

三、从业态度不佳之诱因分析

一是收受"红包、回扣"成为医务人员弥补收入不足的潜规则。当有条件收红包或回扣，48.2%的医务人员称能够做到"廉洁行医"，比5年前少了5个百分点。二甲综合医院的医务人员中33.4%的人称做不到廉洁行医，比三甲综合医院高了9个百分点。医生中称能够做到廉洁行医的占54.3%，远高于护士（45.1%）、医技人员（35.1%）和管理人员（39.8%）的水平。"收入低"和"行业潜规则"是诱发医务人员收受红包回扣的重要因素。

二是过度医疗为医患冲突埋下祸根。15.9%的患者怀疑自己做了不该做的检查项目，9.8%的人怀疑自己吃了不该吃的药。53.2%的医务人员称过度医疗的最主要诱因是"患者病情复杂"，44.1%称是"患者不合理要求"，31.8%的人称是"医生诊疗技术所致"。54.2%的患者称"患者病情复杂"是导致过度医疗的根本原因，而非"患者不合理要求"（15.1%）。究其根源，以药养医的运行机制、患者病情复杂及医疗条件诱发了过度医疗，为医患冲突埋下了祸根。

三是在利益冲突面前"患者利益至上"的理念难贯彻。面对医患利益冲突，63.8%的医务人员称会把患者的利益放在首位，而把医院利益（19.0%）和个人利益（7.8%）放在首位的比例较低。32.4%的患者称医务人员会把自己的利益放在首位。媒体舆论越是丑化医务人员的形象或偏袒患者，医务人员越是感到需要以患者利益为重。面对利益冲突，2/3的医务人员能做到"患者利益至上"，而患者群体中这一比例则为1/3。

四是半数医务人员称本院文化建设流于形式。47.4%的医务人员称本医院文化建设流于形式，38.6%称资金投入少，28.4%称价值导向不明，17.5%称领导不重视。东部医务人员中认为医院文化流于形式的占50.0%，高出中部10个百分点。管理人员中认为医院对文化建设投入不足的占41.9%，高于其他群体水平。中医医院中54.0%的人称本院文化建设流于形式，而二甲医院（40.2%）和民营医院（44.3%）的水平更低。

五是大医院规模盲目扩张，双向转诊制度难以落实。56.6%的人称为满足不断增加的就医需求，本院应扩大规模。高级职称者中47.4%的人赞同医院扩张，低于初级职称者10个百分点。医生群体中仅有49.0%的人赞同医院规模扩张，低于护士、医技人员和管理人员的水平。76.2%的患者称为满足增加的就医需求，大医院应扩大床位规模，只有 6.5% 的人明确表示反对。52.4% 的患者不同意转诊到下级医院进行康复治疗。50.1% 的医务人员称当前推行分级诊疗制度所碰到的主要困难是"基层医疗人才紧缺"，46.9% 的人称为"病人不配合"，33.1% 的人称为"转诊信息不畅"，而选择"监管不力"（25.4%）、"利益冲突"（25.85）、"转诊条件难把握"（28.9%）的人不超过三成。被调查的公立二三级综合医院医务人员中，赞同或部分赞同本院参与构建区域医疗联合体的占九成，但医联体机制顺畅运行又依赖于分级诊疗和双向转诊机制的建立。

六是破除"以药养医"阻力重重。34.6% 的医务人员称医药企业是破除以药养医局面的最大阻力，34.1% 的人认为是财政部门，26.8% 的人称来自医院。40.3% 的医生称破除"以药养医"局面所面临的最大阻力来自财政部门，而医技人员（36.9%）和管理人员（37.9%）称最大的阻力是医药企业。40.8% 的民营医院医务人员称来自医药企业的阻力较大。公立医院中超过 1/3 的人称阻力主要来自财政部门，而民营医院为 28.8%。29.4% 的医务人员称医院破除"以药养医"会导致收入待遇降低，24.2% 的人反对，45.4% 的人称说不清。民营医院中 36.3% 的人称医院破除"以药养医"不会导致收入待遇降低，高出公立医院医务人员 6~12 个百分点。

七是医务人员对公立医院改革抱有复杂心态。23.9% 的人称公立医院改革能为自己提供更大的职业发展空间，17.3% 的人表示反对，58.8% 的人称说不清。年龄在 25 岁以下的人中 31.5% 感到公立医院改革会提供更大的职业发展空间，比年龄在 35~44 岁者多 10 个百分点。对从业环境的评价好坏影响到医务人员对公立医院改革前景的判断。56.4% 的中医医院医务人员称在新医改中中医药的优势得到加强。68.6% 的民营医院医务人员称本院面临的最大困难是人才匮乏且流动性大；50.1% 称是"审批难、业务开展受限"，38.4% 认为是"诚信危机"。46.5% 的人称新医改促进民营医院"做大、做强"。

四、政策建议

总之，当前我国医务人员从业态度总体较为悲观；工作满意度不高，离职意向较强，医患关系较为紧张，医疗执业环境不佳。如果这种群体性低落情绪得不到充分的重视和及时调整，则一系列设计良好的医改举措将因得不到广大医务人员的认同与配合而无法贯彻实施。为此，课题组提出如下 7 个方面的政策建议。

一是公立医院改革进程中要注重现有医改政策之间的总体协调。公立医院改革要理清思路。管办职能分开，明确机构负责。扩大优质医疗资源的总供给，建设人才培养体系，健全住院医师规范化培训体系，全科医生提升其基本临床能力，加强不同医院全科医生的同质性。改革医院内人事分配制度和收入分配制度，医院要留住人、吸引人。落实对公立医院基本建设购置的投入政策，从重硬件投资转向支出着重于改善医务人员的收入待遇。中央成立的全面深化改革领导小组负责城市公立医院改革总体设计、统筹协调、整体推进、督促落实。各级党委要切实履行对改革的领导责任。充分发挥医务人员积极性、主动性、创造性，鼓励大胆探索，及时总结经验。系统收集广大医务人员对城市公立医院改革目标、试点经验、压力和阻力等方面的看法和意见，让医务人员及学术团体参与政策制定和效果评价。

二是加快卫生相关法律法规的立、改、废,切实保障医务人员合法权益。1999 年开始实施的《执业医师法》已不能完全适应新医改对医疗卫生事业发展的要求,社会资本办医疗机构需要必要的法律依据,医疗纠纷调解还需要必要的法律制度保障,《医疗机构管理条例》执行多年也需要修订。新的执业医师法要与 2010 年颁布的《侵权责任法》相配套,要为医生合理流动提供法律保障,要有惩罚性的措施,规定医生终生禁业的范围。修改《社会治安管理处罚条例》,将医疗机构纳入公共场所,条件成熟后制定《医疗机构治安管理条例》,构建警医联动机制,为医务人员提供安全的执业环境。研究制定实施细则,让《护士条例》落到实处,实现同工同酬,保障职业发展空间,建立护士合理流动和才能发挥的新机制。落实新修订的《劳动合同法》,依法保障同工同酬。立法机构启动这些法律法规修订完善的同时,要探索制定医疗领域的基本卫生法或基本医疗法,促进医改各项政策法规之间的有机衔接、工作协调和政策落实。新的基本医疗卫生法要规定基本医疗卫生制度的性质、内涵,将新中国成立医改成熟的经验通过立法巩固下来,在法律上规范、固化政府责任。

三是限定三级公立医院的盲目扩张,靠政策引导大医院内增活力及促进分级医疗。将区域卫生规划纳入城市统一规划,落实政府问责制。三级公立医院发展要坚持实事求是、改善有度及需求与扩张同步的原则,建立追究责任制。区域卫生规范要纳入省市,统一规划的制定和组织实施应明确由发改委负责,限制公立大医院盲目扩张应成为衡量公立医院改革成效的约束性指标。公立医院改革要靠内增活力,提高运行效率。积极探索医联体和医生多点执业,推动双向转诊制度的落实。政府要将公立医院资产负债率、扩张等指标纳入公立医院改革考量范围。落实政府相关部门的问责制,考核结果与院长的任免、奖惩和财政拨款挂钩。

四是把破除“以药养医”的运行机制作为城市公立医院改革的抓手。政府要担当责任,把破除“以药补医”的医院运行机制作为公立医院改革的突破口,铲除滋生回扣现象和商业贿赂的利益链条,彻底挤出药品加成中的“黑色成本”。明确行政主管部门、公立医院/医生、药商及流通企业、司法机构各自的职责,完善配套措施并落实保障,破除以药补医的局面,确保让公立医院改革在深水区不迷失方向,让人民群众分享医改红利。各级财政部门要积极调整支出结构,加大对公立医院的投入,落实财政补助政策,支持公立医院改革试点顺利进行。发挥医保基金对公立医院改革的支持作用。国家应逐步建立、健全医疗责任分担制度,建立医疗损害限制性赔偿制度,完善医务人员医疗保险和劳动保险制度,建立以服务质量及患者满意度为核心的分配制度。

五是加强医德医风建设,自律与他律相结合,重塑医务人员职业理想。政府加强对医疗服务的监管职能,整肃医药购销领域中的不正之风,重塑医疗队伍的纯洁。卫计委要发挥牵头单位职能作用,加大对医药购销和医疗服务中不正之风的整治力度,打出“组合拳”。同时,加强并改进医德医风教育内容和方式。医疗系统内部要查处一批民怨大的收受红包、回扣的医院和医生,在医务人员身边确立警示作用,杀一儆百,破除医疗行业的潜规则。修改《执业医师法》,设立医师终生禁业制度,逐步探索医生的退出机制。落实《医疗机构从业人员行为规范》,加强对医疗制度的执行监督,以医疗道德楷模为榜样全心全意为患者提供优质服务。弘扬职业精神,让医务人员意识到对生命的敬重,对职业的忠诚,敬业爱岗。

　　六是国家要以一系列杀医案为契机，从制度层面切实缓解医患紧张。在公立医院改革的顶层设计中，要把构建和谐医院关系作为考核公立医院改革成败的重要指标。实施分级治疗，破除"以药养医"的机制，增加收入，减少过度医疗，消除红包回扣。卫生主管部门要设立专职部门，健全患者投诉管理系统，监督检查，汇总医院的患者投诉信息资料，作为政府信息公开的内容。医院要有合法预案和正当防卫措施。司法部门、行政主管部门或第三方调解委员会在受理医疗过失责任事件时要程序公正、公开，最终让双方对经济赔偿都满意。政府要有告诫制度和处罚措施。

　　七是加强对媒体舆论的引导，提高全民科学素养，促进人民群众对医学和医务人员的正确理解。媒体舆论要加强正面宣传，树立白衣天使形象。政府要强化主流言论。政府部门应启动应急机制，降低网络舆论碎片化的影响。建立网络预判预警制度，监控网络群体性事件的负面影响。医院要善于同媒体打交道，不回避媒体的负面报道，构建医院新闻发言人制度。卫生主管部门定期发布网络造谣违法医疗犯罪事件，及时查处发布虚假恐怖信息，纠正片面或错误的媒体报道。根据情节轻重，实施刑事拘留、治安处罚、教育训诫。造成恶劣社会影响的媒体要自查自纠，承担责任。用法律思维治理网络媒体舆论。

附　录

附录一　九省市医务人员从业状况调查表

受中国科协调研宣传部委托，中国医学科学院/北京协和医学院牵头开展了本次问卷调查。通过了解新医改以来医务人员从业状况，为国家提供决策信息。调查是匿名和自愿的。问卷填写约需 20 分钟，请在选项上打"√"。绝大多数题目为单选，除非注明。谢谢合作！

一、个人信息

1.1　性别：　　　　①男　　　②女

1.2　年龄：　　　　①<25　②25～34　③35～44　④45～54　⑤>54

1.3　最高学历：　　①中专及以下　②大专　③大本　④研究生

1.4　技术职称：　　①初级　②中级　③副高级　④正高级　⑤未定级

1.5　技术职务类别：①医师　②护士　③医技/药剂人员　④管理人员

1.6　月收入（元）：①<2000　②2001～4000　③4001～6000　④6001～8000
　　　　　　　　　⑤>8000

1.7　医院类型：　　①三甲综合　②二甲综合　③中医医院　④民营医院

1.8　所在科室：　　①大内科　②大外科　③妇产科　④儿科　⑤门（急）诊
　　　　　　　　　⑥其他临床科室　⑦医技科室　⑧管理科室

1.9　用工性质：　　①在编　②非在编

1.10 省份：　　　　①北京　②江苏　③广东　④辽宁　⑤河南　⑥湖南
　　　　　　　　　⑦云南　⑧陕西　⑨新疆

二、工作压力与身心健康

2.1　您感受到的工作压力有多大：　①很小　②小　③一般　④大　⑤很大

2.2　您日均工作时间（小时）：　①<8　②8　③9　④10　⑤>10

2.3　同现有工作量相比，本科室医务人员配备状况：　①短缺　②适当　③超编

2.4　您是否参与了下列活动或工作？（多选）
　　　①科研　②教学　③管理　④外院会诊　⑤多点执业　⑥皆不选

2.5　当前，您面临最主要的压力源是什么：（限3项以内）
　　　①医疗差错　②患者投诉　③收入待遇低　④加班、夜班　⑤前途渺茫
　　　⑥健康损害　⑦人际关系紧张　⑧工作负荷大　⑨知识技能缺乏　⑩其他

2.6 过去一个月内，您出现"身体疲劳、不适"等症状的程度：
①几乎没有 ②少有 ③常有 ④几乎一直有

2.7 过去一个月内，您出现"易紧张、神经过敏、心神不定或烦躁"症状的程度：
①几乎没有 ②少有 ③常有 ④几乎一直有

2.8 过去一个月内，您出现"力不从心、难决定或需反复检查"等症状的程度：
①几乎没有 ②少有 ③常有 ④几乎一直有

2.9 过去一个月内，您出现"苦闷、兴趣减退，悲观或易哭泣"等症状的程度：
①几乎没有 ②少有 ③常有 ④几乎一直有

三、工作满意度与离职意向

3.1 您对当前工作岗位的总体满意度如何？
①非常不满意 ②不满意 ③一般 ④满意 ⑤非常满意

3.2 您的薪酬（包括工资和奖金）与自己的工作付出之间的关系如何？
①付出大于收入 ②收入与付出相符 ③付出小于收入

3.3 您觉得，自己一年的总收入应该达到_____万元？

3.4 您觉得，当医务人员有条件收红包或回扣，他（她）还能做到"廉洁行医"吗？
①基本做不到 ②有时能做到 ③基本能做到

3.5 在您看来，诱发医务人员接受红包、回扣的根本因素是什么？
①个人修养差 ②收入低 ③以药养医 ④行业潜规则 ⑤其他

3.6 您觉得技术职称晋升公平性如何： ①不公平 ②无意见 ③公平

3.7 若有再次择业机会，您还会选择当前职业吗？ ①不会 ②会 ③说不清

3.8 您是否希望自己的子女学医？ ①不会 ②会 ③说不清

3.9 您对当前职业的评价是： ①神圣 ②有价值 ③谋生手段 ④职业低下

四、权益保障与职业发展

4.1 在执业中，您的合法权益得到保障的状况： ①差 ②一般 ③好

4.2 您是否有医疗责任保险： ①没有 ②有 ③不清楚

4.3 本科室后备人才队伍建设状况： ①不好 ②一般 ③好

4.4 在当前岗位上您的才能发挥状况： ①不好 ②一般 ③好

4.5 医院是否为您提供了继续教育方面的便利： ①未提供 ②提供

4.6 本单位"需要的人进不来，富余的人流不出"现象严重吗？
①不严重 ②严重

4.7 在未来几年内，您在职业发展上的首要选择是什么？（限3项以内）
①无具体安排 ②考取专业证书 ③进修或读学位 ④参与科研
⑤提高操作技能 ⑥提高人文素质 ⑦其他

4.8 公立医院改革能为您提供更大的职业发展空间吗？
①不能 ②能 ③说不清

五、医患关系与医德医风

5.1 您觉得当前的医患关系： ①很紧张 ②紧张 ③一般 ④和谐 ⑤很和谐

5.2 去年，您遭受患方"语言侮辱"的次数： ①0 ②1～2 ③3～4 ④>4

5.3 去年，患方与您发生"肢体冲突"的次数： ①0 ②1～2 ③≥3

5.4 患者对您的信任程度如何： ①不信任 ②一般 ③信任

5.5 您认为，因医方的原因而造成的医患纠纷突出表现在（限3项以内）：
①医患沟通不到位 ②多开药或多检查 ③漏诊、误诊 ④医学局限性
⑤服务态度差 ⑥工作压力大 ⑦其他

5.6 您认为，妥善解决医患纠纷的最佳方法是：
①医患协商 ②法律诉讼 ③第三方调解 ④行政调解 ⑤其他

5.7 您认为，导致过度医疗的根本原因是（限3项以内）：
①患者病情复杂 ②患者不合理要求 ③回扣、提成的诱惑 ④医德差
⑤医生诊疗选择偏好 ⑥医生诊疗技术所致 ⑦其他

5.8 面对医患利益冲突，谁的利益被放首位：
①患者利益 ②医院利益 ③个人利益

5.9 设想一名危重病人急需手术抢救，患者家属充分知情但仍拒绝在同意书上签字，您觉得，此时的主治医生首先应该做的是什么？
①立即给患者做手术 ②放弃给患者做手术，采取保守治疗
③提交医院或主管部门审议 ④其他

六、从业环境与医院改革

6.1 当前我国医疗执业环境的总体状况：
①很差 ②差 ③一般 ④好 ⑤很好

6.2 媒体舆论是否丑化了医务人员形象：
①少数情形 ②有些情形 ③多数情形

6.3 媒体报道医疗纠纷事件时偏袒患方吗？
①偶尔这样 ②有时这样 ③总是这样

6.4 您觉得，当前新医改"保基本、强基层和建机制"目标的实现程度如何：
①未实现 ②部分实现 ③基本实现 ④说不清

6.5 医院破除"以药养医"会导致您收入待遇降低吗？
①不会 ②会 ③说不清

6.6 破除"以药养医"局面所面临的最大阻力来自（限2项以内）：
①医院 ②物价部门 ③医保部门 ④财政部门 ⑤医药企业 ⑥其他

6.7 您觉得，当前推行分级诊疗制度所碰到的主要困难是（限3项以内）：
①监管不力 ②病人不配合 ③转诊信息不畅 ④利益冲突
⑤转诊条件难把握 ⑥基层医疗人才紧缺 ⑦其他

6.8 当前贵医院文化建设中存在的突出问题是（限2项以内）：
①价值导向不明 ②流于形式 ③资金投入少 ④领导不重视 ⑤其他

6.9 您觉得，造成我国医疗资源浪费的最突出原因是（限3项以内）：
①不必要的医疗服务　②管理成本高　③服务效率低　④飞涨的价格
⑤医疗诈骗　⑥忽视预防　⑦其他

公立综合医院特有题目：

6.10 为满足不断增加的就医需求，本院应扩大规模：
①反对　②赞同　③说不清

6.11 您赞同本院参与构建区域医疗联合体吗？
①不赞同　②部分赞同　③基本赞同

公立中医医院特有题目：

6.10 制约"中医特色疗法"发挥的最大因素是什么？（单选）
①患者不认可　②政策导向不明　③疗效差　④经济效益差　⑤其他

6.11 在新医改中，中医药的优势得到加强：①反对　②赞同　③说不清

民营医院特有题目：

6.10 您认为，民营医院面临的最大困难是（限3项以内）：
①审批难、业务开展受限　②资金筹集困难　③同行的不恰当竞争
④人才匮乏且流动性大　⑤赋税重　⑥诚信危机　⑦其他

6.11 您觉得，民营医院所处的市场竞争环境：　①不公平　②一般　③公平

6.12 新医改促进了民营医院"做大、做强"：　①反对　②赞同　③说不清

开放性题目：

您对改善医院从业条件和从业环境有何建议？

附录二   九省份患友问卷调查表

受中国科协调研宣传部委托，中国医学科学院/北京协和医学院牵头开展了本次九省份问卷调查，以了解您的就医感受及对医护人员从业状况的认知，为国家下一步的医改提供决策参考。调查是匿名和自愿的。问卷填写需 20 分钟，请按要求打"√"。谢谢合作！

一、您的个人信息

1.1   性别：   ①男   ②女

1.2   年龄：   ① < 25   ②25～34   ③35～44   ④45～54   ⑤ > 54

1.3   最高学历：   ①初中及以下   ②高中/中专   ③大专   ④大学及以上

1.4   职业类型：   ①工人   ②农民   ③干部   ④自由职业者   ⑤职员   ⑥其他

1.5   医保状况：   ①职工医保   ②城镇居民医保   ③新农合   ④商业保险   ⑤无

1.6   就诊医院类型：   ①三甲综合   ②二甲综合   ③中医医院   ④民营医院

1.7   患者类型：   ①住院病人   ②门（急）诊病人   ③出院病人   ④其他

1.8   省份：   ①北京   ②江苏   ③广东   ④辽宁   ⑤河南   ⑥湖南

　　　　　　　　　　　　⑦云南   ⑧陕西   ⑨新疆

二、您的就医满意度

2.1   您对本次就医过程的总体满意度如何？   ①不满意   ②一般   ③满意

2.2   在就诊中，医生是否做到解释病情并用心倾听？   ①是   ②否   ③未留意

2.3   当您对医疗服务过程或结果不满意时，您会采取怎样的应对措施？（多选）
　　　　①沉默   ②抱怨   ③投诉   ④与医方沟通   ⑤医闹   ⑥其他

2.4   您是否怀疑自己做了不该做的检查项目？   ①是   ②否   ③未留意

2.5   您是否怀疑自己吃了不该吃的药？   ①是   ②否   ③未留意

2.6   为确诊病情，您要到多家医院问诊：
　　　　①偶尔这样   ②有时这样   ③时常这样

2.7   您认为，导致过度医疗的根本原因是（限 3 项以内）：
　　　　①患者病情复杂   ②患者不合理要求   ③回扣、提成的诱惑
　　　　④医德差   ⑤医生诊疗选择偏好   ⑥医生诊疗技术所致   ⑦其他

2.8   患病后，您是否出现下列心理变化（多选）：
　　　　①恐惧   ②焦虑   ③怀疑   ④自责   ⑤攻击   ⑥孤独   ⑦皆不选

三、您对医生/医疗的认知

3.1   您觉得"医生"是怎样的职业：
　　　　①神圣   ②有价值   ③谋生手段   ④职业低下

3.2　您认为，医务人员的劳动价值是否被低估？　①是　　②否　　③说不清

3.3　您觉得，当医务人员有条件收红包或回扣，他（她）能做到"廉洁行医"吗？

　　　①基本做不到　　②有时能做到　　③基本能做到

3.4　当医生建议您定期来复诊，您能做到吗？　①能　　②不能　　③不确定

3.5　若符合某项医学研究条件，您愿意参加该研究吗？

　　　①愿意　　②不愿意　　③说不清

3.6　您会让自己的子女学医吗？　　①会　　②不会　　③说不清

3.7　您觉得医生的社会地位如何？　　①高　　②一般　　③低

3.8　在选择就诊医院时，您首要考虑的因素是（限3项以内）：

　　　①交通便利　　②硬件好　　③业务过硬　　④收费合理

　　　⑤医保定点　　⑥态度好　　⑦其他

3.9　您觉得，子女可以放弃对癌症晚期老人的治疗吗？

　　　①不可以　　　②可以　　　③说不清

四、您对医患关系的看法

4.1　当前医患关系的总体状况如何？　①紧张　　②一般　　③和谐

4.2　您觉得，患者对医护人员的信任程度如何？　①不信任　②一般　③信任

4.3　当出现医疗差错时，医护人员会如实告知您吗？

　　　①不会　　　②会　　　③说不清

4.4　当医患之间发生利益冲突时，医务人员会把谁的利益放在首位？

　　　①患者利益　　　②医院利益　　　③医务人员自身利益

4.5　当得知患者杀害医生后，您的第一反应是：　①高兴　②愤慨　③无所谓

4.6　您认为，妥善解决医患纠纷的最佳方法是：

　　　①医患协商　　②法律诉讼　　③第三方调解　　④行政调解　⑤其他

4.7　设想一名危重病人需要立即实施手术抢救，患者或家属在充分知情的情况下仍拒绝在同意书上签字，您希望主治医生怎么办？

　　　①立即给患者做手术　　　　　　②放弃给患者做手术，采取保守治疗

　　　③提交医院或主管部门审议　　　④其他

五、您对新医改的态度

5.1　您是否感受到了公立医院的公益性？　①是　　②否　　③说不清

5.2　您觉得，新医改"保基本、强基层和建机制"目标是否实现？

　　　①未实现　　②部分实现　　③基本实现　　④不清楚

5.3　到此医院就诊时，您感到"看病难"了吗？　①否　　②是　③说不清

5.4　到此医院就诊时，您感到"看病贵"了吗？　①否　　②是　③说不清

5.5　您对当前我国医保政策的满意程度如何？　①不满意　②一般　③满意

5.6　您同意转诊到下级医院进行康复治疗吗？　①不同意　②无所谓　③同意

5.7　您得了小病也会首选到大医院就诊吗？

①偶尔这样　　　②有时这样　　　③时常这样

5.8 为满足增加的就医需求，大医院应扩大床位规模：
①反对　　　　　②赞同　　　　　③说不清

5.9 请写下您对医改或医疗机构的其他见解或建议：

附录三　被调查医患个人信息一览

被调查医务人员个人信息

选　项	项　目	医务人员	
		人数（人）	百分比（%）
性　别	男	1968	33.6
	女	3849	65.8
	缺失值	35	0.6
年龄（岁）	＜25	759	13.0
	25~29	2757	47.1
	30~34	1483	25.3
	35~44	640	10.9
	≥45	171	2.9
	缺失值	42	0.7
最高学历（全日制）	中专及以下	248	4.2
	大专	1415	24.2
	大本	2669	45.6
	研究生	1479	25.3
	缺失值	41	0.7
技术职称	初级	2460	42.0
	中级	1893	32.3
	副高级	815	13.9
	正高级	273	4.7
	未定级	358	6.1
	缺失值	53	0.9
技术职务类别	医师	2777	47.5
	护士	2063	35.3
	医技/药剂人员	615	10.5
	管理人员	339	5.8
	缺失值	58	1.0
医院类型	三甲综合	2735	46.7
	二甲综合	1518	25.9
	中医医院	1015	17.3
	民营医院	584	10.0

注：月均收入包括工资、奖金和补贴等。

被调查患者个人信息

项 目	选 项	患 者	
		人数（人）	百分比（%）
性 别	男	827	45.4
	女	968	53.2
	缺失值	25	1.4
年龄（岁）	<25	227	12.5
	25~29	487	26.8
	30~34	364	20.0
	35~44	309	17.0
	≥45	406	22.3
	缺失值	27	1.5
最高学历（全日制）	中专及以下	526	28.9
	大专	539	29.6
	大本	338	18.6
	研究生	388	21.3
	缺失值	29	1.6
职业类型	工人	337	18.5
	农民	382	21.0
	干部	275	15.1
	自由职业者	262	14.4
	职员	318	17.5
	其他	236	13.0
	缺失值	10	0.5
医保状况	城镇职工医保	824	45.3
	城镇居民医保	325	17.9
	新农合	465	25.5
	商业保险	67	3.7
	无	115	6.3
	缺失值	24	1.3
就诊医院类型	三甲综合	864	47.5
	二甲综合	389	21.4
	中医医院	315	17.3
	民营医院	234	12.9
	缺失值	18	1.0
患者类型	住院病人	1225	67.3
	门（急）诊病人	308	16.9
	出院病人	134	7.4
	其他	153	8.4

附录四　常用术语中英文对照

卫生人力　health workforce

医生　physicians

护士　nurse

医技人员　laboratory health worker

药剂人员　pharmaceutical personnel

卫生政策制定者　health policy maker

工作满意度　job satisfaction

薪酬　salary

补偿　compensation

压力　stress

职业倦怠　burnout

离职　absenteeism

离职意向　turnover intention

医疗　medical care

护理　nursing

患者　patient

患者满意度　patient satisfaction

患病经历　patients' experience

患者期望　patients' expectation

事业成功　career success

事业发展　career development

动机　motivation

信念　belief

职业社会化　professional socialization

医学教育　medical education

医患关系　physician-patient relationship

医患纠纷　medical dispute

医疗差错　medical error

医疗过失　medical malpractice

医疗疏忽　medical negligence

工作场所暴力　workplace violence

暴力发生率　prevalence of violence

口头和躯体暴力　verbal and physical abuse

公立医院　public hospital

民营医院　private hospital

医院治理　hospital governance

医院工作环境　hospital work environment

医疗体制　health care system

医疗体制改革　health care system reform

媒体　media

组织文化　organization culture

领导行为　leadership behaviors

组织承诺　organizational commitment

医师阳光支付法案　Physician Payment Sunshine Act

附录五　医务人员从业状况论文发表一览（2009—2015）

1. 张新庆，王洪奇，陈晓阳. 中国医务工作者从业状况调查［J］. 科技导报，2009（1）：118～119.

2. 涂玲，张新庆，任南，彭红. 我国医务工作者的心理健康现状、问题和对策［J］. 医学与哲学，2009，30（7）：44～46.

3. 李翠懿，王志杰，张新庆. 暴力侵犯医生权利现状的原因分析［J］. 中国医学伦理学，2009：22（5）.

4. 周湘涛，杨同卫，张新庆. 城市社区医务人员工作满意度调查分析［J］. 中国卫生政策研究，2009，11（2）：34～36.

5. 张新庆，陈虹，刘大钺，等. 十家民营医院执业环境不佳的诱因分析［J］. 中国卫生政策研究，2009，2（10）：40～44.

6. 张新庆，杨莉，韩跃红. 医德建设要抓住要害，以人为本：基于对十省份医德状况调查的分析. 刘俊荣，张强，翟晓梅主编，当代生命伦理的争鸣与探讨［M］. 北京：中央编译出版社，2010：332～342.

7. 张新庆，陆莉娜，袁玉兰. 北京市民营医疗机构发展状况调查与对策分析［J］. 中国医院，2010，14（4）：40～42.

8. 张新庆，王志杰，李红英. 全国80家医疗机构工作满意度差异性分析［J］. 中国医院管理，2010，30（4）：34～36.

9. 张新庆. 医患紧张存在认知差异［J］. 中国医院院长杂志，2013（11）：64～65.

10. 张新庆. 是什么导致医患渐行渐远［N］. 健康报，2013－12－13.

11. 林玲，张新庆，陈虹. 温岭杀医案的伦理反思［J］. 现代医院管理，2014：12（4）.

12. 张新庆，刘延锦，涂玲，等. 当前我国医患关系紧张状况总体评价［J］. 现代医院管理，2014：12（4）.

13. 王丽，袁钟，李红英，等. 我国医患关系紧张的诱因与对策［J］. 现代医院管理，2014，12（4）：87～89.

14. 张新庆. 医生职业压力纵深比较［J］. 中国医院院长杂志，2014（7）：47～49.

15. 张新庆. 医生心里有点儿苦［J］. 中国卫生，2014，346（6）：34～37.

16. 张新庆. 分级诊疗：医患各自怎么看？［J］. 中国卫生，2014，350（10）：38～41.

17. 张新庆. 破除以药补医的阻力与信心［J］. 中国卫生，2014，351（11）：34～36.

18. 王亮，李梅君，张新庆，等. 暴力侮辱伤医状况的调查分析［J］. 医学与哲学，2014，35（9A）：47～50.

19. 王丽，张新庆，李恩昌，等. 我国45家医院医务人员工作满意度状况调查［J］. 医学与社会，2014（12）：233～236.

20. 林玲，李红英，张新庆. 9 省 45 家医院医务人员薪酬公平感状况及诱因分析［J］. 中国医院管理，2015（1）：26～27.

21. 林玲，李恩昌，张新庆，等. 全国 9 省份医务人员职业忠诚度状况调查及分析［J］. 中国卫生事业与管理，2015，3：233～236.

22. 张新庆，高文慧，李红英，等. 我国医院人才队伍建设的现状、问题与对策［J］. 现代医院管理，2015，13（4）：2～5.

23. 张一红，张新庆，王丽. 我国医务人员才能发挥状况不佳的诱因与对策［J］. 现代医院管理，2015，13（4）：6～9.

24. 郭海燕，谷蓓蓓，张新庆，等. 住院医师规范化培训中的问题与对策［J］. 现代医院管理，2015，13（4）：10～12.

25. Xinqing Zhang. Margaret Sleeboom-Faulkner Tensions between Medical Professionals and Patients in Mainland China［J］. Cambridge Quarterly of Healthcare Ethics, 2011, 20（3）：458～465.

26. Zhang Xinqing. Reflection on Family Consent：Based on a Pregnant Death in a Beijing Hospital. Developing World Bioethics［J］. 2012, 12（3）：164～168.

后　记

世界银行和 WHO 的多项研究表明，医疗人才队伍建设是多数国家卫生政策议程的重要内容。因为，无论是欧美发达国家、新兴的金砖国家，还是欠发达国家的卫生体系均面临着一个共同的挑战：医护人员的结构不平衡、知识和技能缺乏、执业环境不佳、工作满意度不高。不同国家的医疗卫生体制不同、经济社会状况差异较大，从业状况不佳和从业态度消极的诱因各有千秋，因此各国在应对医疗人才队伍建设中存在的这些共性问题时，又不得不分别采取有针对性的措施。

经历了 35 年改革开放的中国，医疗卫生资源筹措水平、医保覆盖面、居民医疗保健和维权意识、医务人员基本结构等均发生了深刻变化。尤其是新医改方案实施 6 年来，我国医务人员的从业条件、从业环境和从业态度也发生了较为显著的变化。本次调研报告借助大样本调查数据也在一定程度上揭示了新医改前后，我国广大医务人员从业态度所发生的变化及诱因。显然，如何改善中国医务人员从业状况是新医改进程中不可回避的一个重要问题，欧美国家医疗人才队伍建设的经验可以借鉴但不可照搬。例如，欧美国家医护人员的工作满意度也不高，但主要不是同中国那样由收入低或暴力伤医事件频发所致，因而欧美国家提高医护人员工作满意度的策略在中国就不太适用。

本次调查揭示了 5 年来我国医院医务人员的从业态度总体消极、悲观的态势并没有在新医改中得到扭转，暴力伤医事件愈演愈烈，医疗人员的人身安全已经成为一个突出的社会问题，医患不信任程度居高不下。长此以往，那些曾经怀揣悬壶济世梦想的年轻人的职业理想在严峻的现实面前会破碎。这就需要以"中国实践"为基础，以"中国问题"为导向，以"重大矛盾与关系"为主题，在新医改中拓展医疗人才队伍发展道路、完善人才培养和使用制度。

医务人员从业状态调查研究应与政策法规研究相结合，兼顾基础的学术研究和政策直接相关的应用研究，以医疗政策研究为导向，为社会主义医疗事业服务，是本次调查研究的出发点和落脚点。从多学科、多层次、多角度去进行应用对策研究，将成果转化为推动医疗卫生事业的现实力量，为党和人民的医疗卫生事业积极建言献策。

感谢中国科协王春法书记、调研宣传部罗晖常务副部长、调查处周大亚处长在开题、中考汇报和手报提炼中给予的专业指导。感谢课题组成员高文慧、李恩昌、李红英、徐玲、韩跃红、刘延绵、侯月梅、陈虹、王志杰等人及其子课题组成员对本次调查的大力协助。

本调研跨越 9 省份 45 家大中型医院，时间紧，任务重，在问卷设计、发放和回收、数据录入和统计分析、总报告撰写和专报提炼等诸多环节中难免会出现差错，为此，课题组欢迎各位读者对本调研报告给予批评指正。